Test jezelf

Spoedeisende kindergeneeskunde

Test jezelf

Spoedeisende kindergeneeskunde

P.O. Brennan
J.G. Yassa
S. Ludwig

Nederlandse redactie:
Dr. C.M.F. Kneepkens
R. van Baren
Prof.dr. R.J.B.J. Gemke

Bohn Stafleu van Loghum
Houten 2007

© Bohn Stafleu van Loghum, 2007
Alle rechten voorbehouden. Niets uit deze uitgave mag worden verveelvoudigd, opgeslagen in een geautomatiseerd gegevensbestand, of openbaar gemaakt, in enige vorm of op enige wijze, hetzij elektronisch, mechanisch, door fotokopieën of opnamen, hetzij op enige andere manier, zonder voorafgaande schriftelijke toestemming van de uitgever.
Voor zover het maken van kopieën uit deze uitgave is toegestaan op grond van artikel 16b Auteurswet 1912 j° het Besluit van 20 juni 1974, Stb. 351, zoals gewijzigd bij het Besluit van 23 augustus 1985, Stb. 471 en artikel 17 Auteurswet 1912, dient men de daarvoor wettelijk verschuldigde vergoedingen te voldoen aan de Stichting Reprorecht (Postbus 3051, 2130 KB Hoofddorp). Voor het overnemen van (een) gedeelte(n) uit deze uitgave in bloemlezingen, readers en andere compilatiewerken (artikel 16 Auteurswet 1912) dient men zich tot de uitgever te wenden.

Samensteller(s) en uitgever zijn zich volledig bewust van hun taak een betrouwbare uitgave te verzorgen. Niettemin kunnen zij geen aansprakelijkheid aanvaarden voor drukfouten en andere onjuistheden die eventueel in deze uitgave voorkomen.

ISBN 978 90 313 4894 7
NUR 870

Ontwerp omslag: Studio Imago, Amersfoort
Opmaak binnenwerk: Boekhorst Design, Culemborg

© 2001,2003 Van de oorspronkelijke Engelstalige editie bij Manson Publishing Ltd, Londen. Oorspronkelijke titel: Self-Assessment Colour Review of Paediatric Emergency Medicine, door Patricia O. Brennan, Janet G. Yassa en Stephen Ludwig. ISBN 1 874545 46 4.

Bohn Stafleu van Loghum
Het Spoor 2
Postbus 246
3990 GA Houten

www.bsl.nl

Distributeur in België:
Standaard Uitgeverij
Mechelsesteenweg 203
2018 Antwerpen

www.standaarduitgeverij.be

Voorwoord

Spoedeisende aandoeningen bij kinderen worden in toenemende mate erkend als onderdeel van zowel kindergeneeskunde als spoedeisende geneeskunde. Er is weinig beeldmateriaal over dit onderwerp voorhanden. Dit boek voorziet in die leemte.
Dit zelftestboek is bedoeld om kennis en vaardigheden te testen van professionals, in opleiding en gediplomeerd, bij de acute opvang van kinderen in de eerste lijn, op de afdeling spoedeisende hulp en op kindergeneeskundig, kinderchirurgisch en kindertraumatologisch gebied.
In dit boek wordt de nadruk gelegd op acute presentatie en behandeling van veelvoorkomende en minder vaak voorkomende aandoeningen bij kinderen. Het boek beslaat het volledige spectrum van de spoedeisende zorg voor kinderen; naast pediatrische problemen worden ook problemen uit chirurgie, orthopedie, keel-neus-oorheelkunde, oogheelkunde en dermatologie gepresenteerd. De nadruk ligt op de verschillen tussen kinderen en volwassenen – 'kinderen zijn geen kleine volwassenen'. Aard, ernst, opvang, onderzoek en behandeling van aandoeningen bij kinderen verschillen vaak van die bij volwassenen.
Dit boek is opgebouwd uit vragen die gebaseerd zijn op met foto's, röntgenopnamen of onderzoeken geïllustreerde casuïstiek. De antwoorden bevatten tevens een bespreking van diverse aspecten van de casussen, zoals differentiaaldiagnose, complicaties en behandeling.

Patricia O. Brennan
Janet G. Yassa
Stephen Ludwig

Medewerkers

Elizabeth R. Alpern, MD University of Pennsylvania School of Medicine The Children's Hospital of Philadelphia, Philadelphia, VS
Peter L. Barnett, MMBS, FRCAP, MSc(epid), FACEM Royal Children's Hospital Parkville, Victoria, Australië
Michael J. Bell, FRCS Children's Hospital Western Bank, Sheffield, Groot-Brittannië
Kathleen Berry, MD, FRCP(C), FFAEM Birmingham Children's Hospital Steelhouse Lane, Birmingham, Groot-Brittannië
Patricia O. Brennan, FRCP, FFAEM, FRCPCH Children's Hospital Western Bank, Sheffield, Groot-Brittannië
Peter D. Bull, FRCS Children's Hospital Western Bank, Sheffield, Groot-Brittannië
John Burke, FRCOphth Royal Hallamshire Hospital Glossop Road, Sheffield, Groot-Brittannië
Jonathan Chan, FRCS, FRCOphth Royal Hallamshire Hospital Glossop Road, Sheffield, Groot-Brittannië
Cindy Christian, MD University of Pennsylvania School of Medicine The Children's Hospital of Philadelphia Philadelphia, VS
Maureen Duggan, MD, FRCP, FRCPCH, DTM&H Mbarara University of Science and Technology Mbarara, Oeganda
Joel Fein, MD University of Pennsylvania School of Medicine The Children's Hospital of Philadelphia, Philadelphia, VS
Eric Freedlander, MD, FRCS (Plastic)Ed. Children's Hospital Western Bank, Sheffield, Groot-Brittannië
Jane Lavelle, MD University of Pennsylvania School of Medicine The Children's Hospital of Philadelphia, Philadelphia, VS
Stephen Ludwig, MD University of Pennsylvania School of Medicine The Children's Hospital of Philadelphia, Philadelphia, VS
Ewen MacKinnon, MB, BS, FRCS, FRCPCH Children's Hospital Western Bank, Sheffield, Groot-Brittannië
Frank Oberklaid, MB, BS, MD, FRCAP, DCH Royal Children's Hospital Melbourne, Australië
Betty L. Priestley, MB, FRCP, FRCPCH Children's Hospital Western Bank, Sheffield, Groot-Brittannië
Robert Primak, MD, FRCP, FRCPCH University of Sheffield Children's Hospital Western Bank, Sheffield, Groot-Brittannië
Jenny Proimos, MB, BS, MPH, FRACP Royal Children's Hospital Parkville, Victoria, Australië
Brian I. Scott, FRCS (Orth) Children's Hospital Western Bank, Sheffield, Groot-Brittannië
Alan Sprigg, DCH, DRCOG, DMRO, FRCP(CH) Children's Hospital Western Bank, Sheffield, Groot-Brittannië
G. Anthony Woodward, MD, MBA Emergency Transport Service Children's Hospital of Philadelphia, Philadelphia, VS
Janet G. Yassa, MBBS, DCH, DCP, FRCPCH, FFAEM, PhD Children's Hospital Western Bank, Sheffield, Groot-Brittannië
C.M. Yeoman, BDS, FDSRCS, PhD Charles Clifford Dental Hospital Sheffield, Groot-Brittannië

Algemene classificatie van de casuïstiek

De cijfers verwijzen naar de vragen en antwoorden

Aangezichtstraumata 22, 152, 153, 178, 196
Beten, schrammen en steken 6, 55, 82, 104, 185
Bijna-verdrinking 121
Bovenste luchtwegen 50, 108, 113, 149, 154, 163, 164, 168
Brandwonden 7, 48, 64, 106, 122, 134
Buikletsels, opgezette buik 57, 177, 189
Chemische verwondingen 9, 37
Dermatologie 3, 9, 28, 45, 58, 60, 65, 69, 85, 95, 99, 115, 127, 135, 148, 162, 167, 178, 181, 184, 188, 195, 201, 202, 208
Fracturen lange pijpbeenderen 21, 31, 40, 61, 70, 118, 147, 158, 186, 209
Gewrichtsproblematiek en orthopedische ziekten 35, 49, 100, 101, 114, 144, 191, 192
Hand en vingers: traumata/fracturen 8, 25, 41, 46, 48, 62, 75, 77, 106, 109, 122, 131, 136, 137, 174, 185
Hartritmestoornissen 53, 200
Hernia's 66, 133, 207
Hematologie 58, 88, 107, 172
Herpesvirussen 45, 51, 60, 102, 129, 135, 148
Hoofdletsel 11, 43, 56, 68, 82, 84, 140, 183
Immuunsysteem 74
Infectieziekten 20, 27, 36, 60, 67, 68, 76, 78, 81, 83, 98, 103, 108, 142, 143, 156, 160, 171, 190, 206
Intrathoracale ruimte-innemende processen 161, 165
Kneuzingen 2, 96, 107, 124, 145, 181
Lagere luchtwegen 15, 19, 76, 80, 89, 92, 120, 121, 125, 169, 193, 199, 203
Maag-darmstelsel 30, 54, 87, 151, 170, 177
Mond- en gebitsklachten 5, 29, 38, 59, 128, 179
Neurologische klachten 26, 36, 39, 126, 128, 138, 160, 176, 206
Nierziekten 13, 24, 47, 182
Niet-accidentele traumata 2, 6, 9, 18, 58, 59, 73, 84, 96, 106, 124, 134, 145, 147, 173, 174, 177, 187, 204, 205
Oncologie 58, 81, 90, 182
Oogletsels 10, 32, 37, 44, 52, 86, 110, 153, 173, 187, 194, 205
Oogaandoeningen 3, 16, 17, 71, 129, 138
Ooraandoeningen 14, 105, 111
Prikaccidenten 72
Psychische klachten en mishandeling 80, 130, 166, 174, 198
Reumatologie 119, 150
Ruggenmergletsel 79, 141, 174
Seksueel misbruik 124, 139, 155, 167, 197
Skeletspierklachten 2, 96
Stofwisselingsstoornissen 12, 13
Thoraxtraumata 81, 92, 177, 193, 204
Urogenitaal stelsel 34, 42, 91, 94, 124, 133, 139, 155, 180, 197, 207
Vasculitis 33, 58, 63, 73, 97, 162, 188
Vergiftigingen 146
Voeding 88
Vreemde lichamen 32, 54, 89, 110, 112, 154, 159, 199
Wonden, penetrerende 1, 112, 117

Afkortingen

ABC	*airway, breathing, circulation* (luchtwegen, ademhaling, bloedsomloop)
AMK	Advies- en meldpunt kindermishandeling
APLS	*advanced pediatric life support*
ATLS	*advanced trauma life support*
BCG	Bacillus Calmette–Guérin
BSE	bezinkingssnelheid van de erytrocyten
CSV	cerebrospinaal vocht
CT	computertomografie
CZS	centraal zenuwstelsel
DNA	desoxyribonucleïnezuur
ECG	elektrocardiogram
EEG	elektro-encefalogram
FEV1	eensecondewaarde (uitademing)
FVC	geforceerde expiratoire vitale capaciteit
HBsAg	hepatitis B-oppervlakteantigeen
HLA	humane leukocytenantigenen
$PaCO_2$	arteriële CO_2-spanning
SEH	spoedeisende hulp

VRAGEN

1. Na een val uit een boom is het dijbeen van een 12-jarig meisje door een metalen hek doorboord. Hulpverleners hebben het hek doorgezaagd en het meisje naar de SEH gebracht (1). Waaruit bestaat de eerste opvang van het traumateam?

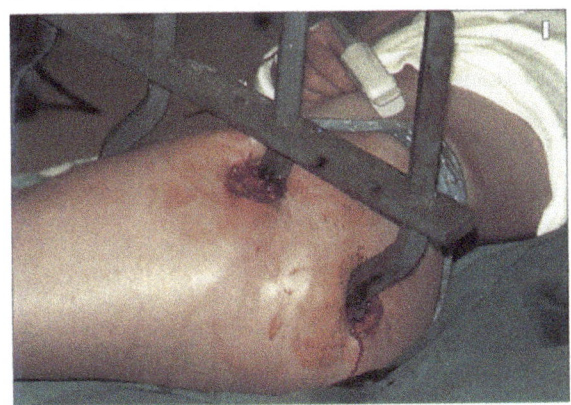

2. Dit 8-jarig meisje is door een van haar ouders geslagen omdat ze zich had misdragen (2). Welke gevolgen kunt u verwachten? Hoe stelt u de diagnose?

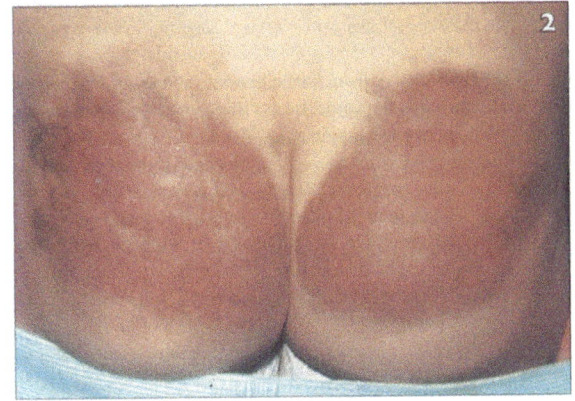

3. Deze jongen heeft een vesiculaire laesie boven en onder het rechteroog (3).
   i. Wat is de volgende belangrijke diagnostische stap?
   ii. Welke weefsels van het oog kunnen bij deze infectie worden aangetast?

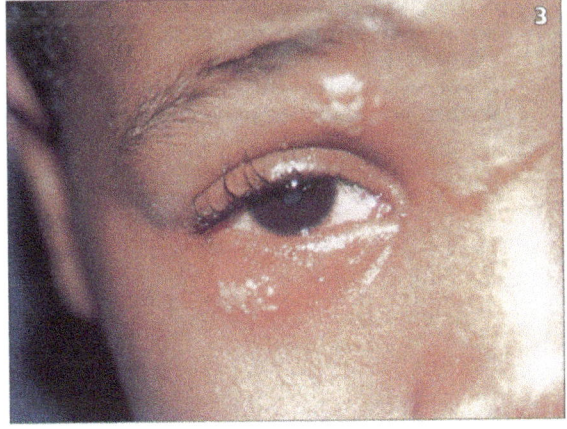

ANTWOORDEN

1 Hoewel de verwondingen aan het been ernstig lijken en zijn, zijn ze niet levensbedreigend. De evaluatie ervan vindt dan ook bij het tweede onderzoek plaats en de behandeling wordt uitgesteld tot na de eerste opvang. Het primaire onderzoek verloopt aanvankelijk volgens het bekende patroon:

A Airway. Doorgankelijkheid van de luchtwegen, stabilisatie van de cervicale wervelkolom.
B Breathing. Ademhaling; toediening van zuurstof.
C Circulation. Circulatie, bloedingen.
D Disability. Fysieke en cerebrale schade.
E Exposure. Blootstelling aan schadelijke stoffen.

De hierbij geconstateerde levensbedreigende problemen moeten direct worden behandeld.
Bij dit meisje waren de luchtwegen vrij en was de ademhaling ongestoord. Niettemin werd voor een intraveneuze toegang gezorgd, omdat zich een hypovolemische shock kon voordoen. Het bloedverlies tussen de tijd van het ongeval en de aankomst in het ziekenhuis is moeilijk te schatten. Vroeg in de behandeling is bovendien pijnbestrijding nodig. Het hekwerk is in tweede instantie in de operatiekamer verwijderd, waarbij tevens wondtoilet is uitgevoerd.

2 Dit ernstige pak slaag kan leiden tot rabdomyolyse en myoglobinurie, die op hun beurt weer acuut nierfalen kunnen veroorzaken. Hiervoor is urineonderzoek nodig. Als de teststrook positief is voor heem en het urinesediment geen rode bloedcellen bevat, kan men ervan uitgaan dat de heemtest fout-positief is als gevolg van de aanwezigheid van myoglobine. Verhoging van de serumconcentratie van creatinefosfokinase wijst op omvangrijk weefselverval. Het kind moet worden opgenomen om goede vochtinname en urineproductie te verzekeren.
Dit is een ernstig letsel, dat als kindermishandeling moet worden beschouwd. Deze vorm van straf is onacceptabel. Melding bij het AMK is nodig; het kind moet op een veilige plaats worden opgevangen totdat er een uitgebreid onderzoek is verricht door het Bureau Jeugdzorg.

3 i. De volgende stap in het onderzoek bestaat uit kleuring van de conjunctiva en cornea met fluoresceïne. De waargenomen laesie past bij een dendritisch ulcus corneae. Dat wijst op herpes simplex en vereist verwijzing naar een oogarts en behandeling met een virostaticum.
ii. Herpessimplexvirus kan de oppervlakkige epitheellagen van cornea en conjunctiva aantasten. Het virus kan echter ook oogziekten veroorzaken die de stromacellen betreffen. Dit kan leiden tot stromale keratitis, stromale troebeling en vascularisatie en perforatie van de cornea. Intraoculaire infectie veroorzaakt uveïtis. Herpes simplex is in ontwikkelde landen de meest voorkomende oorzaak van corneale blindheid en komt met name voor bij pasgeborenen en patiënten met verminderde afweer, bijvoorbeeld door aids en na orgaantransplantatie.

VRAGEN

4 Dit kind werd op de SEH gepresenteerd met een ruimte-innemend proces in de middellijn van de hals **(4)**.
i. Met welke eenvoudige test kunt u de oorsprong van het ruimte-innemend proces bepalen?
ii. Hoe is het te verklaren dat deze conditie zich bij een schoolkind voordoet?
iii. Hoe luidt uw differentiaaldiagnose?

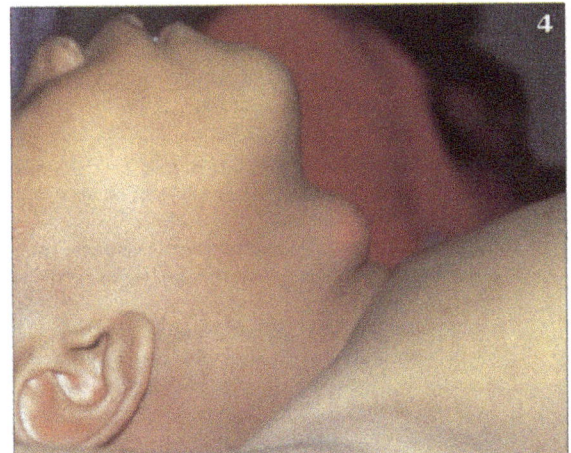

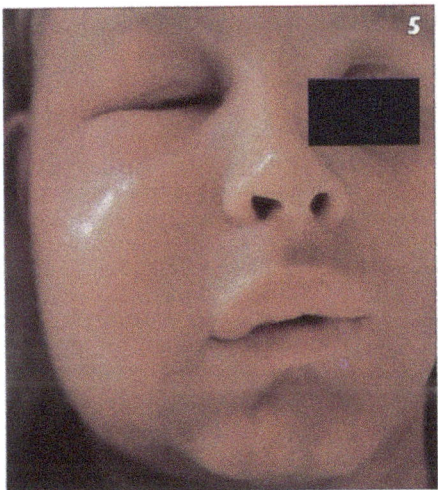

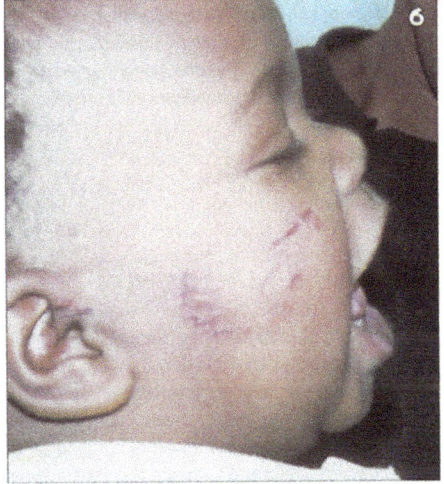

5 Bij deze patiënt ontstond een zwelling aan de rechter gelaatshelft, twee dagen nadat hij had geklaagd over intermitterende pijn aan de ipsilaterale maxilla **(5)**.
i. Wat is de meest waarschijnlijke oorzaak van de zwelling?
ii. Bespreek de behandeling.
iii. Welke ernstige complicaties kunnen zich voordoen als behandeling uitblijft?

6 Dit 8 maanden oud meisje werd op de SEH gepresenteerd met wonden aan het gezicht **(6)**. Haar vader paste op haar en op twee andere kinderen uit het gezin (2 en 5 jaar oud). De moeder bemerkte bij terugkeer plekken op de wang van het kind. Wat is dit voor plek en welk onderzoek vindt u nodig?

11

ANTWOORDEN

4 **i.** Dit kind heeft een cyste in de ductus thyreoglossus, die zich bevindt tussen het os hyoideum en de incisura jugularis sterni. Het is een midlijndefect veroorzaakt door het blijven bestaan van het restant van de ductus thyreoglossus. Wanneer het kind wordt gevraagd de tong uit te steken of te slikken, beweegt de cyste omhoog.
ii. Hoewel het restant van de ductus thyreoglossus al vanaf de geboorte aanwezig is, kan het onopgemerkt blijven tot het, bijvoorbeeld door een infectie, met vocht gevuld raakt en groter wordt. De behandeling bestaat aanvankelijk uit antibiotica en vervolgens uit de verwijdering van de cyste en het ductusrestant.
iii. In de differentiaaldiagnose staan ontstoken lymfeklier, kieuwboogcyste, lymphangioma (hygroma) cysticum, ranula en hematoom van de m. sternocleidomastoideus.

5 **i.** De patiënt heeft een zich uitbreidende cellulitis door een acuut abces in een van de gebitselementen in de bovenkaak. Deze kan zich uitbreiden naar dieper gelegen weefsels, zoals de infraorbitale weke delen van het gelaat en het submandibulaire gebied. Vaak gaat aan het abces trauma of cariës van een gebitselement vooraf; de ontsteking wordt meestal veroorzaakt door stafylokokken of streptokokken. Acute abcessen van het primaire gebit blijven meestal oppervlakkig.
ii. Verwijdering van het gebitselement en eventueel intraorale drainage van de bovenste sulcus buccalis is dringend noodzakelijk. Daarnaast is gerichte behandeling met breedspectrumantibiotica nodig om verdere verspreiding van de infectie te voorkomen. Beoordeel ook de overige gebitselementen. Als het gebit verwaarloosd is, moeten de ouders tevens advies krijgen over gebitsverzorging om verdere ontstekingen te voorkomen.
iii. Als het abces onbehandeld blijft, kan als ernstige complicatie trombose van de sinus cavernosus optreden.

6 Dit is de afdruk van een menselijke beet in het gezicht. Er zijn schaafwonden zichtbaar in een vrijwel ronde verdeling. Beten komen bij kinderen veel voor; ze kunnen zich voordoen tijdens vechtpartijen, spel, sport en seksuele activiteit en als gevolg van mishandeling. Mensenbeten leiden tot hematomen en schaafwonden; ze onderscheiden zich van dierenbeten door de vorm (rond of ovaal). Soms wordt een centrale zuigplek waargenomen. Uitgaande van de afstand tussen de hoektanden kan worden vastgesteld of de beet afkomstig is van een volwassene of een kind. De diameter van de volwassen tandboog is meestal 2,5-4,0 cm, al bestaat er overlap tussen de waarden van volwassenen en kinderen.
Bij een vermoeden van mishandeling moet worden nagegaan door wie het kind is gebeten. Er kan een uitstrijkje worden afgenomen van de beet ter bepaling van de ABO-bloedgroep in het speeksel. Eventueel kan een foto van de tandafdruk worden vergeleken met de tandafdrukken van mogelijke daders. Skeletfoto's kunnen occulte fracturen tonen.
Dit kind was gebeten door een van de oudere kinderen.

VRAGEN

7 Het gelaat van deze jongen is fors gezwollen **(7)**.
i. Wat is de oorzaak?
ii. Hoe snel na het ongeval kan deze mate van zwelling worden verwacht?
iii. Welke onmiddellijke klinische stappen moeten er worden ondernomen bij het onderzoek van een kind met deze bevindingen aan hoofd en hals?

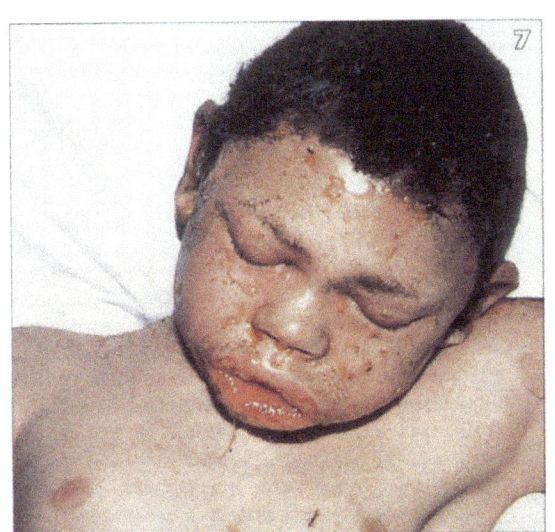

8 Een adolescent heeft een leeftijdgenoot op de kaak geslagen. Hij klaagt nu over pijn aan de ulnaire zijde van de linkerhand. Inspectie toont een zwelling; palpatie is pijnlijk. Dit is een röntgenfoto van de linkerhand **(8)**.
i. Hoe luidt de diagnose?
ii. Wat bepaalt wat de optimale behandeling is?
iii. Aan welke complicatie moet worden gedacht?

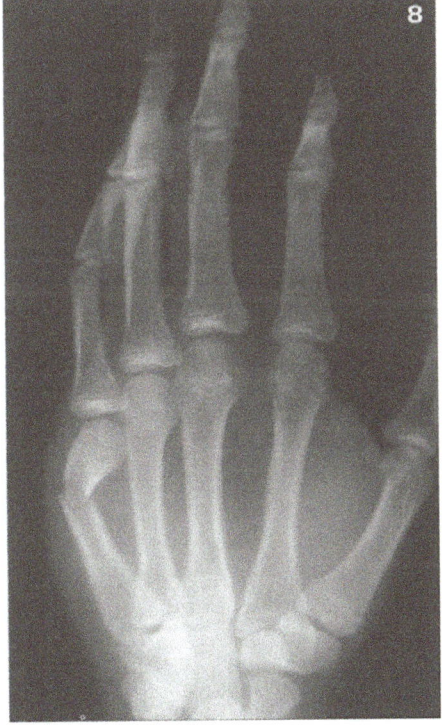

ANTWOORDEN

7 **i.** Er bestaat ernstig oedeem van het gelaat en zwelling van oogleden, lippen en oren. De oorzaak is vuur. Ook hitte en hete vloeistoffen kunnen dit veroorzaken.
ii. De patiënt moet weten dat er binnen 24 uur een forse zwelling ontstaat. Het belangrijkste betrokken mechanisme is verhoogde permeabiliteit van de capillairen voor zowel water als eiwit, met als gevolg vochtverplaatsing naar het extravasculaire compartiment. De verhoogde permeabiliteit wordt waarschijnlijk veroorzaakt door histamineafgifte door de door hitte beschadigde mestcellen. Ook andere mediatoren, zoals prostaglandinen, tromboxaan, serotonine en kininen, kunnen een rol spelen.
iii. De acute behandeling bestaat uit het verzekeren van goede doorgankelijkheid van de luchtwegen en het vaststellen van ademhalingsproblemen (piepen, stridor, heesheid, gebruik van secundaire ademhalingsspieren). Bij brandwonden veroorzaakt door vuur kunnen er koolstofdeeltjes aanwezig zijn in neus en mond en kunnen de neusharen verschroeid zijn.
De anamnese geeft duidelijkheid over de etiologie. Brandwonden die in een gesloten ruimte zijn opgelopen, kunnen gepaard gaan met inhalatieletsel. De luchtwegen kunnen verminderd doorgankelijk zijn door extrinsiek oedeem of intrinsieke beschadiging van de bronchusmucosa. Endotracheale spoedintubatie moet worden overwogen en er moet worden overlegd met een brandwondencentrum. Verder moet het risico van oogletsel worden overwogen. Onderzoek de oogleden voordat deze dicht zitten door oedeem. Spoel met een zoutoplossing en geef antibiotische oogdruppels. In geval van twijfel moet een oogarts worden geraadpleegd.
Men moet zich realiseren dat de zwelling ook nog enkele uren na het ongeluk kan optreden. Daarom moeten ook patiënten zonder zichtbare afwijkingen worden opgenomen en lang genoeg geobserveerd.

8 **i.** Dit is een zogenaamde 'boksersfractuur', meestal veroorzaakt door een vuistslag. Meestal breekt daarbij het vijfde os metacarpale. Bij onderzoek is er sprake van zwelling, drukpijn en inzakking van de aangetaste knokkel bij flexie van de vingers.
ii. De behandelopties worden bepaald door de aan- of afwezigheid van rotatoire verplaatsing. Bij rotatoire verplaatsing is de parallelle uitlijning van de nagelbedden bij extensie van de vingers verstoord of overlappen de vingers bij flexie. Geïsoleerde schachtfracturen gaan meestal gepaard met minimale verplaatsing en kunnen worden behandeld met gesloten repositie en immobilisatie. Subcapitale fracturen gaan meestal gepaard met palmaire verplaatsing en moeten worden behandeld met gesloten repositie. Vroegtijdige immobilisatie door de naastgelegen vinger, in dit geval de ringvinger, als spalk te gebruiken beperkt de mate van extensie na het trauma. Intra-articulaire fracturen vereisen open repositie en fixatie ten einde het gewrichtsoppervlak te herstellen. Men moet zich realiseren dat eventueel resterende rotatoire verplaatsing leidt tot functiebeperking.
iii. Een vuistslag op de mond gaat vaak gepaard met een punctiewond door mensentanden. De vuist moet zorgvuldig worden gecontroleerd, aangezien een eventuele wond sterk is gecontamineerd met orale flora.

VRAGEN

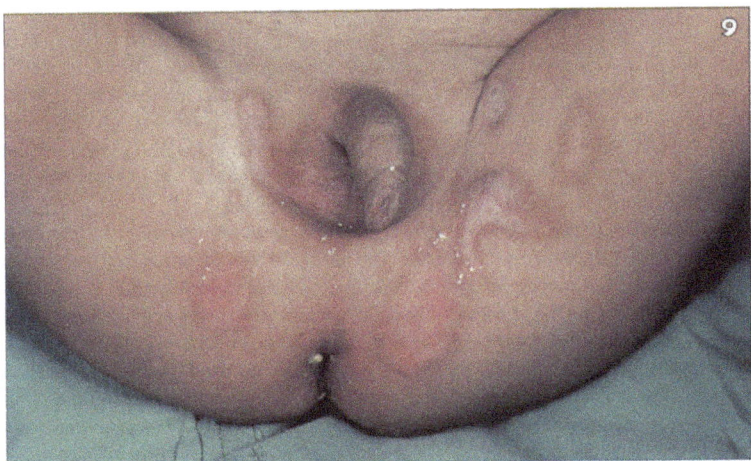

9 Een jongetje presenteerde zich met een 2 cm grote, ronde ulcererende laesie op zijn onderarm. Bij verder onderzoek werd de hier afgebeelde genezen luieruitslag aangetroffen **(9)**. Beschrijf de aard van de luieruitslag en bespreek de mogelijke oorzaken.

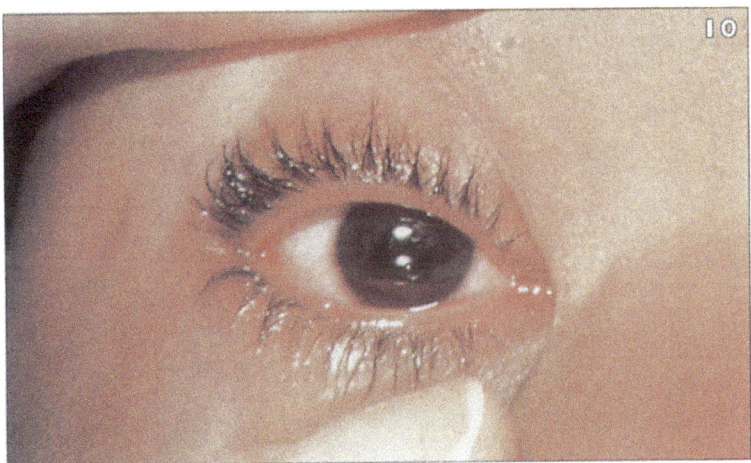

10 Een 8-jarige jongen is met een bal op het oog geraakt. Hoe ernstig is de getoonde afwijking **(10)**?

ANTWOORDEN

9 Bij luierdragende kinderen kan een uitslag optreden in het luiergebied. Het gebruik van wegwerpluiers lijkt de prevalentie daarvan in ontwikkelde landen te hebben verminderd. De meest voorkomende oorzaak van luieruitslag is chronische irritatie, bijvoorbeeld door ammoniakdermatitis bij slechte hygiëne of door overgevoeligheid voor wasmiddel of wasverzachter. Andere oorzaken zijn candidiasis, seborroïsch eczeem (uitgaande van de huidplooien en gepaard gaande met berg; eczema seborrhoicum infantum), en psoriasis. Zeldzame aandoeningen als de ziekte van Hand-Schüller-Christian kunnen zich presenteren met uitslag in het luiergebied.

Bij alle kinderen met deze veelvoorkomende aandoening zijn een goede anamnese en een goed algemeen lichamelijk onderzoek nodig. De behandeling bestaat uit goede hygiëne, barrièrecrèmes en behandeling van zowel de primaire aandoening als de secundaire infecties.

De uitslag lijkt bij dit kind te hebben bestaan uit vier discrete, begrensde gebieden, wat niet past bij de hierboven beschreven oorzaken. De aard van de littekens duidt erop dat de uitslag uit meerdere ulcererende laesies bestond. Hij had ook een ulcus op de arm. Bij navraag meldden de ouders dat het jongetje 6 maanden eerder vergelijkbare laesies op voorhoofd, neus en wangen had gehad en 3 maanden eerder een spiraalbreuk van het femur. Het spectrum en de aard van de verwondingen vormden aanleiding voor een onderzoek door het AMK. De laesies in het luiergebied, op de arm en in het gelaat bleken te zijn veroorzaakt door een bijtende stof.

10 Deze jongen heeft een hyphaema, een bloeding in de voorste oogkamer. Deze bevinding vereist spoedverwijzing naar een oogarts.

Corneaverkleuring na een hyphaema leidt tot verminderde gezichtsscherpte en soms zelfs tot amblyopie. Voorspellende factoren zijn de duur van de hyphaema, verhoogde intraoculaire druk, aanwezigheid van cornealetsel en recidiefbloeding tijdens de herstelperiode. Dit laatste is prognostisch bijzonder ongunstig; medicamenten die invloed hebben op de hemostase, zoals acetylsalicylzuur, zijn gecontra-indiceerd.

VRAGEN

11 Een meisje van 7 komt met een duidelijke zwelling van de schedel en de bovenste helft van het gezicht. Haar ademhaling is normaal. Twee dagen tevoren heeft ze haar hoofd gestoten.
i. Wat toont de CT-scan **(11)**?
ii. Waaruit bestaat de behandeling?

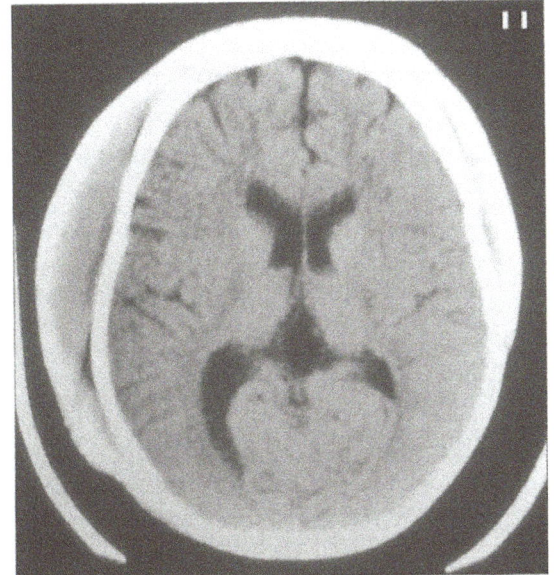

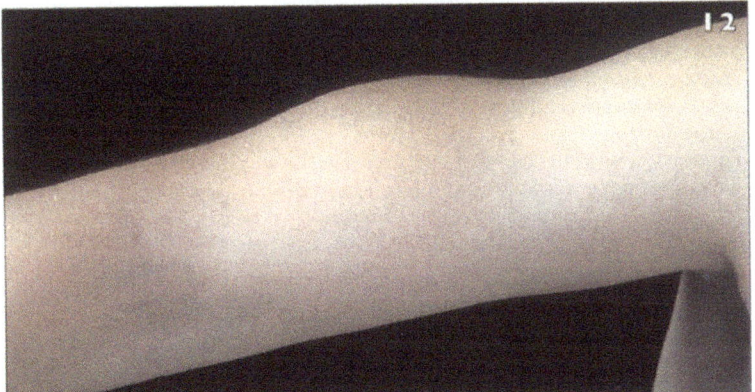

12 Een kind van 10 jaar met diabetes mellitus type 1 logeerde een weekend bij een vriendin. In de voorgaande 24 uur voelde ze zich ziek, had geen eetlust, had verhoging en braakte. In de laatste 2 uur was ze suf. Het was onduidelijk of ze haar vaste injecties had gehad en haar toestand leek zich te verergeren. De moeder van het vriendinnetje bracht haar naar de SEH.
i. Wat is op de foto te zien **(12)** en hoe is dit veroorzaakt?
ii. Hoe luidt de onderliggende diagnose?
iii. Welk beleid zou u willen voeren?

ANTWOORDEN

11 **i.** Er zijn geen aanwijzingen voor een intracraniaal trauma of een schedelfractuur. De CT-scan toont een bilateraal subgaleaal hematoom. Dit bevindt zich tussen het periost en de aponeurosis epicranialis of galea. Het is meestal een vaste fluctuerende zwelling die de schedelnaden overschrijdt. Het kan gepaard gaan met symptomen van acuut bloedverlies en wordt soms gevonden bij pasgeborenen na een traumatische geboorte.

ii. Zorg te allen tijde voor adequate ABC. Vanwege in verhouding tot het trauma overmatige hematoomvorming kan controle van de protrombinetijd en de partiële tromboplastinetijd worden overwogen. Het hematoom zelf vereist zelden behandeling.

12 **i.** Er bestaat lipomatose door vetafzetting, veroorzaakt door het herhaaldelijk injecteren van insuline op dezelfde plaats, in plaats van de injectieplaatsen af te wisselen.

ii. Er lijkt een diabetische ketoacidose te bestaan, waarschijnlijk voorafgegaan door een infectie en het overslaan van een insuline-injectie.

iii. Dit is een potentieel levensbedreigende situatie; de behandeling bestaat uit de volgende onderdelen:

- Beoordeling van de algemene conditie door toepassing van de ABC-reanimatieprincipes.
- Beoordeling van de hydratietoestand. Een dehydratie van 5% uit zich door droge slijmvliezen en verminderde huidturgor, 10% dehydratie leidt tot ingevallen ogen en verlengde capillaire vullingstijd, en een dehydratie van meer dan 10% leidt tot tachycardie, zwakkere pols, lage bloeddruk, snelle ademhaling ter compensatie van respiratoire acidose en buikpijn. Er moet voorzichtige intraveneuze rehydratie plaatsvinden met een fysiologischzoutoplossing. Te snelle rehydratie en te snelle daling van de bloedglucoseconcentratie kunnen hersenoedeem veroorzaken. Aan het infuus moet kaliumchloride worden toegevoegd om het kaliumtekort te corrigeren.
- Aanvullend onderzoek. Naast het gewicht bepaalt men volledig bloedbeeld, bloedglucose, ureum en elektrolyten, bicarbonaat en de aanwezigheid van gegeneraliseerde intravasale stolling. Er worden een bloedkweek en een urinekweek ingezet en er vindt urineonderzoek plaats op ketonen.
- Na de initiële rehydratie start men continue infusie van kristallijne insuline door middel van een infuuspomp, met een snelheid van 0,1 E/kg lichaamsgewicht per uur.
- Intraveneuze toediening van bicarbonaat wordt alleen overwogen als de pH van het kind <7 is en er sprake is van circulatoir falen.
- Opname en verder behandeling.

VRAGEN

13 Dit kind werd acuut gepresenteerd met een anamnese van bleekheid, transpireren, tremor, buikpijn en prikkelbaarheid **(13)**. Ze is bekend met recidiverend nefrotisch syndroom.
i. Welk eenvoudig onderzoek zou u verrichten om de symptomen te verklaren?
ii. Welke rol speelt de SEH-arts bij de behandeling van dergelijke kinderen?

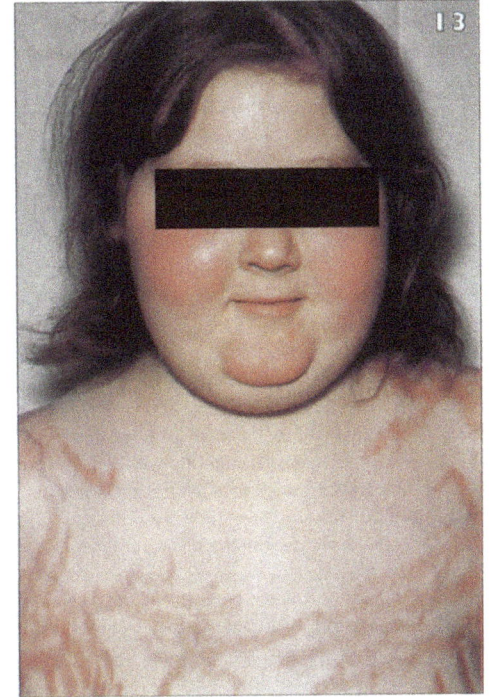

14 Dit meisje heeft onlangs een piercing laten aanbrengen in het bovenste deel van haar oor **(14)**. Welke complicatie heeft zich voorgedaan?

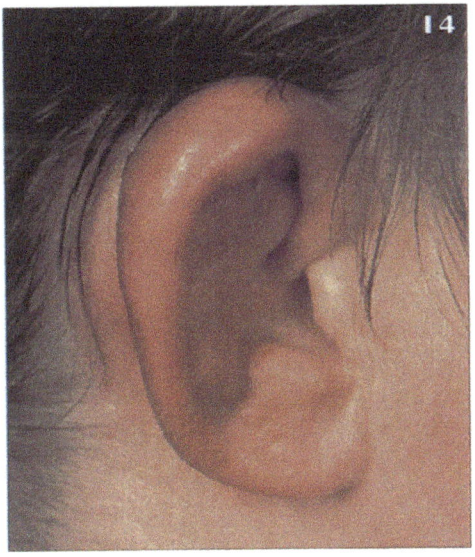

ANTWOORDEN

13 **i.** Het kind vertoont cushingoïde kenmerken door de herhaaldelijke toediening van hoge doses corticosteroïden voor haar nefrotisch syndroom. Dit heeft geleid tot bijniersuppressie, hypocorticisme en hypoglykemie.
Hypoglykemie veroorzaakt sympathische stimulatie, met als gevolg tachycardie, hartkloppingen, bleekheid, transpireren en tremor. Het kan tevens CZS-disfunctie veroorzaken, met ataxie, stemmingswisselingen, verwardheid, convulsies, coma en symptomen als buikpijn en hoofdpijn. Bij dit kind moet worden gezocht naar zowel steroïdtoxiciteit als bijniersuppressie.
In de SEH werd met een vingerprik hypoglykemie vastgesteld (plasmaglucose <2,6 mmol/l).
Andere oorzaken van hypoglykemie zijn:

- Slecht gereguleerde diabetes mellitus type 1.
- Ketotische hypoglykemie bij een mager kind met inadequate glycogeenvoorraad en insufficiënte gluconeogenese na slechte voedselinname.
- Hormonale aandoeningen, zoals primaire bijnierinsufficiëntie, hypopituïtarisme en hyperinsulinisme bij nesidioblastose.
- Erfelijke koolhydraatstofwisselingsstoornissen, zoals galactosemie, vetstofwisselingsstoornissen, zoals middellangeketen-acyl-CoA-dehydrogenasedeficiëntie, en aminozuurstofwisselingsstoornissen, zoals methylmalonacidurie.

ii. De rol van de SEH-arts bij de behandeling van hypoglykemische patiënten is drieledig:

- Afname van bloed voor bepaling van glucose, lactaat, vrije vetzuren, bètahydroxyboterzuur, carnitine, cortisol, insuline en groeihormoon en urineafname voor organische zuren en acylcarnitines.
- Toediening van corticosteroïden (hydrocortison i.v.) in geval van hypocorticisme. Dit moet voorafgaan aan de volgende stap.
- Correctie van de hypoglykemie door orale toediening van suiker of glucoseoplossing of door eenmalige intraveneuze toediening van 0,25 g glucose per kg lichaamsgewicht, gevolgd door continue toediening van 6-9 mg/kg/min. Controleer de glucoseconcentratie elke 5 minuten tot deze 5-8 mmol/l bedraagt. Glucagon (1 mg i.m.) kan worden gegeven als het inbrengen van een infuus mislukt, maar dat is alleen effectief als de glycogeenvoorraad in de lever voldoende is.

14 Dit meisje heeft ernstige perichondritis en cellulitis van de rechter pinna. Zij moet worden opgenomen voor intraveneuze behandeling met antibiotica. Het oorknopje moet worden verwijderd. Perichondritis en kraakbeenschade kunnen cosmetische gevolgen hebben.

VRAGEN

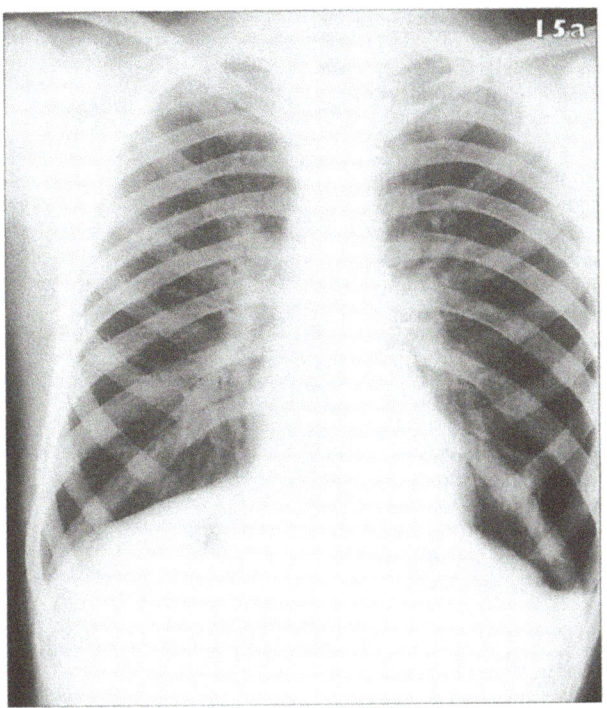

15 Een 11-jarige jongen werd gepresenteerd met plotseling ontstane pijn links op de borst en kortademigheid.
  i. Wat ziet u op de thoraxfoto **(15a)**?
  ii. Hoe behandelt u dit kind?

16 Een zuigeling van 3 weken werd acuut gepresenteerd met deze oogafwijking **(16)**.
  i. Hoe luidt de differentiaaldiagnose?
  ii. Welk onderzoek zou u overwegen?

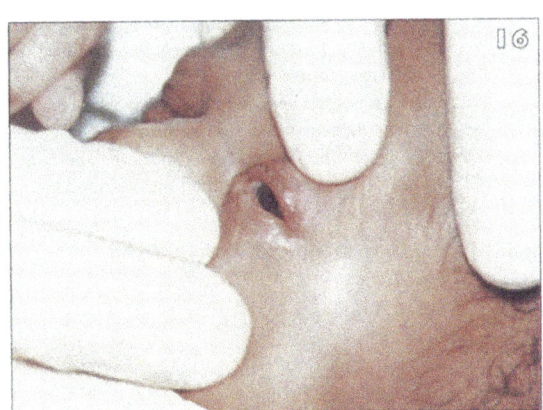

ANTWOORDEN

15 **i.** Er is een oppervlakkige linkszijdige pneumothorax. Het mediastinum is niet verplaatst. De longrand is zichtbaar op de staande foto (kleine pijltjes, **15b**) en linksonder is een horizontale vochtlijn te zien (grote pijl, **15b**). Dit is de scheidslijn tussen lucht (pneumothorax) en vocht (dat eiwit of bloed bevat). Zo'n vochtspiegel is alleen op een staande foto zichtbaar. Spontane pneumothorax is bij kinderen zeldzaam. Pneumothorax is meestal een complicatie van andere aandoeningen, zoals astma, bronchiolitis, stafylokokkenpneumonie en trauma.
ii. Als de zuurstofsaturatie na geruststelling van het kind spontaan meer dan 95% bedraagt, is geen ingrijpen nodig. Zo niet, dan moet de pneumothorax worden gedraineerd.

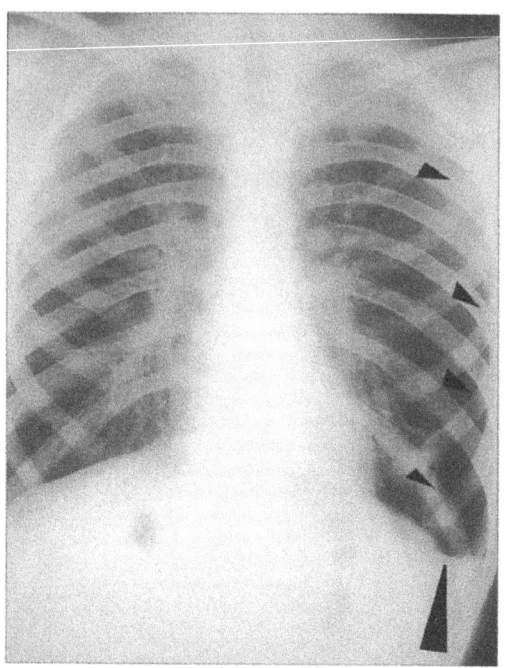

16 **i.** Er zijn tekenen van conjunctivitis. Neonatale conjunctivitis wordt vaak veroorzaakt door infectie tijdens de vaginale geboorte; Neisseria gonorrhoea en Chlamydia trachomatis zijn belangrijke verwekkers. Chemicaliën en andere bacteriën en virussen kunnen echter ook conjunctivitis veroorzaken. Haemophilus influenzae, Streptococcus pneumoniae, Escherichia coli en andere pathogenen kunnen bij jonge zuigelingen en oudere kinderen conjunctivitis veroorzaken. Deze pathogenen zijn afkomstig uit de nasofarynx van de baby of de verzorgers.
ii. Lichamelijk onderzoek alleen is niet voldoende voor de diagnose. Met een gramkleuring kunnen polymorfnucleaire cellen en gramnegatieve intracellulaire diplokokken worden aangetoond. Bij alle patiënten moeten een ooguitstrijkje voor kweek op N. gonorrhoea en een nasofarynxwat voor C. trachomatis worden overwogen. Voor sneldiagnostiek kan Chlamydia-serologie op conjunctivavocht worden uitgevoerd.
Dit kind werd wegens vermoedelijke gonokokkenconjunctivitis opgenomen en intraveneus behandeld met een derdegeneratiecefalosporine en oogspoeling. Complicaties van onbehandelde gonokokkonconjunctivitis zijn cornea-ulceratie en -perforatie. De kweken waren echter positief voor Chlamydia. De behandeling bestond uit erytromycine oraal gedurende 3 weken en erytromycine-oogzalf.

VRAGEN

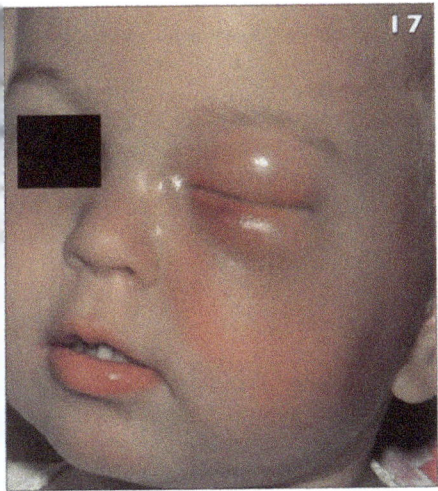
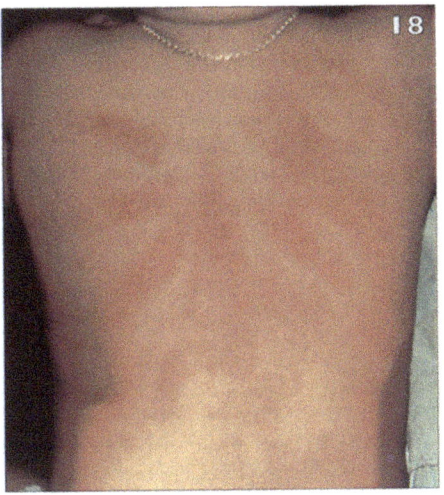

17 Dit 15 maanden oude kind werd gepresenteerd met 24 uur bestaande koorts met toenemende zwelling en roodheid periorbitaal **(17)**.
i. Hoe luidt de diagnose?
ii. Welk micro-organisme is de vermoedelijke oorzaak en wat zou de infectiebron kunnen zijn?
iii. Hoe moet het kind worden behandeld?

18 Een jongen bezocht de SEH vanwege koorts. Tijdens het lichamelijk onderzoek werd dit gezien **(18)**.
i. Wat is de meest waarschijnlijke oorzaak van de laesies op de rug?
ii. Zou dit als kindermishandeling kunnen worden gezien?

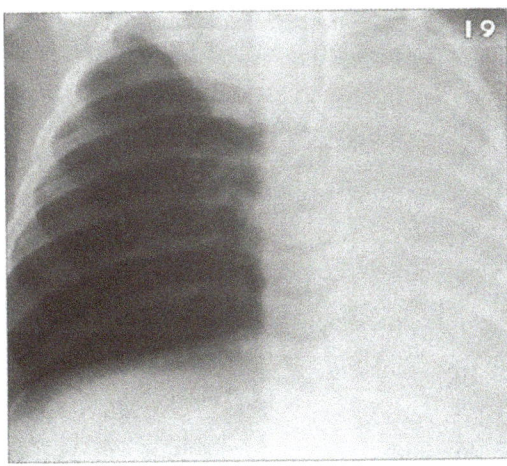

19 Bij een patiënt met een ventriculoperitoneale drain bestonden sinds 2-3 dagen tekenen van toenemende intracraniële druk (sufheid, braken en hoofdpijn). Hij werd in zeer slechte conditie opgenomen. Hij werd geïntubeerd; het ademgeruis was slechts aan één zijde hoorbaar en de thoraxexcursies waren asymmetrisch.
i. Wat toont de thoraxfoto **(19)**?
ii. Waaruit bestaat de behandeling?
iii. Wat zijn de mogelijke oorzaken van toegenomen intracraniële druk?

ANTWOORDEN

17
i. Dit kind heeft roodheid en zwelling van oogleden, orbitale weefsels en conjunctiva bulbi. Er is sprake van periorbitale cellulitis.
ii. Als de anamnese geen lokaal trauma of huidlaesie vermeldt, is Haemophilus influenzae type b (gekenmerkt door roodpaarse verkleuring van de huid van de oogleden, zoals bij dit kind) de meest waarschijnlijke verwekker, gevolgd door Streptococcus pneumoniae. De aard van de verwekkers is leeftijdsafhankelijk. Infecties door Staphylococcus aureus en gramnegatieve bacteriën worden vaker gezien bij zuigelingen en S. aureus-infecties na huidtrauma bij oudere kinderen. De infectie kan zijn oorsprong hebben in de sinus ethmoidalis bij zuigelingen en in de sinus maxillaris en frontalis bij oudere kinderen. Complicaties zijn sinuscavernosustrombose en meningitis.
iii. Het kind moet worden opgenomen en behandeld met antibiotica i.v. Verbetering is te verwachten binnen 48-72 uur. Bij uitblijven daarvan is chirurgische drainage nodig.

18
i. Deze laesies zijn waarschijnlijk het gevolg van 'muntgenezing', de in sommige culturen bestaande gewoonte om een ziekte te genezen door met een hete munt over de huid te wrijven.
ii. De meeste artsen zien dit als een relatief goedaardige gewoonte, waar de patiënt echter weinig baat bij heeft. Verwondingen als gevolg van cultuurgebonden geneeswijzen moet niet worden gelijkgeschakeld met mishandeling. De bedoeling van de dader moet in overweging worden genomen bij het besluit om iets als vermoeden van kindermishandeling te melden. In onze maatschappij wordt een traditionele geneeswijze die wonden veroorzaakt en geen therapeutische basis kent, als onacceptabel beschouwd. Deze moet dus worden ontmoedigd, bij voorkeur door voorlichting te geven en althans in eerste instantie niet door het AMK in te schakelen.

19
i. De thoraxfoto toont atelectase (wit) van de linkerlong met de beademingstube in de rechterhoofdbronchus. Er is dus geen pneumothorax van de uitgezette rechterlong.
ii. De behandeling bestaat uit het terugtrekken van de tube tot de juiste positie, waarna de atelectatische long zich kan ontplooien. Het abusievelijk inbrengen van een naald of thoraxdrain in de rechter thoraxhelft kan de patiënt ernstig schaden.
iii. De intracraniale drukverhoging kan zijn veroorzaakt door draindisfunctie, meestal door occlusie van het ventriculaire of het peritoneale uiteinde, door een losgeraakte of gebroken canule en door overdrainage met collaps van de hersenventrikel en afvloedbelemmering.

VRAGEN

20 Bij deze jongen werd op een ochtend een zwelling boven het sternum vastgesteld. Nog geen 24 uur later was beiderzijds de glandula parotis gezwollen. Wat voor zwelling is dit **(20)** en wat is de oorzaak? Welke andere complicaties van deze aandoening kent u?

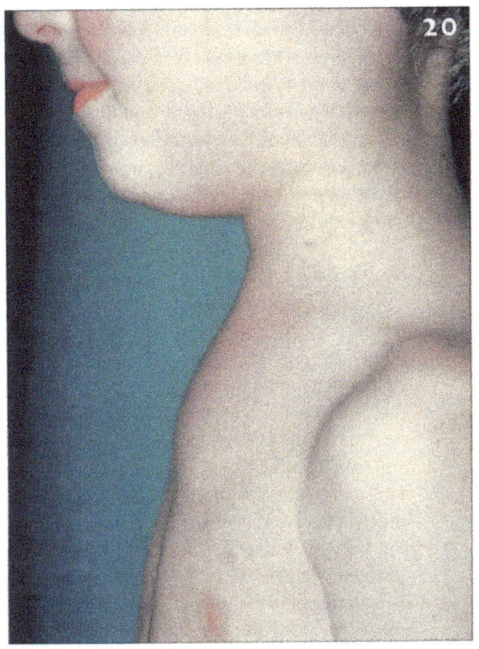

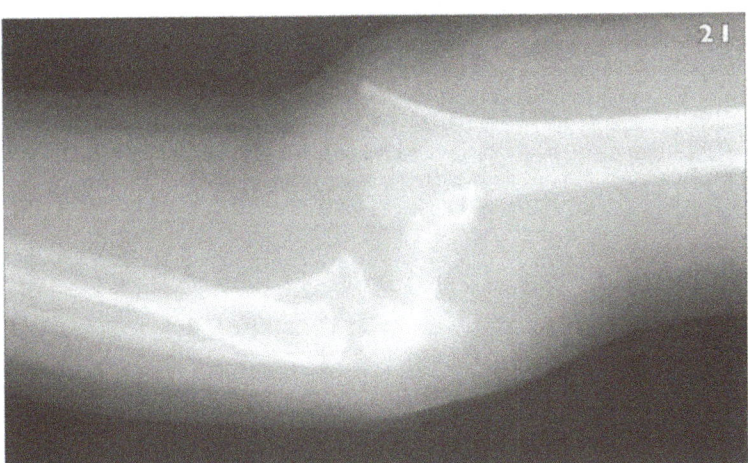

21 i. Welke diagnose stelt u bij dit kind op basis van de getoonde röntgenfoto **(21)**?
ii. Op welke klinische verschijnselen moet men letten? Welke belangrijke complicaties gaan ermee gepaard?

25

ANTWOORDEN

20 Er is sprake van presternaal myxoedeem, een begeleidend verschijnsel van de bof. Het is een pitting oedema, vermoedelijk veroorzaakt door geblokkeerde lokale lymfevaten.
De bof presenteert zich meestal als vergroting van de glandula parotis beiderzijds bij niet-gevaccineerde kinderen van 5-15 jaar oud. Ongeveer 30% van de gevallen zou echter subklinisch verlopen. Anderzijds kunnen er verschillende complicaties optreden: onder meer aseptische meningitis, orchitis, pancreatitis, mastitis, myocarditis, hepatitis, thyreoïditis en trombocytopenische purpura. Infectie met het bofvirus zou verder een etiologische factor zijn bij sommige gevallen van diabetes mellitus.

21 i. Dit is een supracondylaire humerusfractuur met forse dislocatie, veelvoorkomend bij kinderen.
ii. De mate van dislocatie duidt op een relatief hoogenergetisch trauma; voorafgaand aan de fractuurbehandeling moet de schade aan de weke delen rond de elleboog worden beoordeeld.
De belangrijkste complicatie is occlusie of laceratie van de a. brachialis, doordat deze over de scherpe fractuurrand van het proximale fragment wordt getrokken. Altijd moeten de capillaire circulatie van de hand en de radiale pols worden beoordeeld. Bij verminderde distale perfusie moet in overleg met de traumatoloog acute repositie plaatsvinden om de distale circulatie te herstellen.
Als complicatie van langdurige ischemie (meer dan 4-6 uur) kan het compartimentsyndroom optreden, met snelle spiernecrose als gevolg. Latere spierfibrose leidt tot een niet-functionerende, onbehandelbare klauwhand, de zogenaamde volkmanncontractuur. Als er snel een groot, gespannen hematoom ontstaat, kan de distale circulatie verder verstoord worden en wordt bovendien gesloten repositie bemoeilijkt. Zelfs als de distale circulatie normaal is, maakt volgens sommigen de te verwachten zwelling acute repositie noodzakelijk.
Men moet zich realiseren dat verminderde perfusie van de a. interossea anterior kan leiden tot ischemie van de onderarmmusculatuur, zelfs als de a. radialis palpabel blijft. Daarom moet men blijven letten op de belangrijkste symptomen van een zich ontwikkelend compartimentsyndroom: toenemende ernstige pijn in de onderarm, vererger end bij passief strekken van de vingers, sensibiliteitsstoornissen van de vingers, klinisch duidelijke spanning in het spiercompartiment en aanwijzingen van verminderde distale circulatie.
Andere complicaties zijn neurapraxie van de nn. medianus, radialis en ulnaris als gevolg van uitrekking en kneuzing ten tijde van het ongeval. De sensibiliteit van de onderarm moet worden vastgelegd. Deze 'zenuwlaesies in continuïteit' genezen spontaan na enkele maanden.

VRAGEN

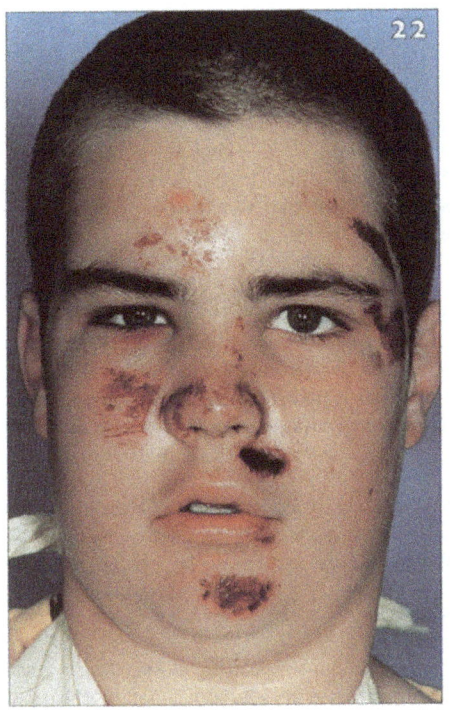
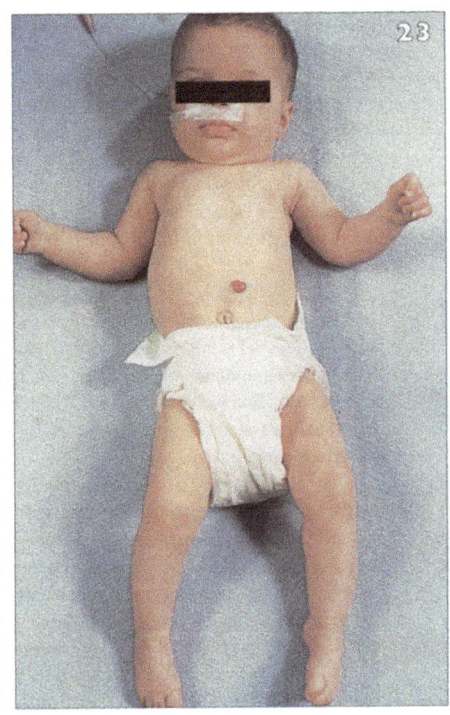

22 Deze patiënt is aangevallen en klaagt over paresthesie boven de rechterwang en dubbelzien **(22)**.
i. Wat is de waarschijnlijkheidsdiagnose?
ii. Welke letsels kunnen hierbij voorkomen?

23 Deze zuigeling heeft in de afgelopen maand een geleidelijk toenemende stridor ontwikkeld **(23)**.
i. Welke afwijking is dit?
ii. Welk behandeling zou u deze zuigeling geven?

24 Een jongen van 5 jaar had rode urine geproduceerd. Een week eerder had hij last van een zere keel.
i. Welk onderzoek moet het urinemonster ondergaan?
ii. Welke andere onderzoeken zijn noodzakelijk?
iii. Welke behandeling moet deze patiënt krijgen?

ANTWOORDEN

22 **i.** De meest waarschijnlijke diagnose is maxillafractuur. Deze zijn bij kinderen zeldzaam, aangezien het kindergezicht zacht, elastisch bot bevat onder een dikke laag vet en spieren. Het is niet verzwakt door de aanwezigheid van holten en wordt eerder versterkt door de nog niet doorgekomen tanden en kiezen in onder- en bovenkaak. Tegen het einde van de adolescentie worden de kinderen actiever en neemt de incidentie van gezichtsbreuken toe.
De paresthesie wordt in dit geval veroorzaakt door compressie van de n. infraorbitalis. Het dubbelzien wordt veroorzaakt door prolaps van de infraorbitale musculatuur in de sinus maxillaris.
ii. Geassocieerde laesies zijn onder meer subcutane luchtophoping als gevolg van een open verbinding met de sinus maxillaris en malocclusie als gevolg van fractuur of dislocatie van gebitselementen.

23 **i.** Deze zuigeling heeft een groot hemangioom op de buikwand, wat samen met de progressieve stridor suggestief is voor een subglottisch hemangioom.
ii. Deze hemangiomen involueren op den duur spontaan, maar in de tussentijd kan het nodig zijn om de ademhaling veilig te stellen door het creëren van een tracheostoma. Behandeling met corticosteroïden en lasertherapie zouden de involutie kunnen versnellen. Snelle verwijzing naar een kno-arts is aangewezen.

24 **i.** De urine moet worden onderzocht (teststrook) op eiwit, leukocyten, nitriet en bloed. Onder de microscoop kan de morfologie van de rode bloedcellen in het urinesediment worden bestudeerd. Rode bloedcellen die uit de glomeruli afkomstig zijn, hebben een afwijkende vorm, gemakkelijk herkenbaar met fasecontrastmicroscopie. Men zoekt tevens naar hyaliene cilinders en cilinders van granulocyten of hematocyten als aanwijzing van nierziekte. De aanwezigheid van bacteriën duidt op infectie; deze kan door middel van kweek worden bevestigd.
ii. De meest voorkomende oorzaken van hematurie zijn urineweginfectie, glomerulonefritis en trauma. Verder aanvullend onderzoek omvat de serumconcentraties van natrium, kalium, chloride, bicarbonaat, ureum en creatinine. Hyponatriëmie wijst op vochtretentie, hyperkaliëmie op secundaire nierinsufficiëntie en hoog ureum en creatinine op nierinsufficiëntie. Als de teststrook positief is voor eiwit, moeten in het bloed albumine en totaal eiwit worden bepaald. Vanwege de mogelijke etiologie moeten antistreptolysinetiter en anti-DNAse-B worden bepaald en moet een keelkweek worden afgenomen. Dit is zeer waarschijnlijk een poststreptokokkenglomerulonefritis.
iii. Als het onderzoek op een infectie wijst, moet antibiotische behandeling worden ingezet. Als hematurie of oligurie aanwezig is, moet de patiënt worden opgenomen ter observatie en eventueel behandeld met antihypertensiva. In milde gevallen kan het kind poliklinisch worden vervolgd met in de eerste 48-72 uur controle van urineproductie en bloeddruk. Tachtig procent van de poststreptokokkenglomerulonefritiden geneest spontaan.

VRAGEN

25 Een jong meisje bezeerde bij het basketballen haar rechterhand. Ze heeft pijn in de tweede vinger. Bij inspectie heeft ze een zwelling van de tweede vinger; bij palpatie geeft ze lokaal drukpijn aan. Dit is de röntgenfoto **(25)**.
i. Hoe luidt de diagnose?
ii. Wat bepaalt de behandelopties?

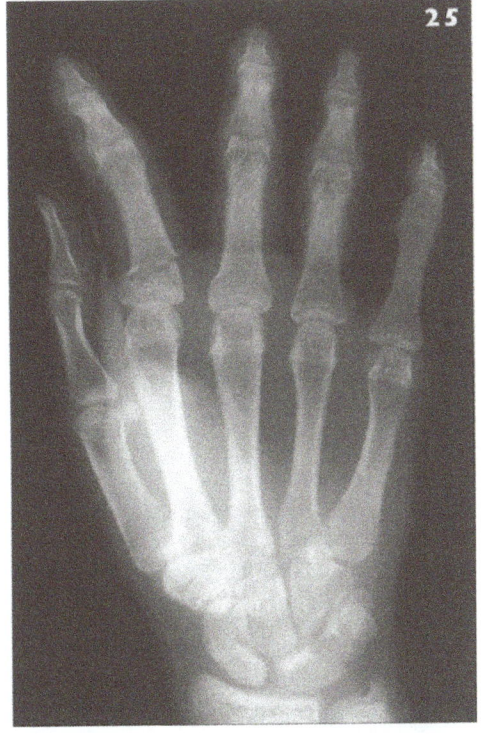

26 Deze 10 weken oude zuigeling is sinds de geboorte sloom en drinkt slecht. De moeder is met haar naar de SEH gekomen omdat ze het niet meer ziet zitten **(26)**.
i. Wat merkt u op? Hoe luidt de waarschijnlijkheidsdiagnose?
ii. Hoe verloopt deze aandoening?

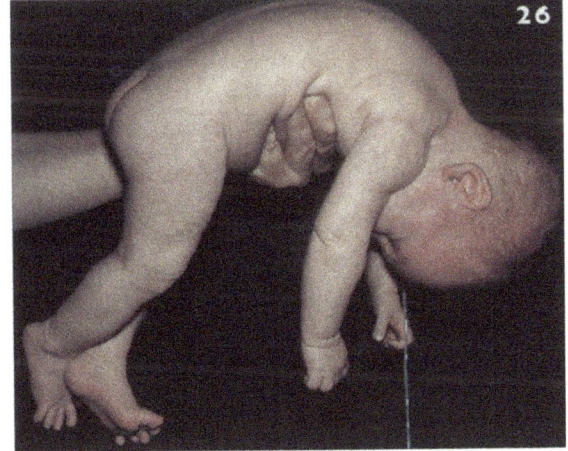

ANTWOORDEN

25 i. Dit is een schachtfractuur van de proximale falanx van de wijsvinger. Deze verlopen gewoonlijk schuin en gaan vaak gepaard met rotatoire en angulaire standsafwijking. De angulaire afwijking is klinisch en op de röntgenfoto goed zichtbaar.

ii. De behandelopties worden bepaald door de aan- of afwezigheid van rotatoire verplaatsing. Bij rotatoire verplaatsing is de parallelle uitlijning van de nagelbedden bij extensie van de vingers verstoord of overlappen de vingers bij flexie. De gewonde hand moet met de gezonde hand worden vergeleken omdat het 'normale' uiterlijk per persoon verschilt. Deze fractuur kan worden behandeld met gesloten repositie en 2-4 weken immobilisatie. Als de rotatie of dislocatie blijft bestaan, is open repositie geïndiceerd.

Bij fracturen van de uiteinden van de proximale en distale falangen moeten ook de gewrichten zorgvuldig worden beoordeeld. Niet-gereponeerde dislocatie van het gewrichtsoppervlak leidt tot stijfheid.

26 i. Deze zuigeling vertoont een slechte hoofdbalans en hypotonie, passend bij het floppy infant syndrome. Oriënterende beoordeling van de psychomotorische ontwikkeling behoort deel uit te maken van elk lichamelijk onderzoek, want het kind ontwikkelt zich voortdurend en zowel de presenterende pathologie als het beleid worden daar mede door bepaald.

Zuigelingen met het floppy infant syndrome zijn sterk hypotoon. Er zijn tal van oorzaken bekend, die in twee hoofdgroepen zijn in te delen. Met spierzwakte gepaard gaande hypotonie wijst op een neuromusculaire aandoening of een ruggenmerglaesie, het ontbreken van spierzwakte op niet-neuromusculaire oorzaken. Onder de laatste vallen cerebrale stoornissen, zoals cerebrale parese en prader-willisyndroom, chromosomale stoornissen, zoals downsyndroom, systemische aandoeningen, zoals hypothyroïdie, bindweefselpathologie, zoals osteogenesis imperfecta, en benigne hypotonie. Een goede prenatale, perinatale en postnatale anamnese is van groot belang. Het bleek dat de patiënt bij de geboorte een uitgezakte navelstreng had en bradycardie en een langzame ademhaling vertoonde. Waarschijnlijk is er een periode van anoxie geweest. Deze kan via een cascade van verschillende pathologische mechanismen leiden tot diverse klinische symptomen, zich uitend als een vorm van cerebrale parese.

ii. In de neonatale periode was deze zuigeling prikkelbaar en passief en dronk ze slecht. Rond 4 maanden werd hypertonie van de extensoren duidelijk. In het tweede jaar ontstonden dystonie van de armen en spastische diplegie van de benen. Deze aandoening kan gepaard gaan met bulbaire parese en microcefalie. Meting van de hoofdomtrek is hierbij dus belangrijk.

VRAGEN

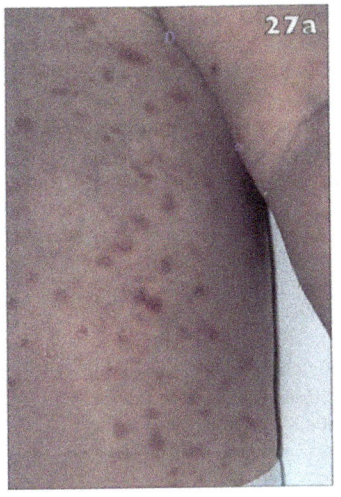
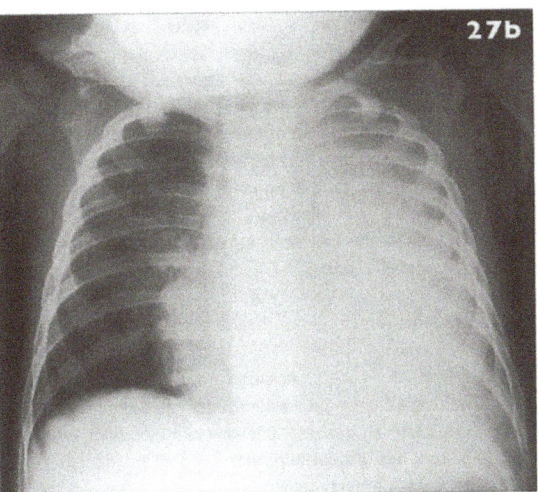

27 Een 9 maanden oud meisje had sinds 5 dagen jeukende huiduitslag met toenemende koorts, tachypneu en kreunen.
i. Beschrijf de huiduitslag **(27a)** en noem de meest waarschijnlijke oorzaak.
ii. Welke afwijking toont de thoraxfoto **(27b)**?
iii. Welke twee tests laat u doen ter bevestiging van de pulmonologische diagnose?

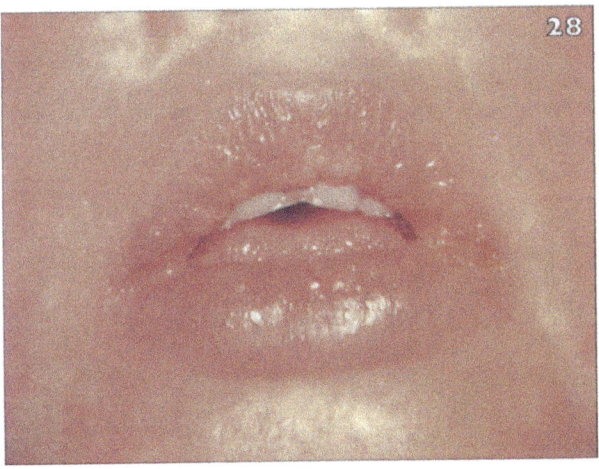

28 Deze 5 jaar oude patiënt, bekend met epilepsie, werd gepresenteerd met een acute huiduitslag **(28)**. Wat is de diagnose?

31

ANTWOORDEN

27 **i.** De huiduitslag is maculopapulair met enkele korstige, pustulaire laesies. De waarschijnlijkheidsdiagnose is waterpokken. Enkele dagen na de uitbraak kan een pneumonie ontstaan, meestal bij kinderen met een afweerstoornis. Deze kan fataal zijn. Daarom moet bij dergelijke patiënten een waterpokkencontact direct leiden tot toediening van varicellazosterimmunoglobuline.
ii. De thoraxfoto toont beschaduwing van de linker thoraxhelft met geringe verschuiving van het mediastinum naar rechts. Dit duidt op een ruimte-innemend proces of vocht in de linker thoraxhelft. Dit kan duiden op empyeem door metastatische verspreiding van stafylokokken of streptokokken uit de huidlaesies.
iii. Echografie van de thorax bevestigt de aanwezigheid van vocht in de pleuraholte. Met een (eventueel echogeleide) pleurapunctie, gevolgd door drainage, kan het empyeem worden bevestigd en ontlast. Verder wordt intraveneuze antibiotische therapie gestart. De meeste empyemen bij kinderen worden geresorbeerd; chirurgisch ingrijpen is zelden nodig.

28 Erythema exsudativum multiforme (major) of stevens-johnsonsyndroom. Dit is een overgevoeligheidsreactie die tal van oorzaken kan hebben, waaronder infecties (herpes simplex, Mycoplasma-infecties) en geneesmiddelen (sulfonamiden, bètalactamantibiotica, anticonvulsiva). Het is van belang het uitlokkende geneesmiddel te identificeren, want hernieuwde blootstelling eraan kan tot ernstige ziekte leiden.
Bij het stevens-johnsonsyndroom is de patiënt vaak ernstig ziek met hoge koorts, hoesten, keelpijn, pijn op de borst, diarree, braken en artralgie. De slijmvliezen van mond, conjunctivae en urethra zijn ook aangetast. De huidlaesies zijn aanvankelijk erythemateus en onregelmatig en beginnen op handruggen, voeten en romp. Vervolgens ontwikkelen zich erythemateuze laesies met vesikels, die zich verenigen tot grote dunwandige bullae die gemakkelijk scheuren. Het gevolg is een spectrum van huidafwijkingen, variërend van lokale necrotische plekken tot bijna volledige necrose van de epidermis. Het verlies van de epidermis leidt tot problemen met de vocht- en elektrolytenbalans. In de laesies ontstaan gemakkelijk secundaire infectie. Als de ogen zijn aangetast, kan de keratitis leiden tot infectie en vervolgens synechiae.
Stevens-johnsonsyndroom is een zelfbeperkende aandoening, die onbehandeld 6-8 weken duurt, maar in 5-25% van de gevallen letaal verloopt. Het kind moet worden opgenomen voor antibiotische therapie en algemene ondersteunende maatregelen. De anti-epileptische behandeling moet worden gewijzigd.

VRAGEN

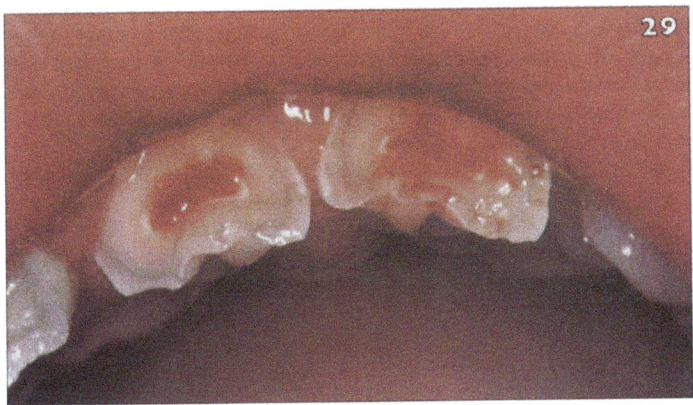

29 Dit 8 jaar oude kind heeft de centrale snijtanden in het bovengebit gebroken, waardoor de pulpa zichtbaar is **(29)**.
  i. Welke directe behandeling is noodzakelijk?
  ii. Waaruit bestaan de verdere behandeling en hoe is de prognose?

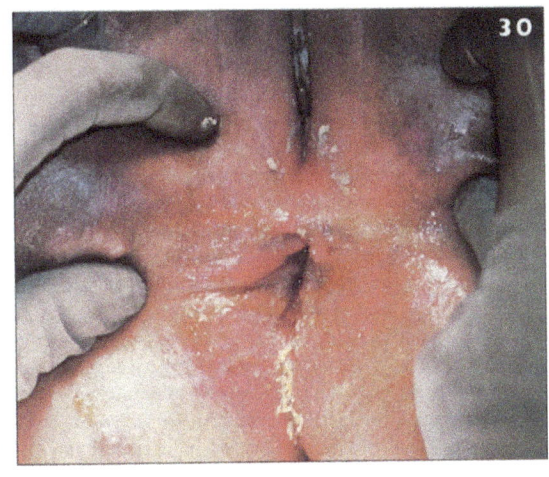

30 Een 8 jaar oud meisje wordt op de SEH gezien vanwege buikpijn en pijn bij de ontlasting. Zij liet vanwege de pijn geen compleet genitaal of anaal onderzoek toe. Het meisje ontkende misbruik, maar gezien haar klacht en gebrek aan medewerking met het lichamelijk onderzoek werd seksueel misbruik vermoed en werd een melding gedaan bij het AMK. Bij onderzoek onder algehele narcose werd een groot perianaal abces gevonden, omgeven door sterk ontstoken weefsel **(30)**. Biopten van het weefsel leverden de diagnose.
  i. Wat is de oorzaak van haar ziekte?
  ii. Met welke extra-intestinale symptomen kan deze aandoening zich presenteren?

ANTWOORDEN

29 **i.** Met intraorale röntgenfoto's kan de omvang van de beschadiging worden vastgesteld worden nagegaan of laesie zich beperkt tot een coronafractuur. Wortelfracturen zouden mogelijk moeten leiden tot extractie. Als alleen de kroon is gebroken, moet de blootliggende pulpa onder plaatselijke verdoving volledig worden verwijderd en moet er over het breukvlak een pijnstillende gel worden aangebracht.
ii. De tandarts van de patiënt moet de tanden tot de wortel vullen en de kroon restaureren. Bij succesvolle eerste behandeling is de prognose uitstekend.

30 **i.** Dit kind heeft perianale ziekte van Crohn, een chronische inflammatoire darmaandoening van onbekende etiologie. Allerlei genitale en anale aandoeningen kunnen zich voordoen als gevolgen van seksueel misbruik. Hoewel bij kinderen met genitale of anale klachten zeker ook aan de mogelijkheid van seksueel misbruik moet worden gedacht, moet altijd een zorgvuldige differentiaaldiagnose worden opgesteld. Er bestaan weinig bevindingen die diagnostisch zijn voor seksueel misbruik. Bij de diagnose speelt de verklaring van het kind meestal een belangrijke rol. Gezien het ontbreken van anamnestische aanwijzingen voor misbruik van het kind, zou men in dit geval het medisch onderzoek beter hebben kunnen afronden alvorens een melding te doen bij het AMK. Naast de ziekte van Crohn kunnen ook infecties met vooral atypische mycobacteriën en immunologische aandoeningen dergelijke beelden veroorzaken.
ii. Ten tijde van de diagnose staan bij de ziekte van Crohn de maag-darmklachten meestal op de voorgrond. In 25-30% van de gevallen zijn er echter ook extra-intestinale manifestaties aanwezig en deze kunnen de presenterende klacht vormen. Vrijwel elk orgaansysteem kan betrokken zijn, maar huid, gewrichten, botten, lever en ogen zijn het vaakst aangetast. Soms zijn er ook algemene symptomen, zoals koorts, groeiachterstand, gewichtsverlies en lethargie.
Erythema nodosum is de meest voorkomende huidmanifestatie; deze wordt vooral gezien bij actieve ziekte en gelijktijdig met artritis. De oogafwijkingen omvatten uveïtis, scleritis en episcleritis als complicaties van de ziekte van Crohn en verhoogde intraoculaire druk en staar als complicatie van de behandeling met hoge doses corticosteroïden.
De gewrichtsproblemen kennen een perifere vorm, waarbij heup, knieën en enkels zijn aangedaan, en een axiale vorm, die zich uit als sacroiliïtis of spondylitis ankylopoetica. Verder kunnen zich botproblemen voordoen, waaronder osteopenie, vaak al aanwezig bij diagnose als gevolg van de verminderde eetlust met lage inname van calcium en vitamine D, malabsorptie en bedrust. Ze kunnen tevens het gevolg zijn van de corticosteroïdbehandeling.
Chronische leverziekte (chronisch actieve hepatitis en scleroserende cholangitis) komt bij ongeveer 1% van de patiënten voor en kan leiden tot levercirrose en leverinsufficiëntie. Abnormale stijging van de leverenzymen wordt echter vaker gezien, vooral tijdens actieve ziekte en als bijwerking van de medicatie (sulfasalazine, azathioprine) en van parenterale hyperalimentatie.
Gezien de uiteenlopende presentatievormen van de ziekte van Crohn moet veel aandacht worden besteed aan anamnese en lichamelijk onderzoek. Bij oriënterend onderzoek kunnen anemie, een hoge BSE, hypoalbuminemie en trombocytose worden gevonden. Het diagnostische onderzoek omvat endoscopie van de bovenste en onderste tractus digestivus met multipele biopsieën, aangevuld met beeldvormend onderzoek van de dunne darm.

VRAGEN

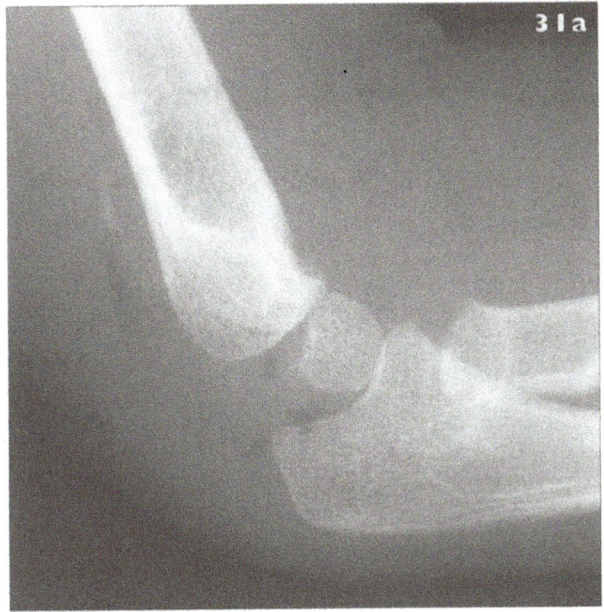

31 Een 4 jaar oud meisje is eerder op de dag uit bed gevallen en heeft haar elleboog bezeerd. Welke afwijking ziet u op de röntgenfoto **(31a)**? Wat is het belang daarvan?

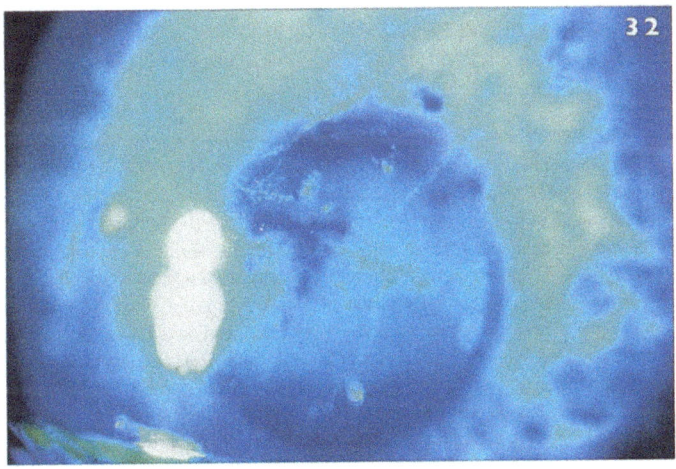

32 Op deze foto is een lineaire cornealaesie zichtbaar, gekleurd met fluoresceïne **(32)**. Wat is de meest waarschijnlijke locatie van het corpus alienum?

ANTWOORDEN

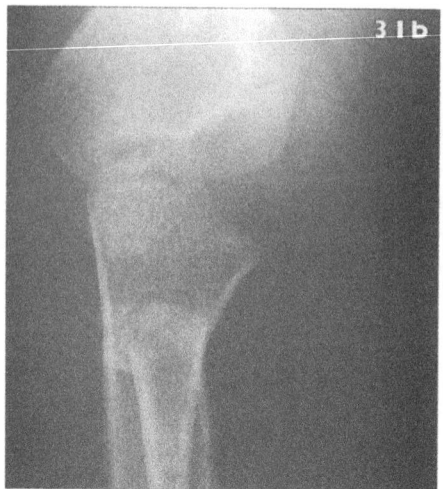 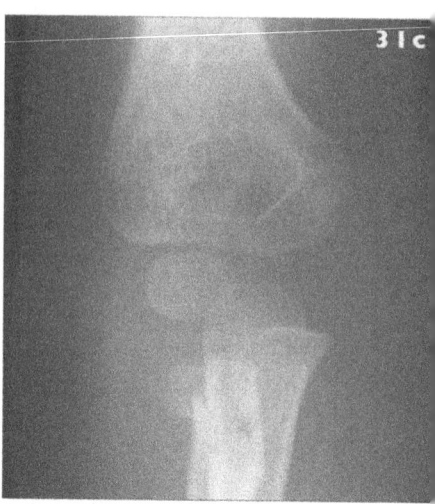

31 Er is sprake van een radiushalsfractuur met een positief 'fat-pad sign'.
In de normale elleboog bevinden zich vetkussentjes in de fossa coronoidea en de fossa olecrani. Als deze worden verplaatst door vochtophoping in het gewricht, zijn ze als donkere 'bollende zeilen' zichtbaar op de laterale opname. De radiolucentie van vet is immers hoger dan die van de omliggende weke delen. Het voorste vetkussentje is soms te zien in de normale elleboog (de fossa coronoidea is vrij ondiep). Elevatie van het achterste vet is altijd abnormaal. Bij een pijnlijke elleboog met een trauma in de anamnese duidt het 'fat pad sign' meestal op een onderliggende haemarthros, die weer duidt op een onderliggende fractuur. In dit geval werd op de aanvankelijke laterale en schuine opnamen geen fractuur gezien **(31a, b)**. Net als hier, is er vaak sprake van een occulte fractuur van de radiushals, die zichtbaar wordt op een goed ingeschoten anteroposterieure röntgenfoto **(31c)**.

32 Het vreemd lichaam zit subtarsaal. Door het knipperen is het onder het bovenooglid terechtgekomen. Corpora aliena kunnen multipele lineaire beschadigingen van de cornea veroorzaken. Inspectie van fornices en subtarsale gebieden is onderdeel van het routineonderzoek; daarvoor keert men de oogleden binnenstebuiten.
De meeste vreemde lichamen kunnen worden verwijderd door irrigatie of voorzichtig afvegen met een nat wattenstaafje, indien nodig onder lokale anesthesie. Een oppervlakkig op de cornea vastzittend vreemd lichaam wordt onder lokale of algehele anesthesie verwijderd, maar gezien de gebrekkige medewerking van het kind wordt dit liefst door een oogarts gedaan. Men moet niet proberen om zo een diep zittend vreemd lichaam te verwijderen. Het oog moet eerste zorgvuldig worden onderzocht onder vergroting (idealiter met gebruikmaking van een spleetlamp) om mogelijke perforatie vast te stellen, waarna het vreemd lichaam onder algehele anesthesie kan worden verwijderd. Na verwijdering wordt antibiotische zalf aangebracht tot de cornea is gere-epithelialiseerd.

VRAGEN

33 Een zuigeling van 9 maanden werd gepresenteerd met 6 dagen bestaande koorts en een morbilliforme uitslag die inmiddels weer afnam. Het meisje was prikkelbaar en weerde lichamelijk contact af. De huisarts had vier dagen eerder erytromycine voorgeschreven, maar zonder resultaat.
i. Wat valt u op (**33a**)?
ii. Noem vijf belangrijke mogelijke oorzaken.
iii. Beschrijf het klinische verloop van de aandoening.

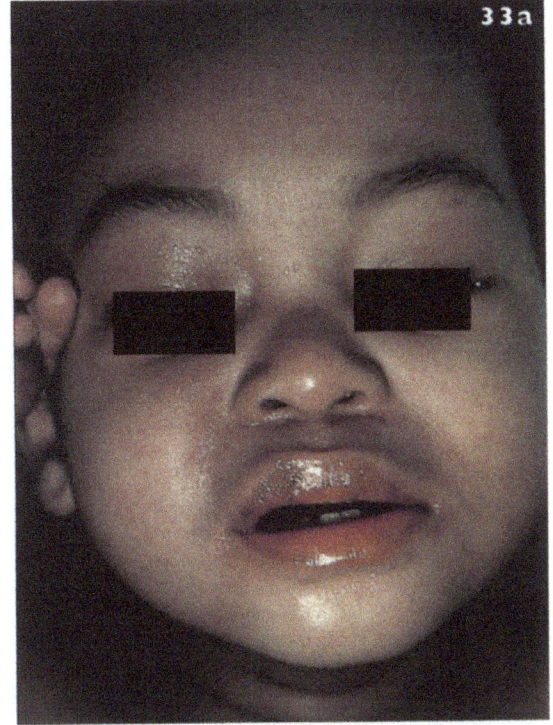

34 Een 10 jaar oude jongen hoorde het geluid van een schot toen hij buiten speelde. Hij bemerkte vervolgens dat zijn broek nat was en dat hij bloedde. De peniswond wordt hier getoond (**34**). Welke onderzoek is nodig?

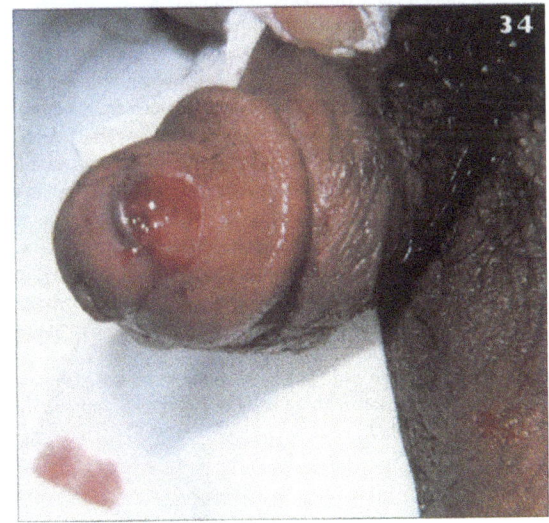

ANTWOORDEN

33 **i.** Het kind heeft rode, opgezwollen lippen en maakt een toxisch-zieke indruk.
ii. De differentiaaldiagnose omvat onder meer de ziekte van Kawasaki, roodvonk, stafylokokken-toxischeshocksyndroom, de ziekte van Still (juveniele idiopatische artritis), de ziekte van Pfeiffer (klierkoorts, mononucleosis infectiosa) en mazelen.
iii. Het kind heeft de ziekte van Kawasaki. De etiologie is onbekend, maar mogelijk is er een associatie met een voorgaande virale infectie, waarbij de immunologische respons niet lijkt uit te doven. De eerste week wordt gekenmerkt door wisselende koorts (die tot 30 dagen kan aanhouden), geïnjecteerde conjunctivae en roodheid van orofarynx, tong en lippen zonder ulcera. De handpalmen en voetzolen kunnen rood verkleuren en er kan non-pitting oedeem optreden. Tot 50% van de kinderen krijgt een asymmetrische cervicale lymfadenopathie **(33b)**. In de tweede ziekteweek treedt vaak artralgie op en kunnen vingers en tenen stijf en gezwollen zijn **(33c)**, waardoor het kind voorwerpen moeilijk kan vastpakken. In de tweede en derde week beginnen eerst vingers en tenen en later handpalmen en voetzolen af te schilferen. Soms laten de vingernagels los. Het laboratoriumonderzoek toont een kenmerkende granulocytose na de eerste dagen, gevolgd door snel toenemende trombocytose. De BSE is meestal verhoogd. Er is een positieve relatie tussen een zeer hoog trombocytengetal en cardiovasculaire problemen. Cardiovasculaire complicaties, zoals pericarditis, myocarditis en aneurysmata van de aa. coronariae, doen zich voor in tot 20% van de onbehandelde gevallen. Ook in perifere arteriën kunnen aneurysmata ontstaan, zoals bij de baby in **33d** bij wie na 28 dagen schommelende koorts kloppende gezwellen in de oksel ontstonden.

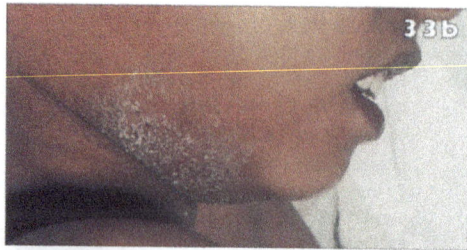
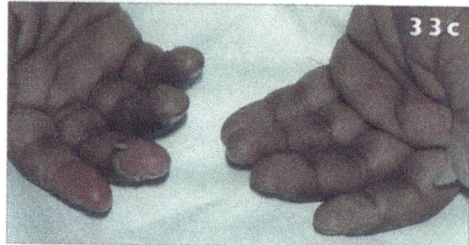
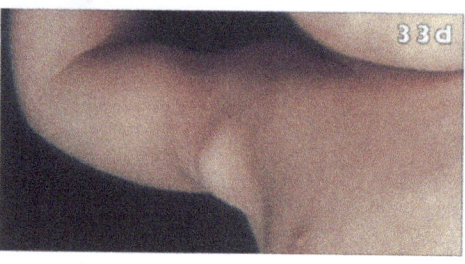

Deze complicaties kunnen bij de meeste patiënten worden voorkomen als binnen 10 dagen na het begin van de ziekte gedurende 4 dagen gammaglobuline i.v. wordt toegediend. De koorts reageert meestal binnen 48 uur op acetylsalicylzuur in hoge dosering. De behandeling wordt voortgezet met acetylsalicylzuur in lage dosering tot het trombocytengetal genormaliseerd is en tot echocardiografie na 6-8 weken de afwezigheid van cardiale complicaties heeft getoond.

34 Er is een open peniswond. Eenzelfde wond was zichtbaar op de uittreeplaats en op de dij bevond zich een schaafwond. Op korte termijn moet urethrografie plaatsvinden ter bepaling van de schade aan de urethra.

VRAGEN

35 Een 6 maanden oud Caribisch meisje van Afrikaanse afkomst werd op de SEH gezien met een sinds twee 2 weken bestaande progressieve gezichtszwelling, drukpijnlijke kaak en pijn boven haar linker sleutelbeen.
i. Wat ziet u op de röntgenfoto **(35)**?
ii. Kunt u een differentiaaldiagnose opstellen?

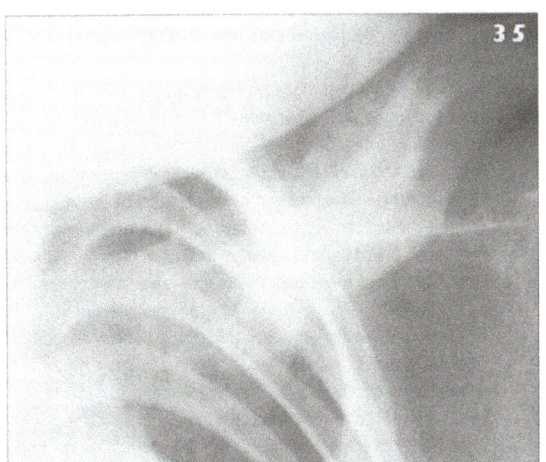

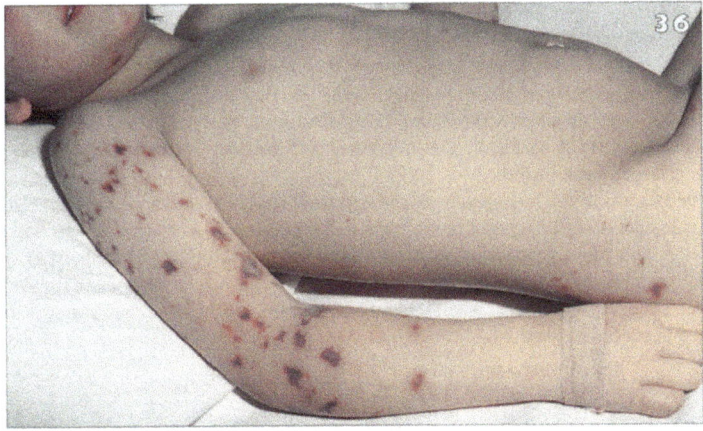

36 Dit meisje, de oudste van drie zusjes, werd met een door de ouders gebelde ambulance naar de SEH gebracht **(36)**. Ze was de voorgaande dag verkouden, maar wilde per se naar het partijtje van haar vriendinnetje. Vier uur voor aankomst in het ziekenhuis voelde ze heet aan, klaagde over hoofdpijn, braakte tweemaal en werd suf. Het ambulanceteam meldde dat ze niet wekbaar was en onderweg een convulsie had gehad.
i. Hoe luidt de waarschijnlijkheidsdiagnose?
ii. Er werd besloten met spoed een lumbale punctie uit te voeren. Beschrijf het onderzoek en de eerste therapeutische acties.

ANTWOORDEN

35 **i.** Er is een georganiseerde reactie waarneembaar aan beide kanten van de kaak en rond het linkersleutelbeen.
ii. Deze bevindingen passen bij infantiele corticale hyperostose of ziekte van Caffey-Silverman. Dit is een benigne, zelfbeperkende inflammatoire aandoening van onbekende oorzaak die zich vóór de leeftijd van 6 maanden presenteert met prikkelbaarheid, koorts en een niet-etterige pijnlijke zwelling. Deze kan in elk bot optreden, maar in 50% van de gevallen betreft het mandibula en claviculae.
De differentiaaldiagnose omvat chronische osteomyelitis en tumoren, met name sarcomata. Chronische osteomyelitis presenteert zich niet vaak op deze wijze en geeft ook meestal geen symmetrische afwijkingen. Tumoren tasten zelden tegelijk de kaak en het sleutelbeen aan en de periostale reactie is hier goed afgrensbaar, wat niet past bij een sarcoom.

36 **i.** De combinatie van purpura, hoge koorts en convulsies wijst op een meningokokkensepsis gecompliceerd door meningitis. Bacteriële meningitis is in essentie een kinderziekte; 75% van alle gevallen doet zich voor bij kinderen onder 15 jaar. Kinderen vertonen zelden de klassieke tekenen van nekstijfheid en fotofobie. Ook meningitis door pneumokokken of Haemophilus influenzae type b kan met petechiën of purpura gepaard gaan, maar tegen beide micro-organismen worden kinderen tegenwoordig gevaccineerd.
ii. Het initiële beleid verloopt volgens de reanimatierichtlijnen ABC. Maak de luchtwegen (A) vrij en ondersteun ademhaling (B) en circulatie (C). Als het niet lukt om een intraveneuze toegangsweg te verkrijgen, moet een intraossale naald worden ingebracht. Na afname van bloed en liquor voor diagnostiek moet zo snel mogelijk met intraveneuze antibiotische behandeling (ceftriaxon) worden begonnen. Naast bloed- en liquorkweken omvat de diagnostiek volledig bloedbeeld, glucose, totaal eiwit, ureum en elektrolyten, calcium, gasanalyse en stollingsonderzoek in het bloed en glucose en eiwit in de liquor. Verder worden de convulsies bestreden en wordt een eventuele hypoglykemie gecorrigeerd.
De symptomen wijzen hier op verhoogde intracranële druk door cerebraal oedeem. Een liquorpunctie is in deze acute fase gecontra-indiceerd wegens gevaar voor inklemming. Met een CT-scan kan meestal de mate van oedeem goed worden vastgelegd. Dit vertraagt de diagnostiek, maar in zo'n geval kan beter de veilige weg worden gekozen door de lumbale punctie uit te stellen tot het kind in een stabielere conditie is, meestal binnen 24 uur. Met cefotaxim worden alle potentiële verwekkers afdoende behandeld.

VRAGEN

37 Kalkverbranding veroorzaakt hier een wazig beeld van de cornea (37). 'Verbranding door zuur is meestal ernstiger dan verbranding door alkali'. Bespreek de juistheid van deze bewering.

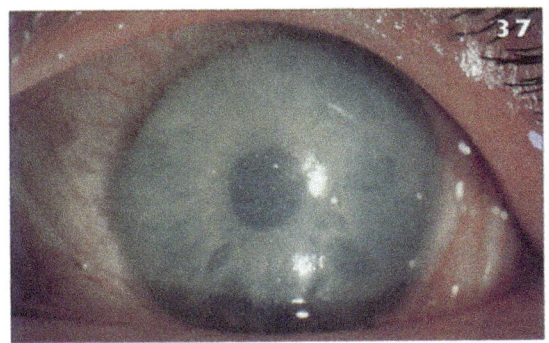

38 Dit kind sprong van het bed met een biljartkeu in de mond (38). Welk behandeling stelt u voor in de acute fase?

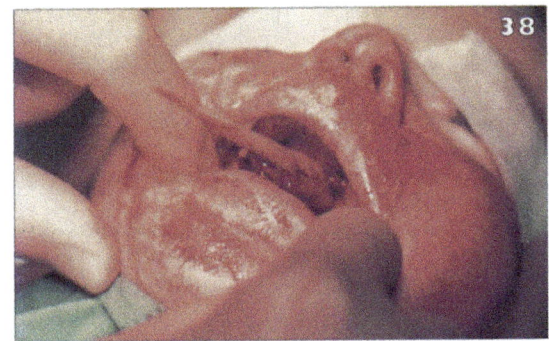

39 Een 9-jarig meisje werd gezien wegens hoofdpijn en plotseling optredende linkszijdige parese, die ongeveer 2 uur duurde. Bij presentatie op de SEH is het neurologisch onderzoek normaal. Haar CT-scan wordt hier getoond (39).
i. Hoe luidt de differentiaaldiagnose?
ii. Welke afwijking is er op de CT-scan te zien en welk onderzoek voert verder u uit?
iii. Welke actie onderneemt u op de SEH?

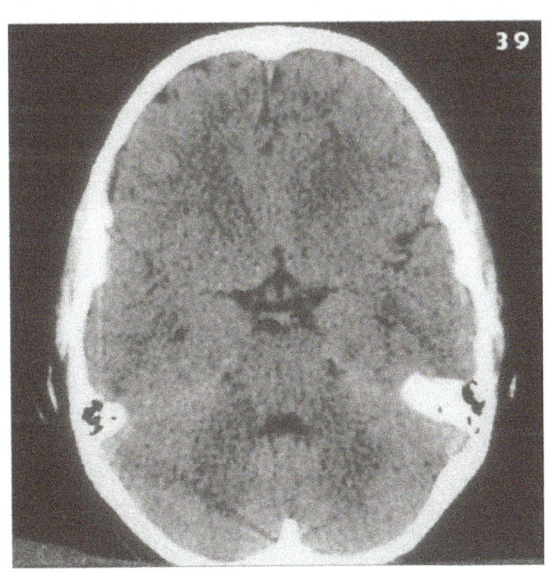

ANTWOORDEN

37 Onjuist. Alkalische stoffen zijn vetoplosbaar en penetreren het oog snel. Het effect houdt lang aan doordat ze in de weefsels worden vastgehouden. Ze veroorzaken schade aan andere structuren in de voorste oogkamer, zoals iris, lens en corpus ciliare. Zuurverwondingen blijven, met uitzondering van die door fluorwaterstof, meestal beperkt tot het contactoppervlak. Door de weefselcoagulatie die daarbij optreedt, wordt een barrière gevormd tegen verdere penetratie.
De belangrijkste acute maatregel bij chemisch letsel is overvloedige irrigatie met fysiologischzoutoplossing. Hiermee gaat men door tot de pH van de traanfilm weer neutraal is. Dit kan men nagaan met lakmoespapier of een urineteststrook. Eventuele partikeltjes moeten worden verwijderd onder lokale en bij onvoldoende medewerking algehele anesthesie.

38 Het belangrijkste in dit geval is de bescherming van de luchtwegen tegen obstructie door bloeding. Eventueel is uitzuigen nodig en het kind moet in de stabiele zijligging worden geplaatst als er aanwijzingen zijn voor belemmering van de ademhaling. Anesthesist en kno-arts worden direct in consult gevraagd.
De risico's van dit soort trauma omvatten perforatie van het gehemelte en schedelbasisfractuur. In dit geval werd de biljartkeu zonder problemen onder algehele anesthesie verwijderd.

39 i. De differentiaaldiagnose bestaat uit:

- Migraine met hemiplegie (aangezien de symptomen gepaard gaan met hoofdpijn en nu bijna volledig zijn verdwenen).
- Parese van Todd na een convulsie (die overigens niet is waargenomen).
- Cerebrale arterioveneuze malformatie of aneurysma met een geringe bloeding. Dat is onwaarschijnlijk aangezien de symptomen snel zijn verdwenen en de CT-scan normaal is.
- Acute hemiplegie van de kindertijd, een diagnose per exclusionem.
- Andere mogelijke oorzaken zijn encefalitis, hemoglobinopathie (bijv. sikkelcelziekte) en vasculitis (bijv. lupus erythematodes disseminatus). Meestal verdwijnen deze niet zo snel.

ii. De CT-scan toont geen afwijkingen. Als zich een convulsie had voorgedaan, zou een EEG nuttig zijn, maar als regel is geen verder onderzoek nodig.
iii. De diagnose migraine werd gesteld. Aangezien de symptomen waren verdwenen, bestond de behandeling uit geruststelling en uitleg,. De verdere begeleiding kan worden overgedragen aan de behandelend arts. Propranolol en pizotifeen kunnen profylactische waarde hebben bij frequente of ernstige aanvallen. Gewoonlijk zijn uitleg en geruststelling voldoende.

VRAGEN

40 i. Welke afwijkingen ziet u op deze röntgenfoto (**40a**)?
ii. Wat moet verder nog gebeuren? Welke late complicaties kent deze aandoening?

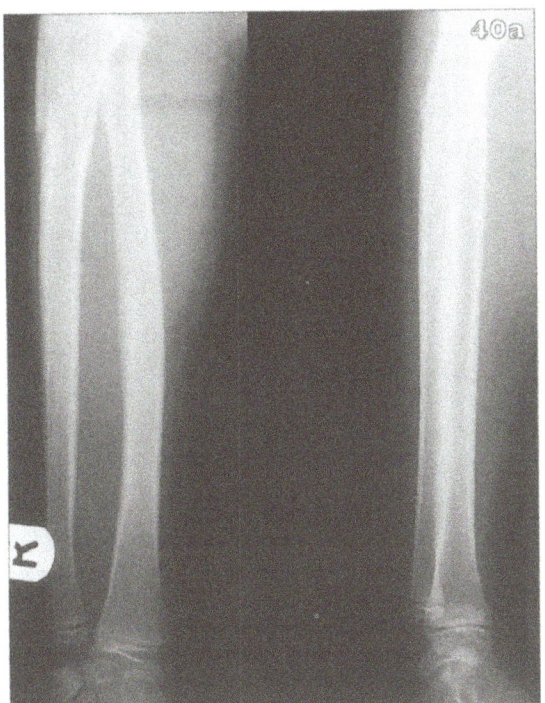

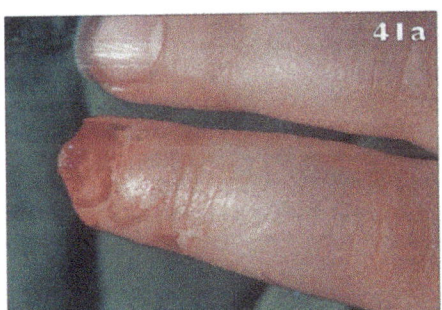

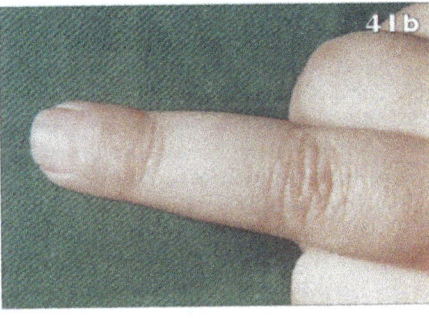

41 Een kind kwam met de vinger tussen de deur. De laesie staat afgebeeld op **41a** en dezelfde vinger 12 weken later na behandeling op **41b**. Beschrijf wat u ziet. Welk behandeling zou u in dit geval kiezen?

ANTWOORDEN

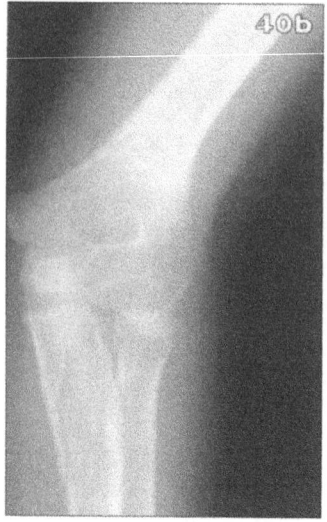 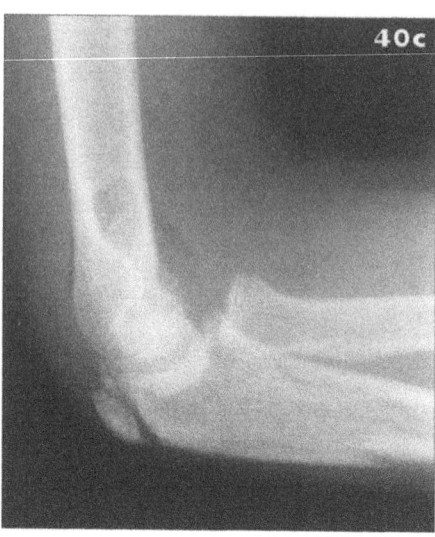

40 **i.** Dit is een schachtfractuur van de proximale ulna met hoekstand en luxatie van de radialiskop (monteggiafractuur).
ii. Er moeten röntgenfoto's worden vervaardigd van beide gewrichten aan weerszijden van de ulna, maar het moeten wel goede anteroposterieure en laterale projecties zijn (**40b,c**). In dit geval werd de ulnafractuur wel gezien, maar omdat er geen goede laterale röntgenfoto van de elleboog is gemaakt, werd de dislocatie van de radiuskop gemist, met stijfheid als gevolg.
Let op bij schijnbaar geïsoleerde fracturen van ulna en radius!

41 Dit kind is het vingertopje kwijt. Het bot van de distale falanx is net zichtbaar, maar het weefselverlies beperkt zich tot distaal van het nagelbed.
Bij dit soort vingertopletsel, met weinig of geen expositie van het bot, biedt conservatieve behandeling de beste kans op een goed cosmetisch en functioneel herstel. Na grondige reiniging en debridement van niet-vitaal weefsel, leidt een wekelijks verband met een met antisepticum geïmpregneerd paraffinegaasje tot genezing met regeneratie en remodellering. Ouders en kind behoeven een zorgvuldige uitleg, waarbij zo mogelijk foto's worden getoond van een vergelijkbaar geval ter demonstratie van de goede prognose. Na de aanvankelijke schrik vragen de ouders vaak om plastische chirurgie. Dat is zelden nodig.
Profylactische antibiotische therapie is nodig als na verbrijzeling van de vingertop bot blootligt of als de wond gepaard gaat met een fractuur van de distale falanx. Osteomyelitis is namelijk een complicatie van deze aandoening.
Als er een aanzienlijke hoeveelheid bot blootligt, is verwijzing naar een chirurg nodig.

VRAGEN

42 Een 3 maanden oud jongetje kwam op de SEH omdat hij sinds 3 dagen ziek was, slecht dronk en sporadisch voeding spuugde. Volgens de ouders had hij verhoging. Bij onderzoek van de buik was van beide nieren de onderpool voelbaar, evenals de blaas. Er waren geen symptomen specifiek voor de tractus urogenitalis, zoals dysurie en plassen zonder straal. De urinekweek bevestigde de aanwezigheid van een infectie en bij echografie werd later bilaterale hydronefrose gevonden met hydro-ureteren. De mictiecystografie is afgebeeld **(42)**.

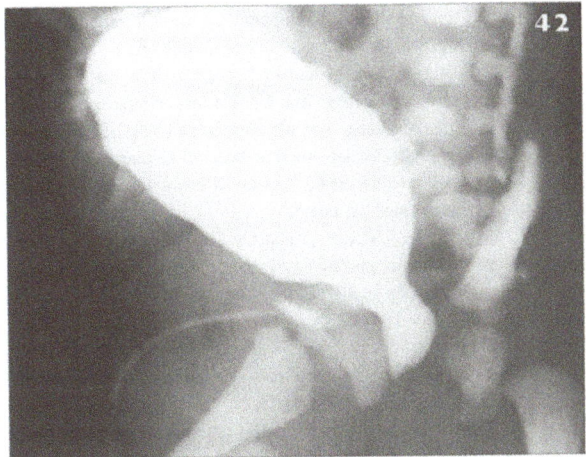

i. Hoe luidt de diagnose?
ii. Zijn de afwezigheid van dysurie en plasproblemen verrassend?

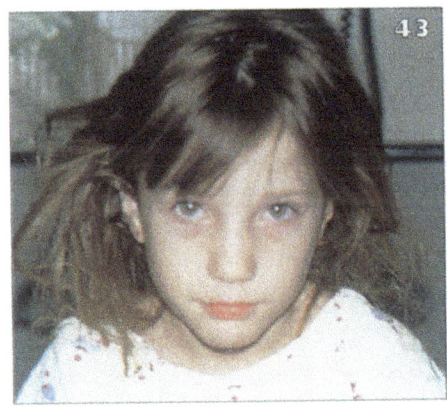

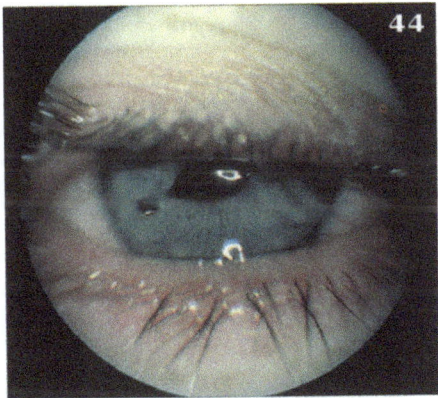

43 Dit kind is 3 uur geleden gevallen van 2,5 m hoogte **(43)**.
i. Op welke gevolgen moet u bedacht zijn?
ii. Welke andere bevindingen zijn daarvoor suggestief?

44 Wat toont deze foto **(44)**? Welke soort oogdruppels mogen bij dit letsel niet worden gebruikt en waarom niet?

45

ANTWOORDEN

42
i. Dit kind heeft urethrakleppen. De typisch verwijde urethra posterior loopt door tot het pars membranacea en eindigt daar in een gladde boog.
ii. Posterieure urethrakleppen kunnen zich al op zuigelingenleeftijd met een urineweginfectie presenteren. De klachten zijn meestal aspecifiek. Sedimentsonderzoek en een urinekweek moeten dan ook deel uitmaken van het onderzoek van jonge zuigelingen met aspecifieke klachten. Dysurie is in deze leeftijdsgroep een ongebruikelijke bevinding bij urineweginfecties en komt vaker voor in samenhang met perineale laesies. Urethrakleppen kunnen een slechte urinestraal veroorzaken, maar wordt zelden genoemd.

Dankzij de kwaliteit van antenatale echografie wordt de diagnose vaak gesteld in het kader van de follow-up van antenataal vastgestelde hydronefrose. Dit kind moet worden opgenomen voor volledig onderzoek en snelle behandeling van de obstructieve uropathie.

43
i. U moet er rekening mee houden dat dit kind een schedelbasisfractuur kan hebben opgelopen. Dit kind heeft een brilhematoom, veroorzaakt door de verplaatsing van bloed van de laesie naar het losmazige periorbitale weefsel.
ii. Andere bevindingen bij patiënten met een schedelbasisfractuur zijn bloed bij de processus mastoideus (teken van Battle) en het verschijnen van bloed of liquor uit gehoorgang of neus. Dit soort ongelukken kan gepaard gaan met halsverveltrauma; daaraan moet worden gedacht bij de behandeling van deze patiënt.

De meeste centra nemen alle kinderen met een schedelbasisfractuur op. Recent is gebleken dat goed geselecteerde patiënten met een schedelbasisfractuur kunnen worden ontslagen met afspraken over adequate observatie thuis. De aanwezigheid van neurologische afwijkingen en liquorlekkage zijn echter absolute opname-indicaties.

44 Op de foto is een corneaperforatie te zien met irisprolaps.
Als irisweefsel is geïncarcereerd in een corneaperforatie met een onregelmatige pupil, mogen er geen oogdruppels worden toegediend. Mydriatica verwijden de pupil met retractie van het uitgezakte irisweefsel als gevolg. Dit kan toename geven van de lekkage van kamerwater, met verdere schade aan de intraoculaire structuren. De oogleden moeten voorzichtig worden geopend zonder druk uit te oefenen op de ogen, want dat zou de prolaps van de oogbolinhoud via de perforatie kunnen doen toenemen. Als een kind niet meewerkt, is het veiliger om het oog met een kunststof schild te beschermen en onderzoek onder algehele anesthesie uit te voeren. Vroegtijdige verwijzing naar een oogarts is essentieel.

VRAGEN

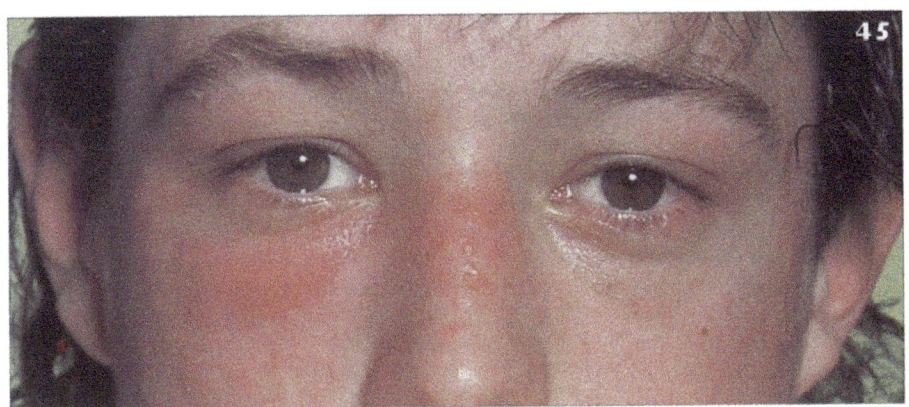

45 Deze jongen heeft 2 dagen na het zonnebaden een uitslag onder zijn rechteroog ontwikkeld **(45)**. Het is de derde keer dat hij deze uitslag op deze plaats heeft. Wat is er aan de hand? Wat is het te verwachten beloop?

46 Een adolescent is tijdens het voetballen met zijn pink aan het shirt van een tegenstander blijven hangen. Dit is de röntgenfoto **(46)**.
i. Hoe luidt de diagnose?
ii. Hoe behandelt u dit letsel?

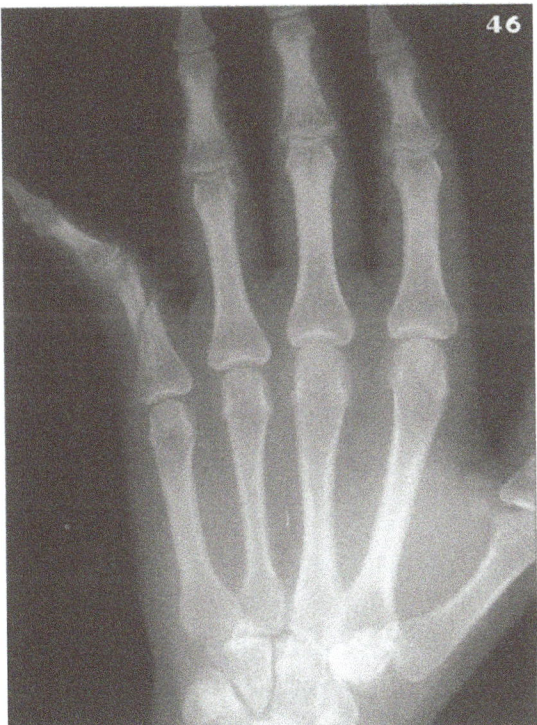

ANTWOORDEN

45 De patiënt heeft recidiverende herpes simplex.
Het herpessimplexvirus is een DNA-virus. Er zijn twee stammen, Herpesvirus hominis type 1 en type 2. Type 2 is primair een seksueel overdraagbare aandoening bij volwassenen.
De primaire infectie met het type 1-virus bij kinderen kan subklinisch verlopen, maar kan zich bijvoorbeeld ook presenteren als herpetische gingivostomatitis of een lokale huidlaesie. Via direct contact zou ook het oog aangetast kunnen raken, met een cornea-ulcus als gevolg.
Na de primaire infectie kan het virus in een latente vorm in de weefsels aanwezig blijven. Het kan worden gereactiveerd door bepaalde niet-specifieke stimuli, zoals overmatige blootstelling aan zonlicht, koortsende ziekte, infecties van de bovenste luchtwegen en operaties. De recidiverende herpetische laesies presenteren als een verzameling papels die snel vesiculair worden, gewoonlijk op of nabij de primaire laesie, overal op huid, mondslijmvlies, conjunctivae of genitaliën. Later barsten ze open, er ontstaat een korst en ze verdwijnen. Hoewel de laesie binnen 7-10 dagen heelt, kunnen de betreffende stimuli voor recidieven zorgen. Deze treden na verloop van tijd minder frequent op.
De diagnose kan worden gesteld op het klinische beeld; met een viruskweek en eventueel een sneltest met behulp van immunofluorescentie kan de diagnose worden bevestigd.
Recidiverende herpesinfecties kunnen worden behandeld met aciclovir, waarmee dan bij de eerste prodromen (tinteling van de huid) moet worden begonnen.

46 **i.** Dit is een lateraal (ulnair) gedevieerde fractuur van de proximale falanx van de pink. Bij jonge kinderen met open groeischijven is dit vaak een epifysefractuur, salter-harristype 2. Bij dit oudere kind is het een schachtfractuur met dislocatie.
ii. Deze fractuur kan met gesloten repositie worden behandeld door flexie van het metacarpofalangeale gewricht en adductie van de proximale falanx. Vervolgens moet de vinger met de gewrichten erboven en eronder, samen met de derde en vierde vinger gedurende 2-4 weken met een spalk of gipsverband worden geïmmobiliseerd.

VRAGEN

47 Deze jongen werd op de SEH gezien met sinds 3 weken bestaande zwelling rond de ogen en toenemend gewicht **(47)**.
  i. Wat is de waarschijnlijkheidsdiagnose en welk onderzoek is nodig?
  ii. Bespreek de complicaties van de ziekte.
  iii. Waaruit bestaat de behandeling?

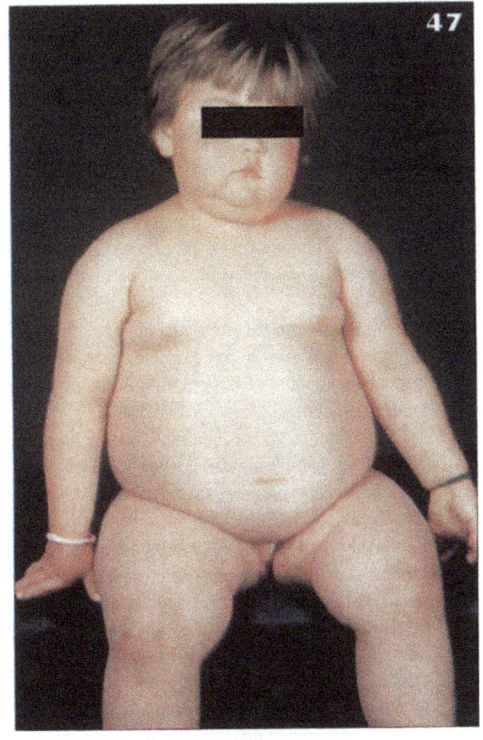

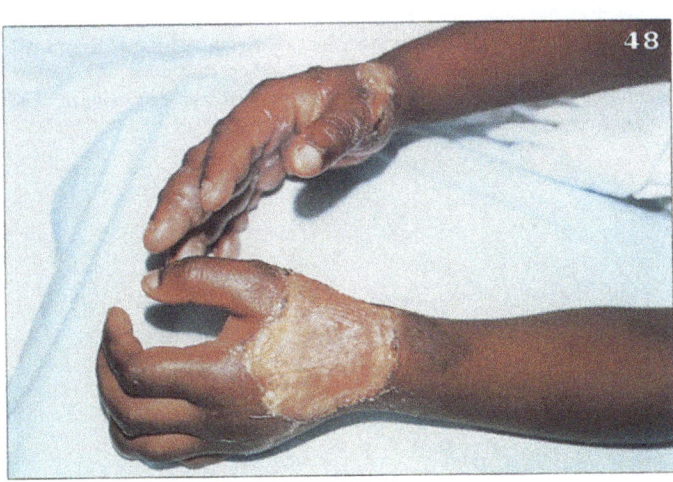

48 Dit kind liep deze brandwonden op aan zijn handen. **(48)**. Hoe moet hij worden behandeld?

ANTWOORDEN

47 i. Deze jongen heeft nefrotisch syndroom. Dit wordt gekenmerkt door proteïnurie (>3 g/1,73 m2 per dag), gegeneraliseerd oedeem, hypoalbuminemie (<25 g/l) en hypercholesterolemie (>11,6 mmol/l). De meest voorkomende oorzaak van nefrotisch syndroom bij kinderen is minimal change nefrotisch syndroom (MCNS).
ii. Complicaties zijn onder meer spontane bacteriële peritonitis (pneumokokken, Haemophilus influenzae, Escherichia coli), circulatoire insufficiëntie (koude extremiteiten, lange capillaire vullingstijd en orthostatische hypotensie), trombo-embolie en oedeem (pleura-exsudaat, ascites).
iii. De behandeling bestaat uit prednison in hoge dosis in combinatie met penicilline (als profylaxe tegen pneumokokkenperitonitis). Hoewel een prednisonkuur meestal leidt tot remissie, komen recidieven vaak voor, zodat de prednisontherapie kan moeten worden herhaald.

48 Hoewel verwondingen aan de handen zelden levensbedreigend zijn, kunnen zij aanzienlijke morbiditeit veroorzaken. De handfunctie is dermate verfijnd dat een klein litteken al langdurig problemen kan veroorzaken. Beoordeling en behandeling van brandwonden vereisen dan ook goede zorg en grote expertise.
Bij de anamnese vraagt men uit wat er gebeurd is. Verbranding door een heet bad of hete dranken veroorzaakt vaak (niet altijd) oppervlakkiger wonden dan verbranding door een strijkbout of vlam. Vergeet niet dat brandwonden door elektrische stroom er oppervlakkig kunnen uitzien, maar altijd diep zijn.
De diepte van de brandwond is bij een kind soms moeilijk te beoordelen. De ouders zijn van streek en het kind huilt en werkt niet mee. Een roze uiterlijk en pijn duiden op oppervlakkige brandwonden, terwijl een wit uiterlijk en afwezigheid van pijn duiden op een verbranding van alle huidlagen. Elke grotere brandwond van een kinderhand vereist directe pijnstilling, bedekking met een steriel verband en onmiddellijke verwijzing naar een SEH.
Kleine, oppervlakkige brandwonden kunnen eenvoudig worden behandeld met een niet-klevend wondverband, dat kan bestaan uit lagen van met paraffine geïmpregneerde gaasjes afgedekt met lagen absorberende gaasjes. Hoewel zo'n wondverband nogal dik kan zijn, wordt het door kinderen goed geaccepteerd; als het binnen 6 uur na het incident wordt aangebracht, heeft het een pijnstillend effect en is het infectiepercentage zeer laag. Jonge kinderen hebben slechts kort last van stijve gewrichten, zelfs wanneer dergelijke verbanden 2-3 weken worden gebruikt. Grotere tweedegraads brandwonden van de hand, zoals die op de foto, worden behandeld met een zilversulfadiazinecrèmeverband.

VRAGEN

i. Welke afwijking is zichtbaar op de röntgenfoto van deze 14-jarige jongen **(49)**?
ii. Wat is hier waarschijnlijk aan voorafgegaan? Waarom komt dit type trauma minder vaak voor bij jongere kinderen?

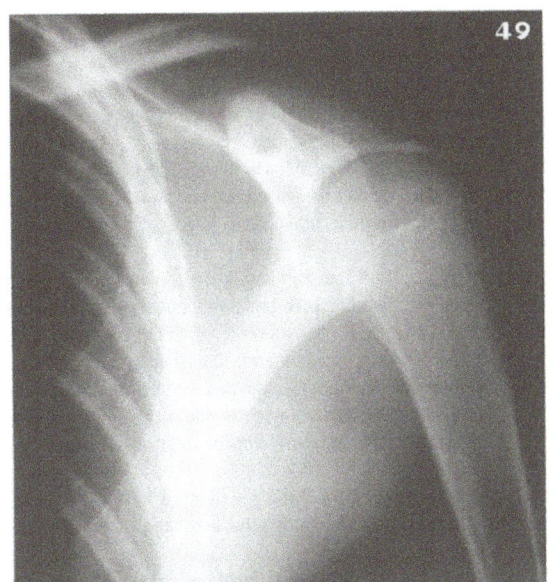

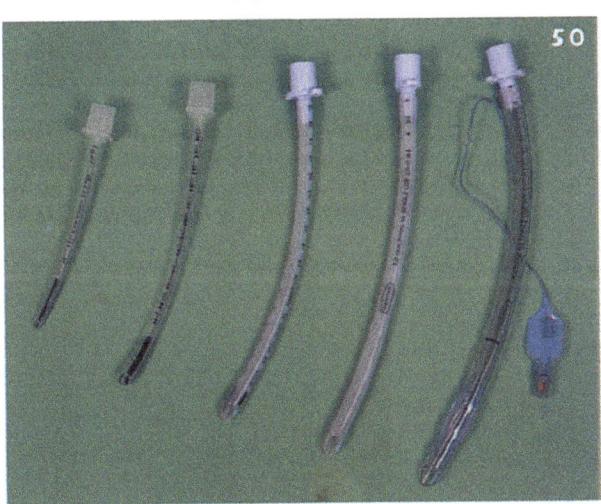

Een 2-jarige jongen is voorover liggend in de vijver van zijn grootouders gevonden. Hij ademde niet toen hij op de SEH werd binnengebracht, ondanks beademing met ballon en masker in de ambulance. Bij de intubatie kunt u kiezen uit deze endotracheale tubes **(50)**. Welke kiest u en waarom?

ANTWOORDEN

49 **i.** Bij dit kind is het acromioclaviculaire gewricht geluxeerd, zoals blijkt uit de wijde ruimte tussen de distale clavicula en het mediale deel van het acromion.
ii. Acromioclaviculaire luxatie doet zich meestal voor na een val op de schouder. Dit gebeurt minder vaak bij jonge kinderen, die eerder een metafysaire claviculafractuur zullen oplopen. Als de acromioclaviculaire banden zijn verstuikt, spreekt men van een eerstegraadsluxatie, zijn ze gescheurd, dan is de luxatie tweedegraads. Bij de behandeling kan meestal worden volstaan met immobilisatie met een mitella en een zwachtel. Bij derdegraadsluxaties vindt men tevens scheuren in het ligamentum coracoclaviculare. In dat geval is soms chirurgisch herstel nodig.

50 Endotracheale tubes zijn verkrijgbaar in vele soorten en maten, met en zonder manchet (cuff). Bij jonge kinderen ontstaat gemakkelijk oedeem in de luchtwegen tijdens intubatie. Tubes met manchet kunnen oedeem veroorzaken rond het cricoïd of in de trachea.
Kinderen zijn er in alle maten. Doorsnede en lengte van de tube moeten worden afgestemd op de grootte van het kind. Met een eenvoudige formule kan men berekenen welke tube voor een bepaald kind geschikt is. Het kan echter nodig zijn een kleinere tube te plaatsen, bijvoorbeeld als oedeem de luchtwegdiameter verkleint. De formules zijn:

- Binnenste diameter in mm = (leeftijd/4) + 4;
- Lengte van orale endotracheale tube in cm = (leeftijd/2) + 12.

Er zijn laryngoscopen met rechte en kromme bladen. Laryngoscopen met een recht blad kunnen worden gebruikt om de epiglottis op te heffen, zodat deze het zicht op de stembanden niet belemmert, of vlak voor de epiglottis in de vallecula worden geplaatst. Deze worden meestal gebruikt bij zuigelingen, soms ook bij kinderen tot 5 jaar oud. Bij oudere kinderen wordt de krombladige laryngoscoop gebruikt. Deze wordt in de vallecula geplaatst en veroorzaakt dus minder prikkeling, met minder risico op laryngospasme.
Het dwarsprofiel van het laryngoscoopblad is bedoeld om de tong naar links te houden en zo te voorkomen dat deze het zicht op de luchtweg belemmert. Onervaren artsen hebben soms moeite om de tong onder controle te houden; oefening op een patiënt onder narcose of op een model is belangrijk. Een kind kan eventueel wel worden geïntubeerd met een laryngoscoop die een te groot blad heeft, maar niet met een te klein blad.
In dit geval kan de arts dus een laryngoscoop kiezen met een recht of een krom blad en een rechte endotracheale tube met een binnendiameter van 4,5 mm, die over een lengte van 13 cm wordt ingebracht.

VRAGEN

51 Een meisje kwam op de SEH met pijn in haar arm. In de voorgaande twee dagen was deze uitslag ontstaan **(51)**.
i. Beschrijf wat u ziet en geeft de waarschijnlijkheidsdiagnose.
ii. Waarom moet u het hele kind grondig lichamelijk onderzoeken?

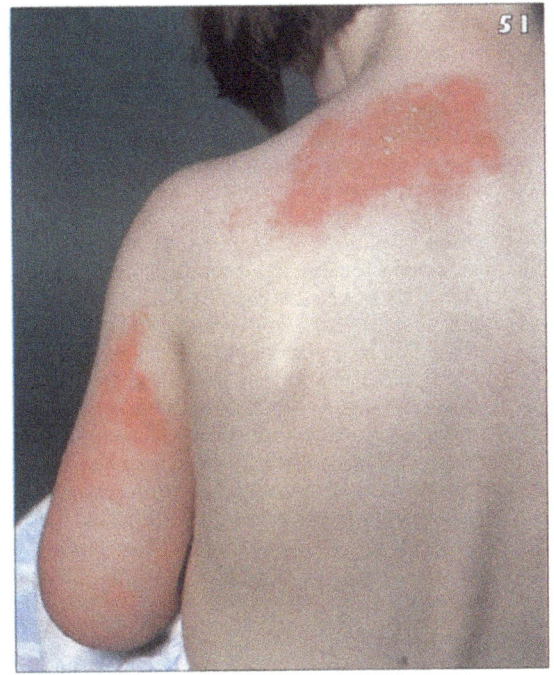

52 Een kind is met een voetbal in het oog geraakt. Beschrijf wat u ziet **(52)** en geef aan waarom het nodig is om bij deze patiënt de pupil te verwijden.

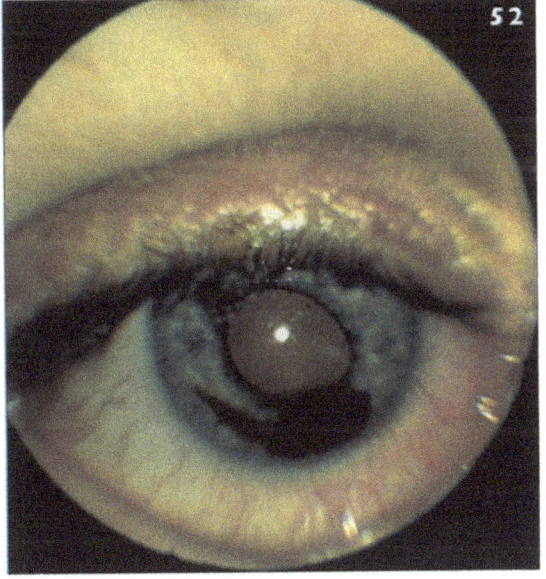

ANTWOORDEN

51 i. Deze patiënt heeft herpes zoster, veroorzaakt door het varicellazostervirus. Bij gezonde kinderen veroorzaakt primaire infectie met het virus waterpokken, terwijl secundaire infectie zich manifesteert als herpes zoster (gordelroos). Soms is de primaire infectie subklinisch. Na de primaire infectie blijft het virus latent aanwezig in de sensorische dorsale ganglia van het ruggenmerg en de hersenen. Het kan later worden geactiveerd, hetzij door lokale factoren, hetzij tijdens verminderde afweer, zoals bij chronische ziekte en gebruik van immunosuppressiva.

Herpes zoster kan zich presenteren met milde algemene symptomen en jeuk, brandend gevoel of pijn in een dermatoom, meestal op hoofd, hals of romp. Na enkele dagen verschijnt de uitslag als groepjes maculae, die zich tot papels en vervolgens vesikels ontwikkelen. Deze vervloeien en worden uiteindelijk groter dan waterpokken. Als ze breken, vormt het vesikelvocht een goudkleurige korst. Onder deze korst is de huid geülcereerd; hierin kunnen zich bacteriële superinfecties voordoen. Genezing gaat gepaard met desquamatie van het aangetaste gebied.

Behandeling bestaat in principe uit ondersteunende maatregelen, zoals bij waterpokken. Bij immunosuppressieve kinderen en kinderen met (zeldzame) gegeneraliseerde herpes zoster kan parenterale toediening van (val)aciclovir levensreddend zijn.

Na genezing kunnen irritatie en (zelden) neuralgie enkele maanden aanhouden. De toediening van corticosteroïden om het risico van postherpetische neuralgie te verlagen, is bij kinderen niet effectief gebleken.

ii. Aandoeningen als leukemie kunnen zich bij kinderen presenteren met herpes zoster. Dit meisje moet dus volledig worden onderzocht en er moet in elk geval een volledig bloedbeeld worden gedaan.

52 De dia toont een traumatisch hyphaema, secundair aan het stompe trauma. De oorzaak van deze bloeding in de voorste oogkamer is laesie van de fijne capillairen in iris en/of ciliair lichaam. De oorzaak kan een scheur in de irissfincter of aan de voorzijde van het ciliair lichaam zijn. Verwijding van de pupil met mydriatica is nodig om de fundus te inspecteren en het ciliaire spasme op te heffen. Directe verwijzing naar een oogarts is noodzakelijk.

Oogdruppels met corticosteroïden (prednisolon, betamethason) worden gegeven ter bestrijding van complicerende uveitis anterior en de patiënt krijgt bedrust. Soms is sedatie nodig. Het gebruik van systemische antifibrinolytica (tranexaminezuur, aminocapronzuur) ter preventie van nieuwe bloedingen is controversieel.

Andere complicaties die zich in de voorste oogkamer kunnen voordoen, zijn traumatische pupilverwijding door ruptuur van de irissfincter, littekenvorming met secundair glaucoom, traumatisch cataract en subluxatie of dislocatie van de lens.

VRAGEN

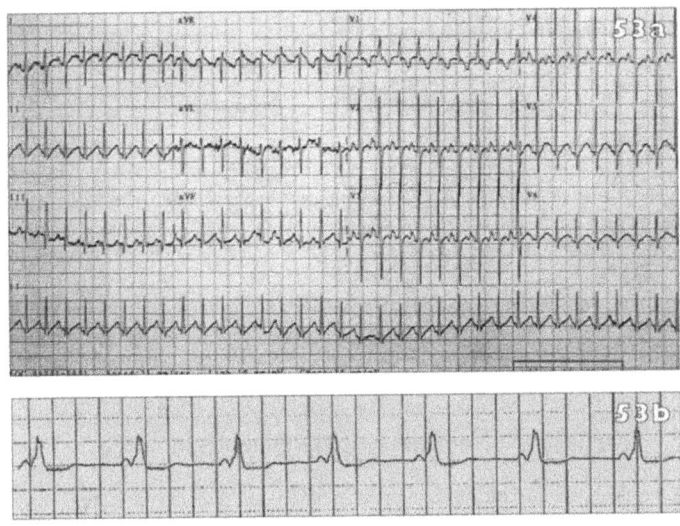

53 Een één maand oude zuigeling werd gezien vanwege voedingsproblemen, zweten en milde tachypneu.
i. Wat tonen de ECG's (**53a, b**)?
ii. Welk ander onderzoek moet worden uitgevoerd?

54 Een 3 jaar oude jongen hielp zijn vader bij het klussen. Toen hij naast de werkbank van zijn vader alleen werd gelaten, verslikte hij zich plotseling. Hij maakte een gezonde indruk toen hij op de SEH aankwam en het lichamelijk onderzoek liet geen afwijkingen zien. Er werd röntgenonderzoek verricht.
i. Wat ziet u op de buikoverzichtfoto (**54**)?
ii. Wat adviseert u de ouders?

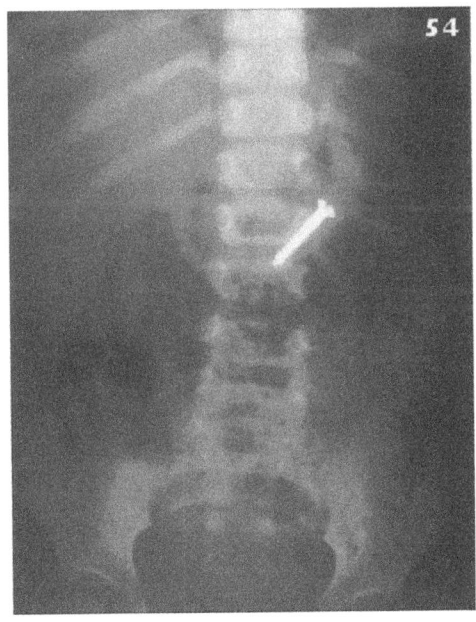

ANTWOORDEN

53 **i.** Er bestaat een supraventriculaire tachycardie, de meest voorkomende ritmestoornis bij zuigelingen en jonge kinderen. De hartfrequentie loopt meestal op tot boven 200 per minuut (bij zuigelingen zelfs boven 300), zonder zichtbare P-top en met een smal QRS-complex. Er loopt een extra spierbundel tussen ventrikel en atrium, die de elektrische impuls die via de AV-knoop het ventrikel bereikt, versneld terug geleidt naar het atrium. Hierdoor treedt premature activering op van het atrium, met tachycardie als gevolg. Als de resulterende daling van het hartminuutvolume langer bestaat, kan dat stuwing in het linkeratrium en longoedeem veroorzaken, met hartfalen als gevolg. In 80% van de gevallen is supraventriculaire tachycardie idiopathisch, maar er kunnen structurele hartafwijkingen aan ten grondslag liggen, zoals atriumseptumdefect, ebsteinanomalie, cardiomyopathie en mitralisprolaps.

ii. Na herstel van het normale ritme moet een volledig ECG worden gemaakt. Dit kan abnormale ventrikelexcitatie tonen, met een deltagolf als gevolg van premature antegrade ventrikelactivering via de aberrante bundel, met een korter P-R-interval (<0,12 sec) en een breder QRS-complex (>0,12 sec), zoals bij het wolff-parkinson-whitesyndroom. De acute behandeling bestaat uit adenosine, 50-200 Ìg/kg als eenmalige injectie toegediend via een goed lopend infuus en onder ECG-bewaking. De onderhoudsbehandeling bestaat uit orale anti-aritmica.

54 **i.** Er is 3,8 cm lange schroef zichtbaar in de maag. De meeste corpora aliena - zelfs scherpe objecten - passeren, als ze eenmaal de pylorus zijn gepasseerd, het maag-darmkanaal zonder problemen.

ii. De ouders werd geadviseerd om de ontlasting te controleren om er zeker van te zijn dat de schroef weer werd uitgescheiden. Hij kwam 2 dagen later in het toilet te voorschijn. Als een vreemd lichaam niet wordt uitgescheiden en het kind heeft geen klachten, wordt drie weken na inname een nieuw buikoverzicht gemaakt. Blijft het voorwerp in de maag steken, dan kan het eventueel endoscopisch worden verwijderd.

Knoopbatterijen (uit rekenmachientjes, horloges, gehoorapparaten) kunnen in de maag door elektrolyse ulceraties veroorzaken. Als deze niet binnen 48 uur de maag hebben verlaten, moeten ze endoscopisch worden verwijderd.

Voorwerpen die in de slokdarm blijven steken, kunnen drukulcera veroorzaken en moeten op korte termijn worden verwijderd.

VRAGEN

55 **i.** Wat is de oorzaak van deze vergrote lymfeklier in de oksel van een 10-jarige jongen **(55)**? Het bloedbeeld was normaal. Er is lichte drukpijn, geen roodheid en geen huiduitslag.
ii. Welke andere symptomen zou hij kunnen vertonen?
iii. Wat voor onderzoek zou u inzetten?

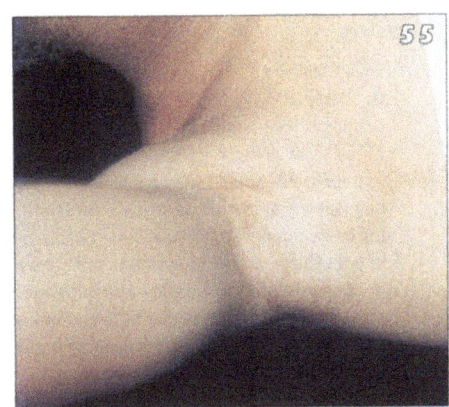

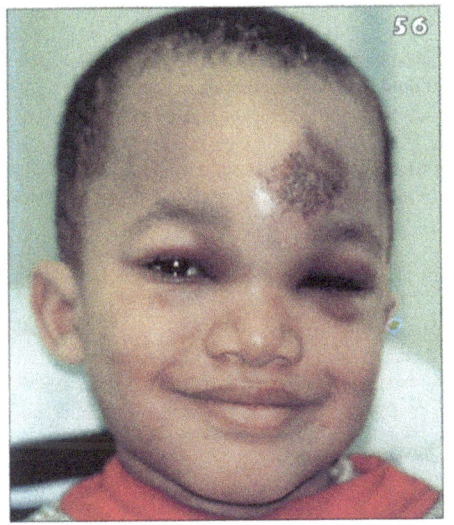

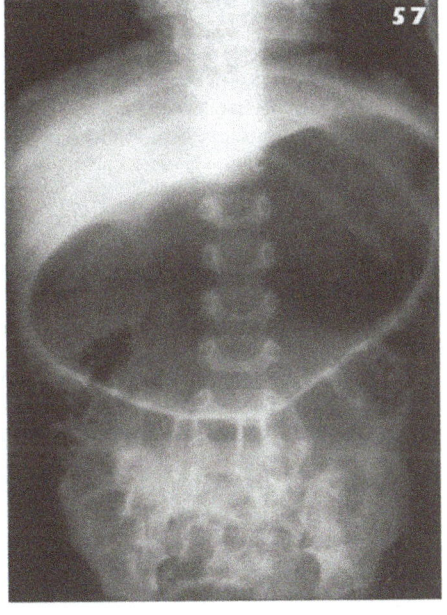

56 Dit kind was een dag eerder op de SEH gezien met een hematoom op het voorhoofd na een val van geringe hoogte **(56)**.
i. Wat is de meest waarschijnlijke oorzaak van de periorbitale bevindingen?
ii. Hoe kan het lichamelijk onderzoek u helpen bij het bepalen van de oorzaak? Is bij dit kind aanvullend onderzoek nodig?

57 Een 4 jaar oud meisje is tijdens het fietsen door een auto geraakt. Ze heeft een gespannen, opgezette buik. Er wordt een chirurg geraadpleegd, die röntgenonderzoek aanvraagt.
i. Wat toont het buikoverzicht **(57)**?
ii. Welke actie moet worden ondernomen?

ANTWOORDEN

55 **i.** Dit is een chronische lymfadenopathie, veroorzaakt door kattenkrabziekte. De jongen werd enkele weken geleden gekrabd door een poes die hem besmette met Bartonella henselae.
ii. Kattenkrabziekte kan bij kinderen een griepachtig ziektebeeld veroorzaken met onder meer temperatuurverhoging, hoofdpijn, buikpijn, braken en myalgie. Soms manifesteert de ziekte zich als een granulomateuze hepatitis met koorts. Incidenteel kunnen uni- of bilaterale visusproblemen optreden. Bij dit kind werd papiloedeem gezien met een stervormig maculabeeld; het zicht aan één oog was verminderd. Het maculabeeld wordt veroorzaakt door de lekkage van lipiderijk exsudaat uit de capillairen rond de discus opticus naar de subretinale ruimte en het maculagebied. Deze neuroretinitis verdwijnt spontaan in 6-12 weken.
iii. Soms worden afwijkende bloeduitslagen gevonden met een verhoogde BSE en leukocytose, maar meestal is het bloedonderzoek normaal. Kweken van lymfeklierweefsel leveren vaak geen B. henselae op. De in het verleden wel gebruikte kveimtest, met intradermale applicatie van gedenatureerd purulent materiaal uit een besmette lymfeklier is niet meer op de markt.
Met de polymerasekettingreactie kan bacterie-DNA worden aangetoond in bij punctie verkregen lymfeklierweefsel. Dit is een snelle, zeer sensitieve en zeer selectieve methode.
Behandeling met rifampicine of ciprofloxacine oraal zou effectief zijn in 73-87% van de gevallen.

56 **i.** Dit kind heeft zeer waarschijnlijk een subgaleaal hematoom met uitbreiding in de periorbitale ruimte. Hematomen nemen meestal in omvang af door verplaatsing naar het omliggende losmazige subcutane weefsel. Kinderen met een groot hematoom op het voorhoofd moeten weten dat zij de volgende dag 'blauwe ogen' kunnen hebben.
ii. Bij lichamelijk onderzoek gaat men na of er geen periorbitale drukpijn is, hetgeen kan duiden op een onderliggende orbitafractuur of een periorbitale infectie. Als er geen drukpijn is, is verder onderzoek niet nodig.

57 **i.** Op de buikoverzichtsfoto is een maagdilatatie zichtbaar die de gehele breedte van de buik van het kind beslaat.
ii. Kinderen die getraumatiseerd, bang of gespannen zijn kunnen, net als kinderen die (met ballon en masker) kunstmatig worden beademd, lucht inslikken die zich ophoopt in de maag. Dit maakt niet alleen evaluatie van de buik moeilijk, maar leidt ook gemakkelijk tot braken en aspiratie. Door het inbrengen van een maagsonde kon de maag zich ontluchten. Daarna was de buik soepel, niet-drukpijnlijk en zonder afwijkingen. De chirurg was verder niet meer nodig.

VRAGEN

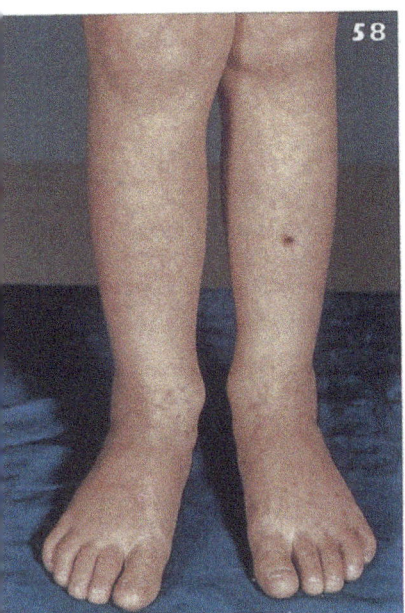

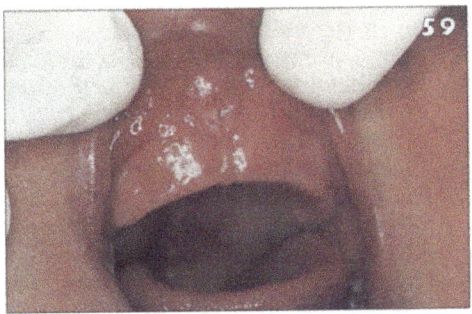

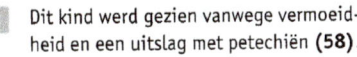

Dit kind werd gezien vanwege vermoeidheid en een uitslag met petechiën **(58)**.
i. Wat is de differentiaaldiagnose?
ii. Wat is de meest waarschijnlijke oorzaak en welk aanvullend onderzoek kan dat bevestigen?
iii. Welke veelvoorkomende complicaties kent deze ziekte?

Bij een één maand oude zuigeling vond de moeder op een ochtend wat bloed in de wieg. Ze vertelde dat ze de avond tevoren was uitgegaan met vriendinnen en dat haar vriend, de vader van het kind, had opgepast. De vader was een druggebruiker geweest, maar was al geruime tijd 'clean'. Op dat moment was hij echter depressief en gebruikte hij medicijnen. Ze maakten soms ruzie en hij sloeg haar wel eens. De moeder was er echter van overtuigd dat hij van het kind hield en het geen kwaad zou doen.
Dit werd gevonden bij lichamelijk onderzoek **(59)**.
i. Wat is hier te zien en hoe is dat volgens u ontstaan?
ii. Welke risicofactoren voor kindermishandeling komen uit de anamnese naar voren?

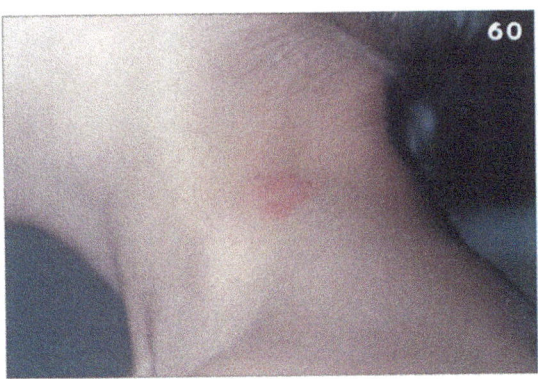

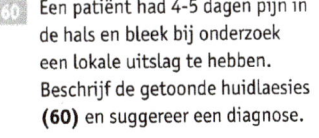

Een patiënt had 4-5 dagen pijn in de hals en bleek bij onderzoek een lokale uitslag te hebben. Beschrijf de getoonde huidlaesies **(60)** en suggereer een diagnose.

ANTWOORDEN

58 i. De uitslag heeft als differentiaaldiagnose:
- Idiopathische trombocytopenische purpura (het kind is verder gezond).
- Henoch-schönleinpurpura (vaak symmetrisch verdeeld over billen en enkels).
- Kindermishandeling.
- Sepsis (die gaat meestal gepaard met koorts en lethargie en het kind is meestal zeer ziek).
- Acute leukemie (met trombocytopenie).

ii. Een belangrijke oorzaak van vermoeidheid bij kinderen is acute leukemie, een diagnose die met een volledig bloedbeeld kan worden bevestigd. Dit zou anemie, trombocytopenie en leukocytose met linksverschuiving tonen. Een beenmergpunctie is nodig voor de definitieve diagnose.

iii. De complicaties van acute leukemie kunnen levensbedreigend zijn; hieronder vallen infecties, bloedingen en metabole stoornissen, waaronder het tumorlysesyndroom.

59 i. Dit is een acute scheur van het frenulum labii superioris. Bij jonge zuigelingen is dit zeer specifiek voor een trauma, bijvoorbeeld door voeden met geweld. Als de kinderen in de fase zijn dat ze net leren lopen, zijn frenulumlaesies vaak het gevolg van vallen. Zorgvuldige inspectie van de mond is een essentieel onderdeel van het lichamelijk onderzoek van zuigelingen bij wie mishandeling wordt vermoed.

ii. Er zijn meerdere risicofactoren van kindermishandeling aanwijsbaar. Zowel de psychiatrische aandoening en het drugsgebruik bij de vader als het huiselijk geweld zijn zorgwekkende factoren. Deze zuigeling heeft recht op een volledige lichamelijk onderzoek en moet in een veilige omgeving worden opgevangen terwijl professionele zorgverleners de mate van risico voor het kind beoordelen. Waarschijnlijk moeten de ouders veel hulp en steun ontvangen voordat de zuigeling veilig naar huis kan worden ontslagen en weer onder hun toezicht kan worden gesteld.

60 Deze jongeman heeft in het verleden waterpokken doorgemaakt en heeft nu een pijnlijke laesie in de hals bestaande uit een aantal vesikels. De huidlaesie lijkt op een herpetische laesie; de jongen lijdt aan een zeer milde vorm van herpes zoster. Bij gezonde kinderen kunnen zich inderdaad episoden van herpes zoster voordoen, maar ze zijn vaak minder ernstig en minder uitgebreid dan de 'volwaardige' gordelroos bij volwassenen. De bevindingen kunnen dan ook variëren van de typische herpetische uitslag in een dermatoom tot een kleine, gelokaliseerde, pijnlijke laesie zoals in dit geval en zelfs tot 'zoster sine herpete', waarbij de patiënt wel pijn heeft ter plaatse van het dermatoom, maar geen uitslag.
Ongeacht de omvang van de uitslag kan de irritatie enige tijd aanhouden.

VRAGEN

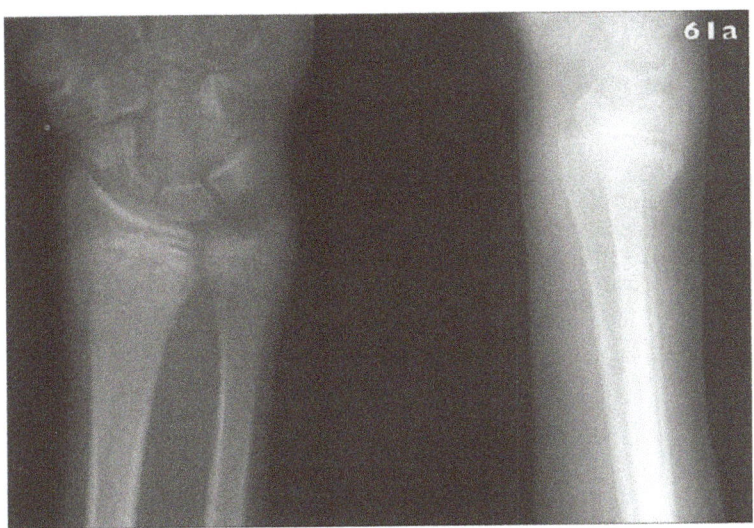

61
i. Hoe heet dit letsel van de distale radius **(61a)**?
ii. Beschrijf de classificatie van deze letsels en de complicaties ervan.

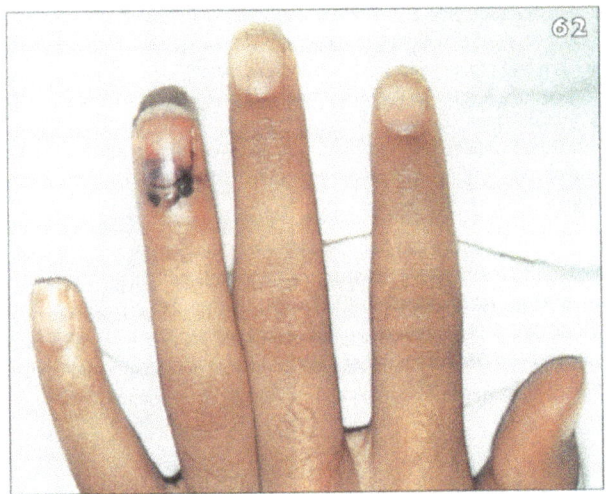

62 Dit 14-jarige meisje is op school met haar vinger tussen de deur gekomen **(62)**.
i. Hoe luidt uw diagnose?
ii. Hoe zou u haar pijn verlichten?

ANTWOORDEN

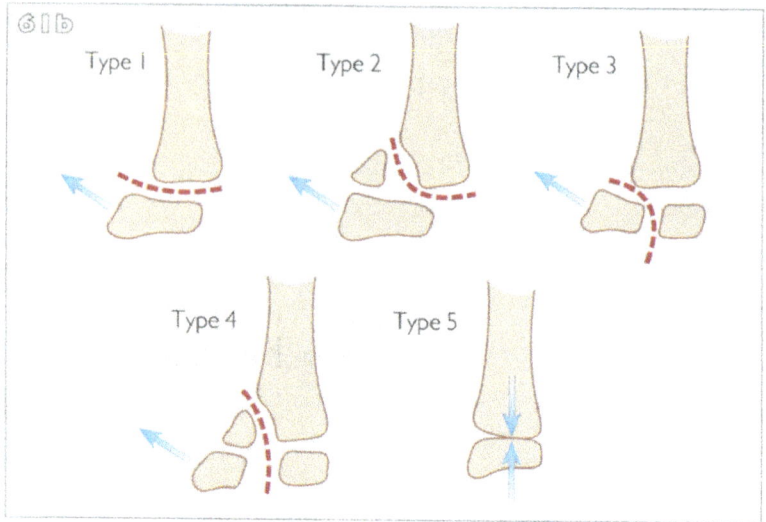

61 i. Dit is een epifysefractuur, een fractuur die door de groeischijf loopt.
ii. De algemeen gebruikte classificatie is die van Salter en Harris **(61b)**.
Omdat de epifyse samen met een klein metafysair botfragment naar dorsaal is gedislokeerd, is dit een salter-harrisfractuur type 2. Dislocatietraumata zoals deze vereisen manipulatie onder anesthesie. Dat is meestal niet moeilijk en levert een stabiele repositie op. Ze genezen snel, in ongeveer 3 weken, en late problemen zijn verrassend zeldzaam.
Omdat de typen 3 en 4 intra-articulair verlopen, vereisen ze zorgvuldige gesloten repositie en zo nodig open repositie met fixatie.
Bij type 5-fracturen is de epifyse verbrijzeld. Dit kan vroegtijdige sluiting van de groeiplaat geven en als gevolg daarvan angulatie of verkorting van het bot. Ze zien er op de eerste röntgenfoto vaak onschuldig uit.

62 i. Dit kind heeft een subunguaal hematoom. Subunguale hematomen zijn het gevolg van een bloeding in de germinale matrix van het nagelbed na kneuzing van de vingertop.
ii. Pijnstilling wordt bereikt door ontlasting via nageltrepanatie. Na evacuatie van het hematoom moet wondverzorging plaatsvinden met nat verband. Als het hematoom het gehele nagelbed bestrijkt en als de nagel zelf is beschadigd of gescheurd door de oorspronkelijke verwonding, kan er tevens sprake zijn van een scheur in het nagelbed die moet worden hersteld.

VRAGEN

63 Een 3 jaar oude jongen is bij herhaling gezien vanwege hoge koorts, prikkelbaarheid en conjunctivitis. Hij kwam terug met een verandering aan de huid van zijn handen **(63)**.
  i. Wat is de oorzaak en welke behandeling is aangewezen?
  ii. Wat kunnen de consequenties zijn op lange termijn?

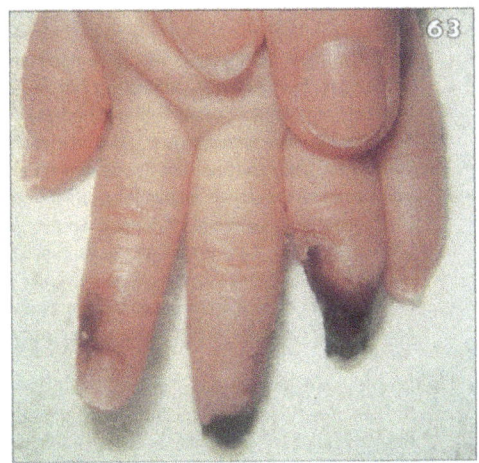

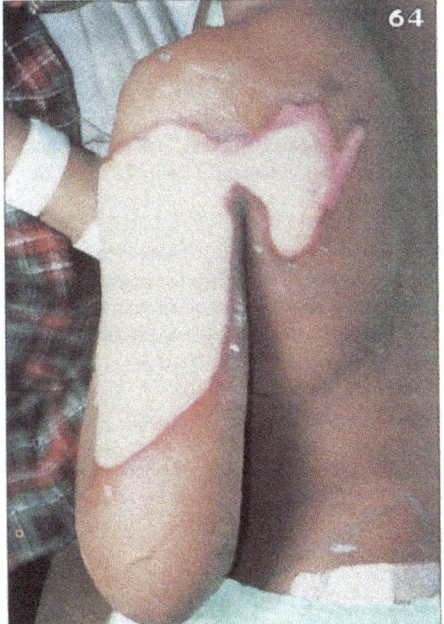

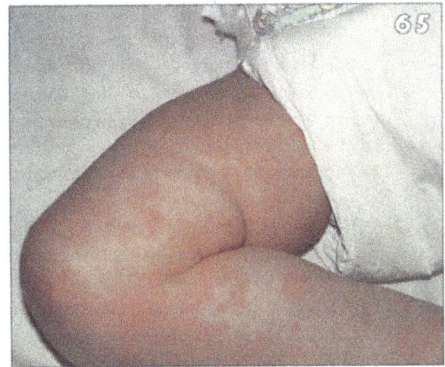

65 Een twee jaar oude peuter werd gezien vanwege malaise, koorts en huiduitslag **(65)**.
  i. Wat zijn de meest voorkomende oorzaken van een dergelijke uitslag?
  ii. Hoe zou u dit kind behandelen?

64 Dit 8 jaar oude meisje werd gepresenteerd met een brandwond aan de arm **(64)**.
  i. Heeft deze verbranding een vloeibare of een droge oorzaak?
  ii. Hoe verklaart u de verdeling?

ANTWOORDEN

63 **i.** De onderliggende aandoening is de ziekte van Kawasaki. Deze komt in Japan tienmaal meer voor dan in de westerse wereld. Deze aandoening gaat gepaard met hoge koorts, irritabiliteit, huiduitslag, conjunctivitis, aantasting van de slijmvliezen en adenopathie. De ziekte van Kawasaki kan zich zeer variabel presenteren; de oorzaak is een vasculitis die meerdere orgaanstelsels kan betreffen. De meeste mortaliteit doen zich voor binnen 2 maanden na diagnose. Dat dit kind vasculitis heeft, blijkt uit het feit dat de vingers endarteriïtis vertonen. Het kind moet worden opgenomen en behandeld met immunoglobulinen intraveneus en hoge doses salicylaten.
ii. Er moet een cardiologisch consult worden verricht om vroegtijdige cardiovasculaire complicaties als coronaire aneurysmata uit te sluiten. Men realiseert zich echter in toenemende mate dat een als kind doorgemaakte ziekte van Kawasaki bij volwassenen tot ischemische hartziekte kan leiden. Zowel in de V.S. als in Japan zijn jongvolwassenen beschreven met obstructie van de arteria coronalis en coronaire aneurysmata zonder atherosclerotische veranderingen.

64 **i.** Dit is een droge brandwond.
ii. Een broertje stak haar kleding in brand, hetgeen resulteerde in de verbranding van arm en rug. Het kind trok haar kleren naar beneden uit en hield ze zo weg van haar gezicht.
Verbranding is de op een na meest voorkomende onopzettelijke doodsoorzaak bij kinderen. De meeste doden, vooral onder 1- tot 4-jarigen, vallen door brand in huis. De sterfte houdt meestal verband met de inhalatie van rook en respiratoire insufficiëntie, hypovolemische shock, nierinsufficiëntie en foudroyante infectie.
Hoewel de meeste brandwonden bij kinderen worden veroorzaakt door hete vloeistoffen, worden brandwonden als gevolg van vuur, contact, chemische stoffen en elektriciteit eveneens vaak gezien. Meestal is verbranding het gevolg van voorkombare ongevallen, maar ook mishandeling komt voor. Brandwonden door mishandeling worden het vaakst gezien bij zuigelingen en peuters en kunnen op alle genoemde wijzen tot stand zijn gekomen.

65 **i.** De term erythema multiforme verwijst naar een spectrum van aandoeningen, van erythema multiforme minor en stevens-johnsonsyndroom (erythema multiforme major) tot toxische epidermale necrolyse. Erythema multiforme minor komt het meest voor. De onderliggende oorzaak varieert en omvat onder andere infecties (bacteriële infecties, histoplasmose, Mycoplasma-infecties, herpes simplex) en vrijwel alle geneesmiddelen. De ziekte komt onder de leeftijd van 3 jaar weinig voor.
Erythema migrans bij lymeziekte kan een gelijkenis vertonen met het vroege stadium van erythema multiforme. Soms worden bij lymeziekte multipele laesies gezien.
ii. Erythema multiforme is een acute zelfbeperkende ziekte, gekenmerkt door een uitslag met schietschijflaesies en milde systemische symptomen, zoals koorts, artralgie en ten hoogste geringe laesies op de mucosa. De behandeling is gericht op comfort, met analgetica, antipyretica en antipruritica. Bovendien moet worden gezocht naar de onderliggende oorzaak, bijv. een antibioticum.

VRAGEN

66 Een 5 maanden oude zuigeling werd verwezen vanwege piepen en benauwdheid.
i. Na stabilisatie wordt een thoraxfoto vervaardigd. Wat is op basis daarvan de waarschijnlijkheidsdiagnose **(66)**?
ii. Waaruit moet de eerste behandeling bestaan?

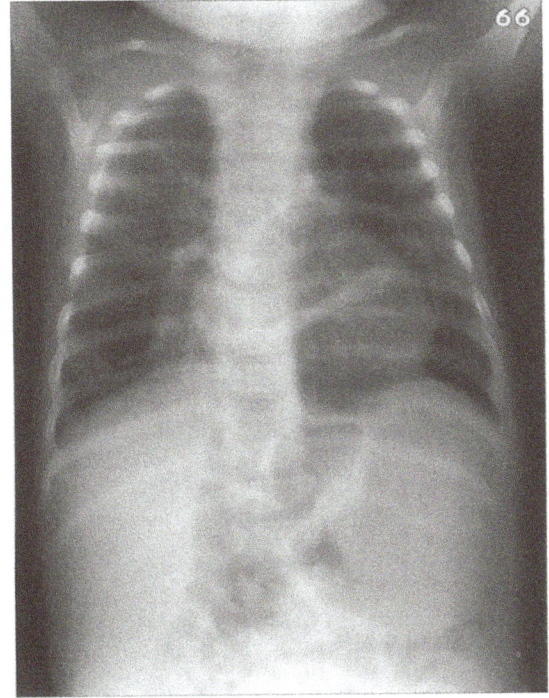

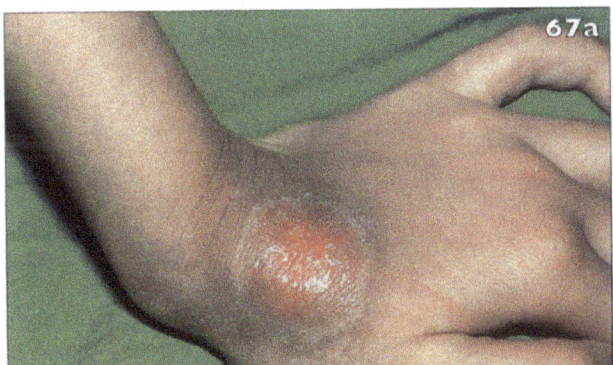

67 Dit 9-jarige Aziatische kind, 3 maanden geleden geïmmigreerd, werd gepresenteerd vanwege een laesie op de pols **(67a)**. Deze was al 3-4 weken aanwezig en was aanvankelijk beschouwd als het gevolg van een trauma.
i. Hoe luidt de differentiaaldiagnose?
ii. Wat is vermoedelijk de pathogenese?

ANTWOORDEN

66 i. De waarschijnlijkheidsdiagnose is congenitale hernia diaphragmatica. Dit diafragmadefect is gewoonlijk linkszijdig. Het kan gepaard gaan met hartafwijkingen en met malrotatie van de darm, maar ernstige pulmonale hypoplasie komt het vaakst voor. Als de hernia de enige afwijking is, kan het defect de eerste levensmaanden onopgemerkt blijven.

Hoewel de diagnose tijdens prenatale echografie kan worden gesteld, wordt de aandoening meestal kort na de geboorte ontdekt. Doordat de zuigeling lucht inslikt, zet de in de thoraxholte gelegen dunne darm zich uit en verschuift het mediastinum naar rechts, waardoor ook de onaangetaste long wordt samengedrukt. Er ontstaat ademnood.

ii. Na ABC-stabilisatie moet een neus-maagsonde worden ingebracht en wordt de kinderchirurg in consult gevraagd.

67 i. De differentiaaldiagnose is:
- Lokale infectie met Mycobacterium tuberculosis.
- Infectie met Staphylococcus aureus, Haemophilus influenzae of Salmonella spp.
- Infectie met atypische mycobacteriën.
- Syfilitische huidinfectie.
- Bottumor.

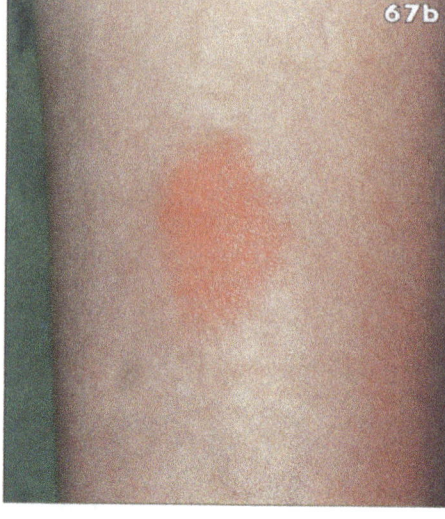

ii. Waarschijnlijk ligt hieraan een sinds 1-3 jaar bestaand, onbehandeld primair tuberculeus proces ten grondslag. Dit kan zijn begonnen als endarteriïtis in de metafyse van de radius, met een rijke bloedtoevoer. Het bot wordt in toenemende mate aangetast door vorming van een koud abces, hetgeen leidt tot zwelling en de vorming van een botcyste (zichtbaar bij röntgenonderzoek). Van hier uit kan het naastgelegen gewricht geïnfecteerd raken. Vaak is er een trauma in de anamnese, waardoor de onderliggende laesie kan zijn geactiveerd of zelfs voor het eerst kan opvallen.

Tuberculeuze huidlaesies kunnen zich ook presenteren als een ulcererend proces. Dat wordt gezien bij primaire cutane tuberculose, ontstaand binnen 2-3 weken na inoculatie met M. tuberculosis ter plaatse van een huidbeschadiging en soms op het slijmvlies. Vooral kin, neus, lippen, ledematen en genitaliën kunnen betrokken zijn. De laesie bestaat uit een tuberculeus granuloom met verkazende necrose, beginnend als een roodbruine papel die geleidelijk groeit en ulcereert, met als resultaat een pijnloos, vast aanvoelend, scherp gedemarqueerd ulcus. Dit gaat gepaard met regionale lymfadenopathie en soms met lymfangitis. M. tuberculosis kan worden geïsoleerd uit de huidlaesie en uit de regionale lymfklieren.

De mantouxtest van dit kind was positief, met een huidinduratie van meer dan 5 mm **(67b)**.

VRAGEN

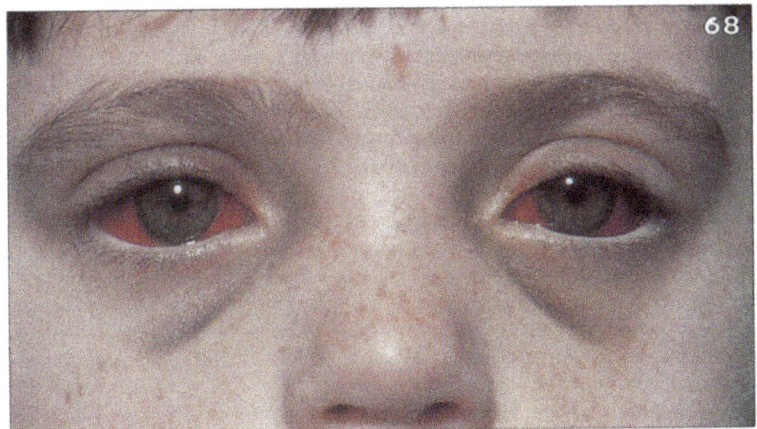

68 Dit meisje werd om middernacht door haar grootmoeder, bij wie zij woonde, naar de SEH gebracht. Volgens de grootmoeder was het meisje gezond naar bed gegaan, maar vond ze haar rond middernacht met dit beeld **(68)**.
i. Welke vragen moeten bij de anamnese worden gesteld?
ii. Wat is er gebeurd en wat is waarschijnlijk de oorzaak?

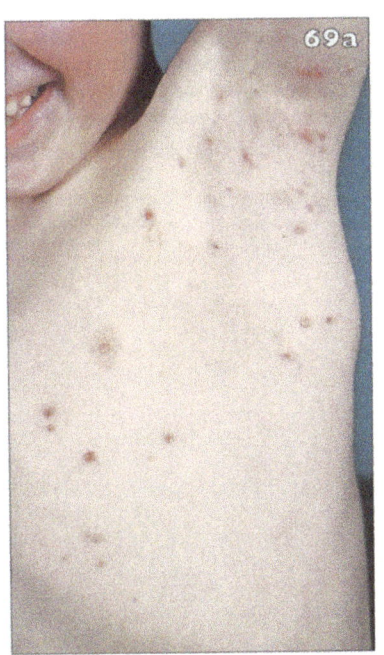

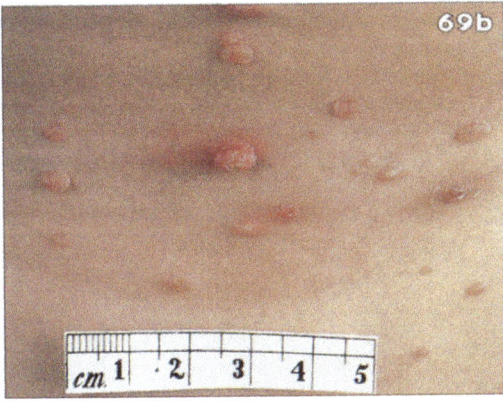

69 Dit 3 jaar oude meisje kwam naar de SEH met een huiduitslag die al enkele maanden aanwezig was **(69a, b)**. Eén laesie was gaan bloeden.
i. Wat is dit?
ii. Wat is het natuurlijke beloop en wat is de behandeling?

67

ANTWOORDEN

68 i. Er moet een volledige algemeen-pediatrische anamnese worden afgenomen, inclusief tractusanamnese, navraag naar eventuele ongevallen en een sociale anamnese.
Het meisje hoestte sinds 3 weken, vooral 's nachts in bed, vaak in de vorm van heftige hoestbuien die eindigden met inspiratoire stridor of braken. Ze had kinkhoest.
ii. Kinkhoest kan worden veroorzaakt door drie verwante organismen: Bordetella pertussis (de meest voorkomende oorzaak), B. parapertussis en B. bronchoseptica. Er bestaat geen kruisimmuniteit tussen deze bacteriën.
De infectie kan zich op elke leeftijd voordoen, maar de presentatie varieert met de leeftijd. Na een incubatieperiode van 7-14 dagen volgt de catarrale fase, gekenmerkt door een bovensteluchtweginfectie met hoesten, die ongeveer 2 weken duurt. Daarna doet zich de paroxismale fase voor. Bij oudere kinderen wordt de klassieke, ook bij dit kind beschreven vorm gezien, maar bij jonge zuigelingen kunnen zich episoden van verstikking of apneu voordoen zonder hoestparoxismen. Kinkhoest moet bij niet-gevaccineerde zuigelingen dan ook in de differentiaaldiagnose staan van apneu.
Complicaties van kinkhoest doen zich steeds minder vaak voor. Deze bestaan uit epistaxis, convulsies, secundaire pneumonie, pneumothorax, petechiën in het gezicht en subconjunctivale bloedingen. Het laatste is bij dit kind het geval.

69 i. Dit is molluscum contagiosum, veroorzaakt door een virus uit de pokkenvirusfamilie. De aandoening komt even vaak voor bij jongens als bij meisjes. Van de 5- tot 10-jarigen heeft 2-3% deze laesies. De differentiaaldiagnose omvat wratten en herpes simplex. Molluscum contagiosum is gekenmerkt door kleine papuleuze laesies met een centrale inzinking. Ze komen vooral voor op de romp, in de oksels, in het gezicht en in het luiergebied. Ze worden verspreid door krabben, waardoor ze rijtjes vormen.
ii. De laesies blijven maandenlang bestaan. Ze zijn niet erg besmettelijk, maar ze kunnen hinderlijk zijn en ze bloeden gemakkelijk. Spontane resolutie wordt bewerkstelligd door een vertraagde overgevoeligheidsreactie, die zich aankondigt door een schilferige rode hof rond oude laesies. Het kan 2-3 jaar duren voordat spontane resolutie optreedt. Dit kan worden versneld door een ontstekingsreactie uit te lokken, door middel van cryotherapie of verwijdering van het centrale, verkaasde materiaal. Cryotherapie en curettage zijn meestal pijnlijk en veroorzaken kleine littekens. De behandeling moet alleen op hinderlijke laesies worden toegepast.
Molluscum contagiosum komt vaker voor bij aidspatiënten, kinderen met afweerstoornissen en kinderen die worden behandeld met immunosuppressiva. Het kan op verschillende niet-seksuele wijzen worden overgedragen, zoals zwemmen en het delen van een handdoek.

VRAGEN

70 Een 13-jarige voetganger werd aangereden door een auto.
i. Beschrijf het trauma **(70)** en beschrijf de eerste behandeling op de SEH.
ii. Welke pijnbestrijding kan worden gegeven?

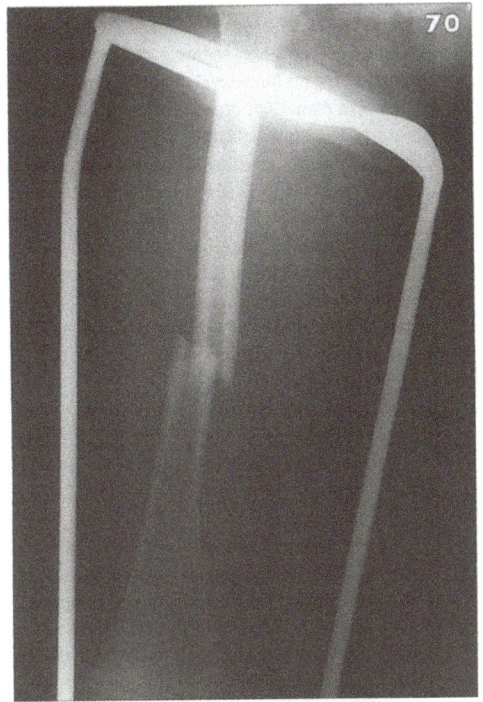

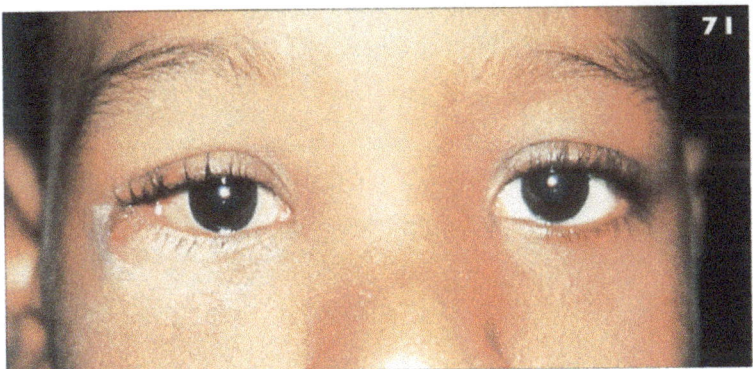

71 Deze 8-jarige jongen had last van zwelling en roodheid van het rechteroog **(71)**.
i. Wat is de diagnose?
ii. Waaruit bestaat de behandeling?
iii. Welke nauw gerelateerde aandoening kan zich op dezelfde manier presenteren?

ANTWOORDEN

70 **i.** Dit kind heeft een gedislokeerde midschachtsfemurfractuur. De diagnose was klinisch duidelijk. Dit is een hoog-energetisch trauma en de aandacht gaat in de eerste plaats uit naar ABC-beoordeling en halswervelimmobilisatie, zoals de APLS- en ATLS-cursussen aangeven. Na stabilisatie wordt de patiënt grondig onderzocht (secundaire beoordeling). De rechterdij was duidelijk vervormd; de distale pols bleek bij onderzoek palpabel te zijn. Mochten er ondanks een normaal hartminuutvolume toch aanwijzingen zijn voor ischemie van de voet, dan wijst dat op occlusie van de a. femoralis ter hoogte van de fractuur en moet het been worden gestrekt en in een tractiespalk worden geplaatst. Röntgenonderzoek is in deze fase niet nodig.

ii. Blokkade van de n. femoralis vlak onder het ligamentum inguinale vermindert de pijn bij het aanbrengen van de spalk aanzienlijk, maar voorafgaand aan de blokkade moet wel de sensibiliteit worden gecontroleerd. Als het niet lukt om de circulatie te herstellen, moet direct worden overlegd met traumatoloog en vaatchirurg. Zenuwblokkade en spalk zorgen vaak voor voldoende vermindering van de pijn; eventueel kan morfine (0,1 mg/kg i.v.) worden toegediend. Hoofdletsel vormt geen contra-indicatie.

In dit geval had het kind een hoofdwond en was het bewusteloos, waardoor endotracheale intubatie en intensieve zorg nodig waren. Het kind was ABC-stabiel en er was geen ander trauma. De hals werd geïmmobiliseerd met een harde nekkraag en de femurfractuur werd behandeld met een externe fixateur.

71 **i.** Deze patiënt heeft een strontje of hordeolum, een stafylokokkenabces aan de basis van de wimpers. Er is gelokaliseerde zwelling, roodheid en pijn.

ii. Verwijdering van een wimper kan de drainage van pus bevorderen. De behandeling bestaat verder uit warme kompressen in combinatie met een lokaal antibioticum, beide viermaal daags. De oogdruppels moeten tot enkele dagen na genezing worden doorgegeven.

iii. Een cyste van Meibom begint als een niet-ontstoken lipogranulomateuze zwelling in een klier van Meibom (glandula tarsalis), die nabij de conjunctiva uitmondt. Deze kan ontstoken raken. Als de aandoening niet spontaan verdwijnt, kan excisie nodig zijn.

VRAGEN

72 Wat zijn de risico's van een dergelijk accident **(72)**? Bespreek de principes van preventie en behandeling.

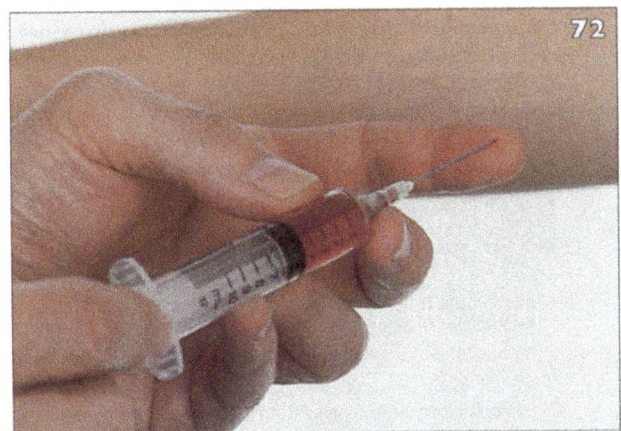

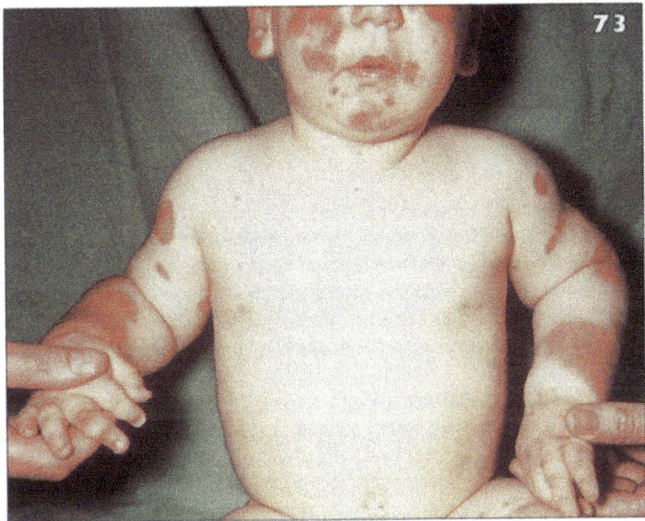

73 Een 12 maanden oude zuigeling had onlangs een bovensteluchtweginfectie met koorts doorgemaakt. Toen hij wakker werd, was deze purpura aanwezig **(73)**; hij was niet ziek en er was geen meningisme. Alle aanvullend onderzoek was normaal: volledig bloedbeeld, BSE, bloedkweek, bloedingstijd en stollingsonderzoek. Onderzoek naar antinucleaire antilichamen, reumafactor en precipitineantilichamen was negatief.
 i. Wat is de waarschijnlijkheidsdiagnose?
 ii. Wat is er ongebruikelijk aan deze casus?
 iii. Wat neemt u op in de differentiaaldiagnose en hoe helpen de onderzoeksresultaten u bij het bevestigen van de diagnose?

ANTWOORDEN

72 Het voornaamste risico van een prikaccident is infectie met een door bloed overdraagbare ziekte, zoals hepatitis B, hepatitis C en hiv. Preventie is gebaseerd op het treffen van voorzorgsmaatregelen bij contact met alle bloedproducten.
Vermijd prikaccidenten met mogelijk besmette scherpe objecten:

- Berg alle scherpe objecten in naaldcontainers.
- Naalden mogen niet met de hand worden teruggeplaatst in de beschermhoesjes.

Vermijd contact met bloed of mogelijk geïnfecteerd lichaamsvocht:

- Beschouw alle bloed en lichaamsvocht als potentieel infectieus.
- Bij het werken met bloed en bloedproducten moeten steeds handschoenen worden gedragen.
- Bij een bloedend kind worden zo mogelijk handschoenen, maskers, schorten en veiligheidsbrillen gedragen.
- Gemorst bloed en lichaamsvocht moeten direct worden verwijderd en weggegooid in afvalzakken voor besmettelijk materiaal.

In geval van een prikaccident moet van de getroffene een uitgangsbloedmonster worden genomen, zodat het optreden van een eventueel met het incident verband houdende door bloed overdraagbare aandoening kan worden vastgelegd. Bron en getroffene moeten worden getest op hepatitis B. Als de getroffene niet is gevaccineerd en de bron is HBsAg-positief, moet binnen 48 uur hepatitis B-immunoglobuline worden toegediend, gevolgd door volledige vaccinatie. Wat betreft hiv wordt gehandeld volgens de lokale afspraken.

73 i. Dit kind heeft purpura van Henoch-Schönlein, een allergische vasculitis.
ii. De leeftijd van deze patiënt en de lokalisatie van de uitslag zijn atypisch, want het betreft een zuigeling en de laesies zitten op het bovenlichaam. Henoch-schönleinpurpura komt vooral bij 4- tot 8-jarigen voor en bevindt zich gewoonlijk op de strekzijde van armen, benen en billen, maar kan overal voorkomen. De klassieke purpura kan worden voorafgegaan door een urticariële uitslag en pijnlijke, gezwollen gewrichten kunnen voorop staan. Verder kunnen buikpijn, pijnlijke testes en hematurie voorkomen.
iii. Andere te overwegen aandoeningen zijn:

- Kindermishandeling - maar dit betreft purpura, geen kneuzingen.
- Sepsis - bloedbeeld, BSE en bloedkweek zijn dan afwijkend.
- Hemorragische diathese - bloedings- en stollingsonderzoek zijn dan afwijkend.
- Idiopathische trombocytopenische purpura - die gaat gepaard met trombocytopenie.
- Bindweefselziekten - daarbij zijn autoantistoffen aantoonbaar.

Er zijn geen bevindingen die passen bij een van deze diagnosen.

VRAGEN

74 Deze 4-jarige jongen was 3 uur eerder gevaccineerd in zijn linkerbovenarm **(74)**.
i. Welke vaccinatie betreft het en welk bestanddeel heeft waarschijnlijk de reactie veroorzaakt?
ii. Welk advies geeft u voor volgende vaccinaties?

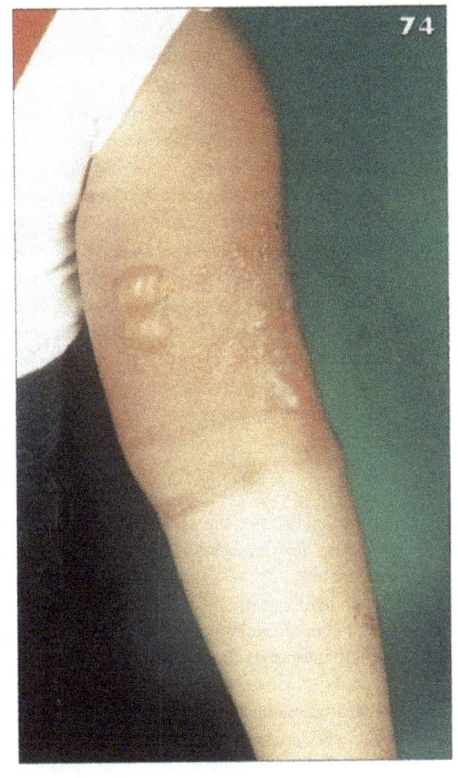

75 Een meisje stak haar hand onder een hek door omdat ze een hond wilde aaien. Toen ze haar hand terugtrok, liep ze snijwonden op aan haar wijs- en middelvinger **(75)**. Nu kan ze geen vuist meer maken.
i. Welk letsel heeft ze?
ii. Hoe stelt u dit vast bij inspectie?
iii. Waaruit bestaat de behandeling?

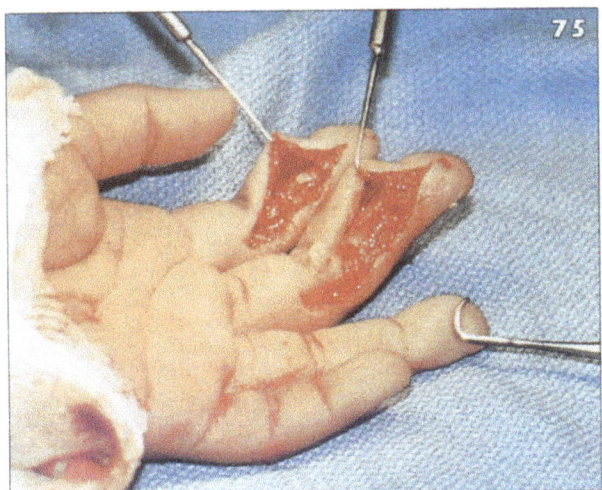

ANTWOORDEN

74 **i.** De jongen heeft een DKTP-boosterinjectie ontvangen. Hij heeft waarschijnlijk gereageerd op het tetanusdeel van het vaccin.
Tetanusprofylaxe volgens het Rijksvaccinatieprogramma bestaat uit een primaire reeks injecties met DKTP-Hib-vaccin op de leeftijd van 2, 3, 4 en 11 maanden (waarbij de T staat voor tetanus). Bij 4 jaar wordt een DKTP-boosterinjectie gegeven en op de leeftijd van 9 jaar wordt de DTP-vaccinatie herhaald.
Er kunnen zich ongewenste reacties voordoen op het tetanustoxoïd. Deze komen vooral voor als iemand in totaal meer dan 5 doses heeft ontvangen. De lokale reactie, die het meest voorkomt, bestaat uit pijn, roodheid en zwelling rond de injectieplaats en duurt enkele dagen. Als vaccinaties te oppervlakkig worden toegediend, kan ter plekke een gelokaliseerde harde nodulus ontstaan. Minder vaak doen zich algemene reacties voor als hoofdpijn, lethargie, malaise, myalgie en koorts; in zeldzame gevallen treedt anafylaxie of perifere neuropathie op.
ii. Deze jongen toont alleen een lokale reactie op de vaccinatie. Een lokale reactie vormt geen absolute contra-indicatie voor latere vaccinaties, maar deze moeten wel in dagbehandeling worden toegediend, zodat een anafylactische reactie direct kan worden behandeld. Huisarts en GGD moeten op de hoogte worden gesteld en de ouders moeten weten dat zij deze reactie moeten melden als in de toekomst vaccinaties worden gegeven.

75 **i.** Het meisje heeft gescheurde flexorpezen van wijsvinger en middelvinger. Dit is de meestvoorkomende flexorpeeslaesie. Een gesloten ruptuur kan ook voorkomen, bijvoorbeeld secundair aan een fractuur.
ii. De aard van het letsel kan worden vastgesteld doordat de vingers in rust niet, zoals normaal, licht gebogen worden gehouden. De pezen moeten stuk voor stuk worden onderzocht. Bij ruptuur van uitsluitend de flexor digitorum profundus kan wel het proximale, maar niet het distale interfalangeale gewricht worden gebogen. Bij ruptuur van beide flexorpezen is alleen flexie van het metacarpofalangeale gewricht mogelijk. Een partieel gescheurde pees kan pijn bij flexie tegen een weerstand geven en kan enkele dagen na het trauma alsnog geheel scheuren.
iii. Bij flexorpeesbeschadiging is operatie door een plastisch chirurg nodig.

VRAGEN

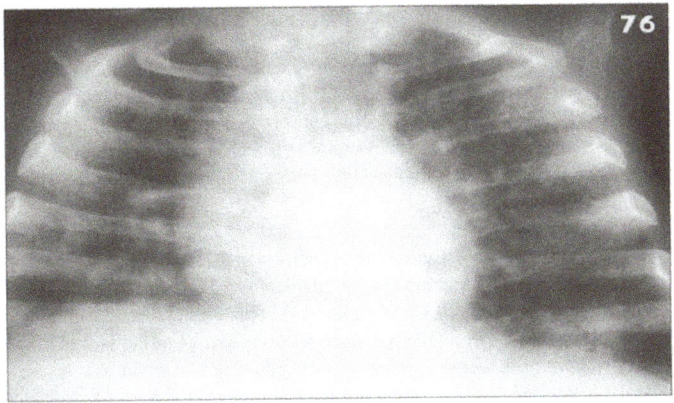

76 Een 9 maanden oude jongen werd op de SEH gepresenteerd omdat hij al geruime tijd ziek was. Zijn ouders raakten toenemend bezorgd vanwege de koorts, die aanhield ondanks behandeling door de huisarts. Er werd een thoraxfoto gemaakt **(76)**. Wat ziet u?

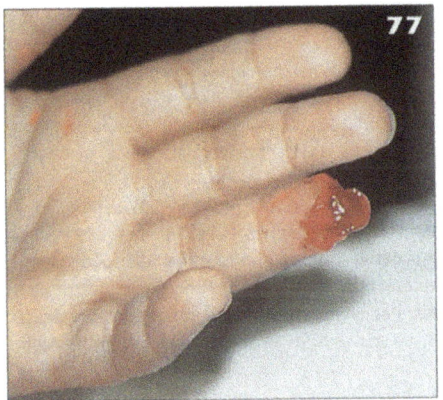

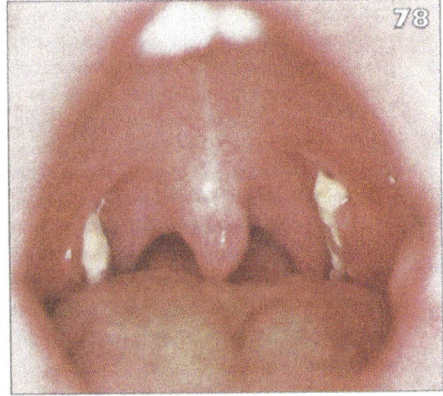

77 Deze 10 jaar oude jongen kwam met zijn vinger tussen een metalen hek **(77)**. Hoe behandelt u dit trauma?

78 Dit 13-jarig meisje had koorts, een pijnlijke keel en moeite met slikken **(78)**. Ze heeft gegeneraliseerde uitslag.
i. Wat is de waarschijnlijkheidsdiagnose?
ii. Welke andere bijzonderheden kunt u bij lichamelijk onderzoek tegenkomen?
iii. Hoe diagnosticeert en behandelt u de aandoening?

ANTWOORDEN

76 De thoraxfoto **(76)** is van onderaf ingeschoten, wat het ongebruikelijke aspect van de ribben verklaart. Er is een verkalkte klier zichtbaar links in de hals en een fijn nodulair patroon in beide longen, dat doet denken aan een sneeuwstorm. Dit is typisch voor miliaire tuberculose. In dit geval zijn tevens de verkalkte klieren van een voorgaande tuberculeuze cervicale adenitis zichtbaar.
Bij kinderen met miliaire tuberculose kan oogonderzoek de aanwezigheid van tuberkels in de chorioidea aantonen. Verder kunnen osteomyelitis, artritis en (met name bij jongere kinderen) meningitis voorkomen.

77 De wijze van behandeling van wekedelenbeschadiging van de vingertop is afhankelijk van de mate van verwonding en de leeftijd van het kind. Kinderen onder 12 jaar hebben betere kansen op adequate secundaire genezing. Bij dit vingertopletsel is het bot niet bloot komen te liggen, zodat na reiniging en debridement van niet-vitaal weefsel secundaire genezing mogelijk is. Er moet een niet-klevend wondverband worden aangelegd met follow-up binnen 48 uur. Als bij nader onderzoek blijkt dat er een aanzienlijk deel van het bot blootligt en er is geen arts met speciale expertise op de SEH aanwezig, dan moet een kinderchirurg worden ingeschakeld. De therapeutische opties van traumata met blootliggend bot variëren van conservatieve behandeling tot transplantatie van gesteelde huidflappen.

78 **i.** Dit kind heeft een exsudatieve faryngitis, met een wit membraan in de farynx. Ook zijn er petechiën zichtbaar op het gehemelte. De diagnose is ziekte van Pfeiffer. Deze aandoening wordt overgedragen door speeksel. De patiënt is gewoonlijk tot zes maanden na de infectie besmettelijk. In westerse landen is het meestal een ziekte van schoolkinderen en jongvolwassenen, maar in Centraal-Afrika zijn bijna alle kinderen al op 3-jarige leeftijd geïnfecteerd. Andere mogelijke oorzaken zijn groep-A-streptokokkeninfectie, difterie en ernstige herpessimplexfaryngitis.
ii. De meeste kinderen met de ziekte van Pfeiffer zijn niet ernstig ziek. Naast de symptomen die dit kind heeft, kunnen vergrote lymfklieren, vooral cervicaal, splenomegalie (50%) en hepatomegalie (30%) met lokale drukpijn voorkomen. Dit meisje had amoxicilline voorgeschreven gekregen vanwege de keelpijn. Dat zal de uitslag hebben uitgelokt.
iii. Het bloedonderzoek toont vaak leukopenie, atypische lymfocyten, positieve EBV-serologie en verhoogde leverenzymen. Bij de meeste kinderen is symptomatische behandeling afdoende. Kinderen met ernstige ziekte of gevaarlijke complicaties moeten uiteraard worden opgenomen. Hieronder vallen ademobstructie door sterk vergrote tonsillen en farynxoedeem, neurologische complicaties als convulsies, meningitis, encefalitis, het syndroom van Guillain-Barré, myocarditis, interstitiële pneumonie, pancreatitis en orchitis. Na een minder ernstig trauma kan miltruptuur optreden.

VRAGEN

79. Traumata van de halswervelkolom komen zelden voor bij kinderen, maar zijn potentieel dodelijk. Om er zeker van te zijn dat u een dergelijk trauma op de röntgenfoto niet over het hoofd ziet, moet u een systeem ontwikkelen om de foto's van de halswervelkolom te bekijken. Beschrijf uw systeem met gebruik van de getoonde foto **(79)**.

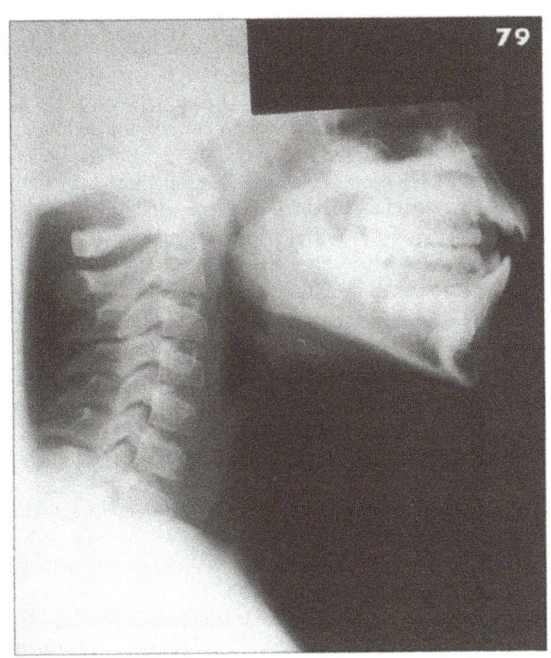

80. Een voorheen gezond meisje van 15 jaar komt met versnelde ademhaling, paresthesie van handen, voeten en mond en een dwangstand van haar hand **(80)**, na het bijwonen van een popconcert.
    i. Wat is de acute behandeling?
    ii. Wat is uw differentiaaldiagnose?
    iii. Welke follow-up is nodig?

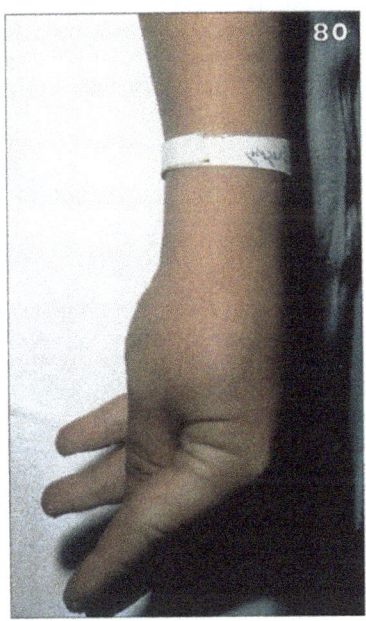

ANTWOORDEN

79 Hier volgt een voorbeeld van de systematische benadering van foto's van de cervicale wervelkolom. Begin met de wervels te tellen - alle zeven horen ze zichtbaar te zijn, net als de bovenrand van de eerste thoracale wervel. Als dat niet het geval is, kan een cervicothoracaal letsel niet worden uitgesloten en moet de foto worden overgenomen, eventueel met tractie aan de armen of in 'zwemmerspositie', zodat de overgang C7-T1 zichtbaar is. Vergeet niet dat een wervelkolomtrauma in tot 10% van de gevallen gepaard gaat met nog een tweede letsel aan de wervelkolom.
De wervels horen recht boven elkaar te liggen, met een lichte lordose. Trek lijnen langs de voor- en achterzijde van de corpora op zoek naar verschuiving als aanwijzing van subluxatie, en doe hetzelfde langs de achterste elementen van de wervelkolom. Op atlantoaxiaal niveau mag de ruimte tussen de voorkant van het tandvormig uitsteeksel en de achterkant van de voorboog van de atlas bij kinderen niet meer dan 4,5 mm bedragen.
Er is vóór de wervellichamen altijd een retrofaryngeale wekedelenschaduw zichtbaar en deze wordt groter als een onderliggende laesie een hematoom heeft veroorzaakt. Het is moeilijk te zeggen wat normaal is, maar de schaduw is groter bij de lagere halswervelkolom en mag op elk niveau niet breder zijn dan het naastgelegen wervellichaam.
Volg tot slot van elke wervel de omtrek, op zoek naar onregelmatigheden die op een fractuur duiden.

 i. Dit meisje lijdt aan hyperventilatie. De acute behandeling bestaat uit het corrigeren van de verlaagde $PaCO_2$ door haar in een zak te laten ademen.
ii. De differentiaaldiagnose omvat een reactie op hevige pijn, diabetische ketoacidose, hypocalciëmie, geneesmiddelengebruik (bijv. salicylaten) en organische stoornissen van het CZS. Als een patiënt bekend met luchtwegpathologie, zoals astma, zich presenteert met hyperventilatie, kan ten onrechte de diagnose acute astma worden gesteld. Bij hyperventilatie zijn de piekstroomwaarden en de ventilatie meestal normaal en wordt bij auscultatie geen piepen gehoord. Meestal is uitgebreid aanvullend onderzoek niet nodig.
iii. De patiënt moet weten dat hij zelf de controle heeft over zijn klachten. Zorgvuldige voorlichting door de SEH-arts kan herhaling voorkomen. Goede follow-up, eventueel met psychologische begeleiding, is aangewezen.

VRAGEN

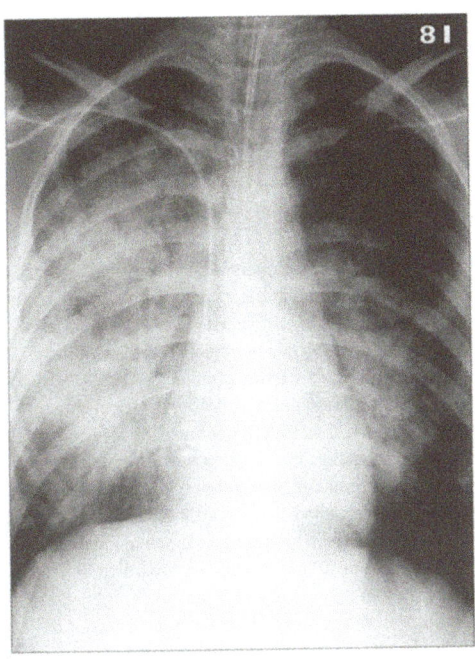

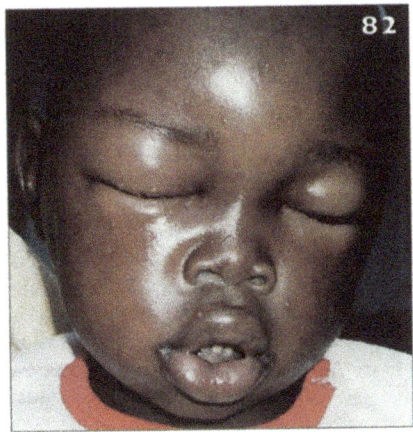

81 Een patiënt werd ingestuurd uit een plaatselijke kunstskibaan met een hoofdtrauma en een korte periode van bewustzijnsverlies. Er werden geen andere verwondingen gerapporteerd door degene die eerste hulp verleende.
i. Wat toont de röntgenfoto **(81)**?
ii. Wat moet er gebeuren?

82 Deze zuigeling zat onder de bijensteken bij presentatie in een lokaal zorgcentrum in Afrika **(82)**. Er waren te veel steken om te kunnen tellen. Lippen en oogleden werden toenemend oedemateus. De polsfrequentie was 110/min en de bloeddruk 90/50 mmHg. De ademfrequentie was 40/min en ze begon een piepende ademhaling te krijgen.
i. Wat moet er onmiddellijk gebeuren?
ii. Waarom neemt de relevantie van een dergelijke casus in andere landen toe?

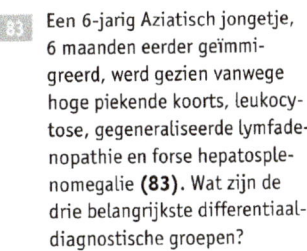

83 Een 6-jarig Aziatisch jongetje, 6 maanden eerder geïmmigreerd, werd gezien vanwege hoge piekende koorts, leukocytose, gegeneraliseerde lymfadenopathie en forse hepatosplenomegalie **(83)**. Wat zijn de drie belangrijkste differentiaaldiagnostische groepen?

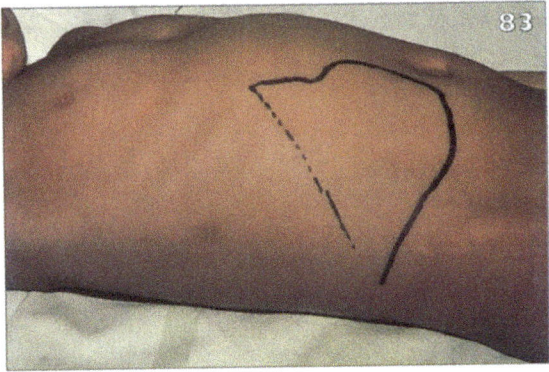

ANTWOORDEN

81 **i.** In de longen is bilateraal toegenomen tekening zichtbaar. Dit kan het gevolg zijn van aspiratie en van longcontusie. Longcontusie doet zich bij kinderen relatief vaak voor bij een stomp trauma. De ribben zijn flexibel; longcontusie kan zich voordoen zonder ribfractuur en zelfs zonder oppervlakkige kneuzing. Het stompe trauma wordt overgebracht op de long, waardoor beschadiging van longcapillairen optreedt, gevolgd door vulling van de alveoli met bloed.
ii. Longcontusie en aspiratiepneumonie kunnen het longparenchym ernstig beschadigen. Vaak zijn zuurstoftoediening en positievedrukbeademing nodig.

82 **i.** Bij deze zuigeling ontstond een anafylactische shock met beginnende luchtwegafsluiting als gevolg van larynxoedeem. Dit wordt veroorzaakt door acute vasodilatatie en toenemende capillaire permeabiliteit, met vochtverlies uit de intravasculaire ruimte. De anafylactische reactie is meestal dosisafhankelijk en doet zich binnen 30 minuten na blootstelling aan het agens voor. Bij bijensteken kan tot 10 dagen later ook een vertraagde hypersensibiliteitsreactie optreden.
De behandeling van milde urticariële reacties bestaat uit antihistaminica met of zonder corticosteroïden. In dit meer ernstige geval was een volledige anafylaxiebehandeling noodzakelijk. Er werd een beademingstube geplaatst en de patiënt kreeg zuurstof toegediend in combinatie met verneveld salbutamol. De circulatie werd ondersteund door intraveneuze vulling en adrenaline intramusculair. Zo wordt de vasodilatatie bestreden en wordt de verdere afgifte van mediatoren uit mestcellen en basofielen voorkomen. Verder kunnen antihistaminica en hydrocortison intraveneus worden toegediend.
ii. Afrikaanse bijen kunnen zeer agressief zijn. Ze werden in 1956 in Brazilië ingevoerd en de kruising met de redelijk tamme Europese bijen leidde tot een hybride, de Afrikaanse honingbij. Deze zijn agressiever dan Europese bijen en reageren op de geringste verstoring van hun nest door duizenden bijen uit te sturen. Kolonies van deze hybride soorten trekken geleidelijk noordwaarts over het Amerikaanse continent. Er zijn al diverse sterfgevallen gemeld.

83 De drie belangrijkste groepen diagnosen zijn:
- Maligniteiten, bijv. leukemie, lymfoom, histiocytose X, hepatoblastoom en metastatische tumoren, zoals neuroblastoom, wilmstumor en gonadale tumoren.
- Lymfohematogene verspreiding van Mycobacterium tuberculosis.
- Andere ongebruikelijke infecties, zoals gegeneraliseerde schimmelinfecties.

Bij deze vorm van tuberculose is de mantouxreactie meestal sterk positief en slaat behandeling meestal goed aan. Bij dit kind bleek het extreem moeilijk om de diagnose te stellen; men meende aanvankelijk dat er sprake was van een gegeneraliseerde reticulo-endotheliale maligniteit.
Bij elk ziek kind met koorts zonder oorzaak moet al vroeg in het diagnostisch proces aan tuberculose worden gedacht.

VRAGEN

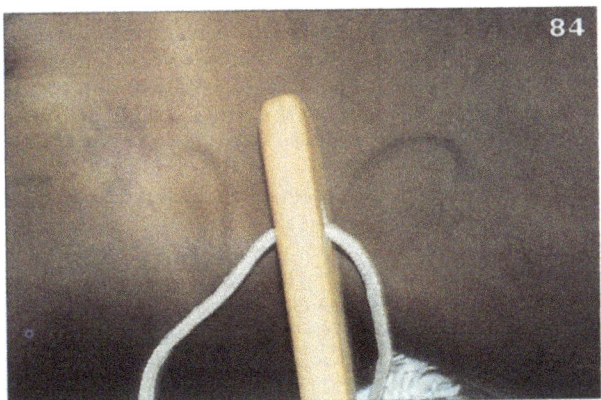

84 Een 2-jarige jongen zou zijn uitgegleden in bad. Bij aankomst in het ziekenhuis was hij comateus. Bij lichamelijk onderzoek werden oude halfronde laesies gezien op het abdomen **(84)** en retinabloedingen. Het was het ambulancepersoneel opgevallen dat hij niet nat was toen zij bij het huis aankwamen. Omdat aan kindermishandeling werd gedacht, werd CT van het hoofd aangevraagd.
  i. Wat zou de CT kunnen tonen?
  ii. Welke laesies kunnen worden gevonden bij het shaken baby syndrome?

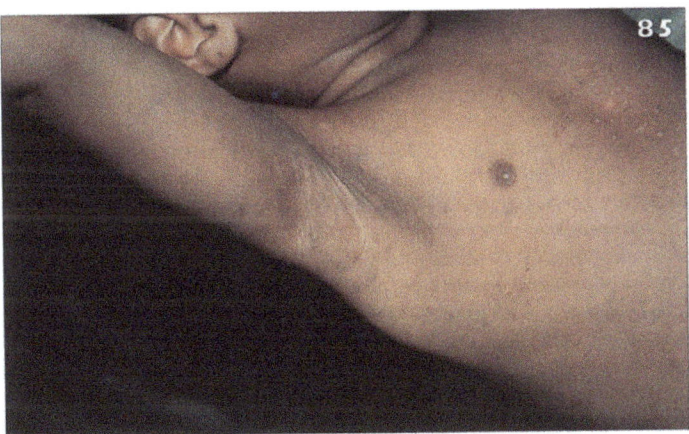

85 Deze 3-jarige jongen werd gezien vanwege al drie weken bestaande uitslag **(85)**. Zijn moeder gebruikt zinkoxide en zetmeelbaden. Hij lijkt meer last te krijgen en nu heeft ook zijn zusje uitslag.
  i. Wat is uw diagnose?
  ii. Welke behandeling adviseert u?

ANTWOORDEN

84 **i.** Op de CT-scan waren verse afwijkingen zichtbaar met subduraal bloed in de interhemisferische fissura posterior en langs de cerebrale convexiteit. Dit wordt veroorzaakt door scheuren van de meningeale venen en gaat meestal gepaard met een ernstige contusie. Slechts bij 30% van alle subdurale hematomen bij kinderen bestaat ook een schedelfractuur. De lokalisatie van de fractuur houdt meestal geen duidelijk verband met die van het hematoom. In 75% van de gevallen is de bloeding bilateraal.
De CT-afwijkingen kunnen uiteenlopen. In een vroeg stadium is cerebraal oedeem (verlies van het contrast tussen grijze en witte stof) de enige afwijking.
ii. Het shaken baby syndrome komt meestal voor bij zuigelingen jonger dan 3 maanden, maar is beschreven bij kinderen tot 2 jaar. Meestal is het kind comateus. Een bomberende voorste fontanel en wijde lichtstijve pupillen kunnen aanwezig zijn. Vaak zijn er ook bilaterale retinabloedingen; deze kunnen aan de voorzijde liggen en moeilijk te zien zijn bij directe oftalmoscopie.
Er bestaat discussie over de vraag of het voor de intracraniale bloeding voldoende is dat de kinderen krachtig heen en weer worden geschud of dat het hoofd ook ergens tegenaan geslagen moet zijn. In één reeks van 48 gevallen van shaken baby syndrome was bij ruim 60% ook sprake van een klap tegen het hoofd. Uit experimenten op mensapen blijkt dat alleen schudden de afwijkingen kan veroorzaken bij jonge zuigelingen, bij wie de myelinisatie nog incompleet is en de hersenen nog voor een groter percentage uit water bestaan. Bij oudere kinderen is de klap, die grote deceleratiekrachten veroorzaakt, wellicht van meer belang dan het schudden op zich. Bij niet-accidenteel letsel zijn vaak ook andere tekenen van geweld aanwezig. Bij al deze kinderen moet een volledige skeletstatus worden vervaardigd om oude en verse fracturen op te sporen.

85 **i.** Het chronische karakter, de verdeling en de aanwezigheid van symptomen bij andere gezinsleden helpen bij de diagnostiek van scabies - infestatie met Sarcopes scabiei. De primaire laesies van scabies zijn onder meer papels, vesikels, pustels en boorgangen, het gevolg van de invasie van vrouwelijke parasieten. Deze zijn typisch gelokaliseerd tussen vingers en tenen, in oksels en elleboogsholten en aan de binnenzijde van polsen en liezen.
De secundaire laesies, veroorzaakt door een heftige overgevoeligheidsreactie op de parasieten, treden ongeveer 1 maand na infestatie op; hieronder vallen allergische urticariële reacties op de parasieten, eczeem, excoriaties en infectie. Dit zijn vaak de meer opvallende laesies bij diagnose; ze zijn te vinden op romp en ledematen.
Jonge kinderen en zuigelingen vertonen vaak een atypische verdeling, met laesies op hoofd, gezicht, handpalmen en voetzolen. De door de chronische infestatie veroorzaakte klachten kunnen leiden tot slechte eetlust en groeivertraging.
De diagnose wordt meestal gesteld aan de hand van de bevindingen bij lichamelijk onderzoek en kan worden bevestigd door de isolatie van een mijt of een eitje uit schraapsel van boorgangen.
ii. Scabies kan binnen een dag met succes worden behandeld met 5% permetrinecrème. Alle gezinsleden moeten tegelijkertijd worden behandeld. Kleding en beddengoed moeten in heet water worden gewassen en gordijnen en andere voorwerpen moeten 7-10 dagen in een plastic zak worden opgeborgen. Ook emollientia en antipruritica kunnen nuttig zijn; ze moeten soms een maand lang worden toegepast. Zo nodig worden bacteriële superinfecties bestreden met antibiotica.

VRAGEN

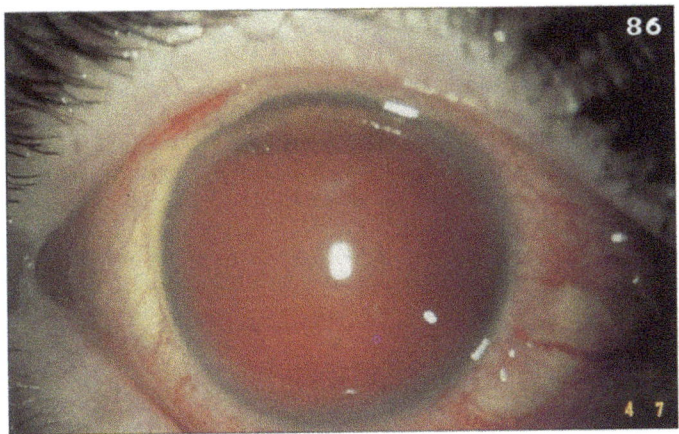

86 Wat voor bloeding is hier in de fundus zichtbaar **(86)**?

87 Een 1 week oude zuigeling begon plotseling gallig te braken. Hier ziet u de buikoverzichtsfoto **(87a)**.
i. Wat is de differentiaaldiagnose?
ii. Welk onderzoek is nodig?
iii. Welke actie moet direct worden ondernomen?

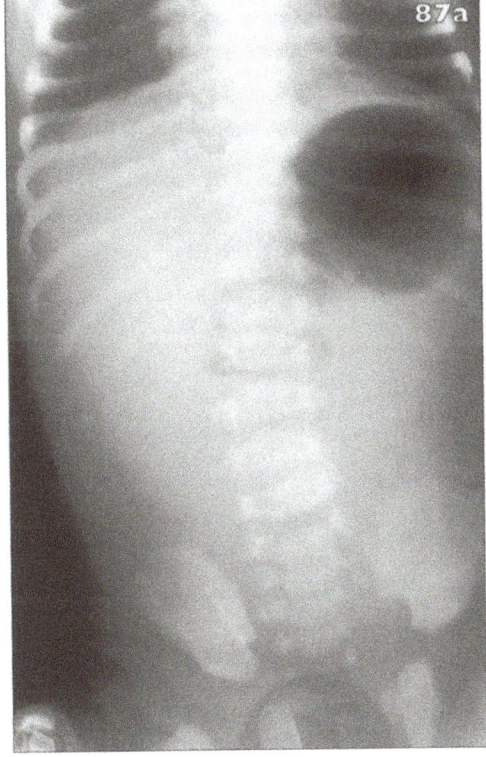

ANTWOORDEN

86 Op de dia is een diffuse glasvochtbloeding zichtbaar. Het glasvocht is stevig verankerd aan de rand van de discus nervi optici, de retinavaten en de ora serrata van de perifere retina. Een glasvochtbloeding wordt veroorzaakt door bloeding uit retinavaten. Deze ontstaat door een klap op het oog, waardoor de retinavaten scheuren, of indirect door tractie van het glasvocht aan de retinavaten. Bij onderzoek is de pupilreactie op licht normaal. De rode reflectie verdwijnt bij directe oftalmoscopie. Observatie is nodig om een onderliggende retinaloslating of retinascheuren op te sporen, het gevolg van tractie van het glasvocht bij de ora serrata.

87 **i.** Als eerste moet worden gedacht aan malrotatie met volvulus. Deze kinderen braken gallig en hebben meestal constant buikpijn. Als er darmischemie is ontstaan, kan er bloed in de ontlasting worden gevonden.

Andere te overwegen diagnosen zijn darmobstructie door andere oorzaken, bijv. invaginatie (zeldzaam op deze leeftijd), malrotatie zonder volvulus, sepsis, urineweginfectie en een metabole stoornis, maar dan is het braken vaak niet gallig.

ii. Bij alle kinderen met gallig braken worden buikoverzichtsfoto's gemaakt (hangend en liggend), gevolgd door slokdarm-maagfoto's met contrast, ter uitsluiting van malrotatie. Daarbij blijkt het duodenum rechts van de wervelkolom te verlopen **(87b)**.

iii. De eerste behandeling bestaat uit intraveneuze toediening van 10-20 ml/kg fysiologischzoutoplossing, zo nodig herhaald. Verder wordt een breedspectrumantibioticum voorgeschreven. Bij acute volvulus is spoedlaparotomie nodig.

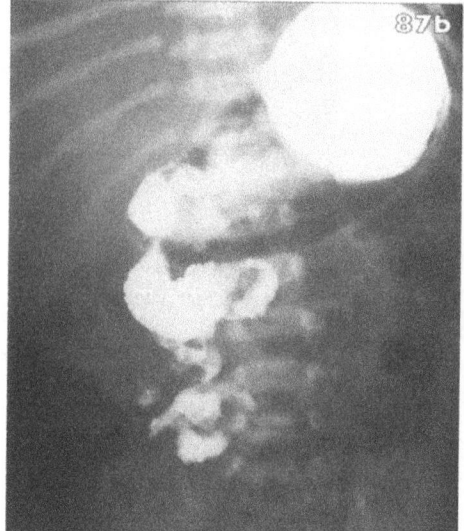

VRAGEN

88 Dit 3 jaar oude meisje drinkt alleen melk en eet slechts een enkele keer vast voedsel **(88)**. Ze ziet er bleek uit, zeker vergeleken met de huidskleur van de moeder. Ze is speels maar wat minder actief dan een maand tevoren en de hartslag in rust bedraagt 100/min.
i. Wat is de waarschijnlijkheidsdiagnose, gezien anamnese en bevindingen bij lichamelijk onderzoek?
ii. Welke afwijkingen in het bloedbeeld kunnen worden verwacht die de diagnose kunnen bevestigen?

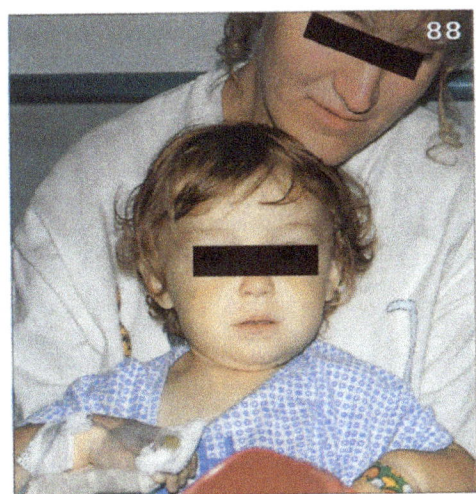

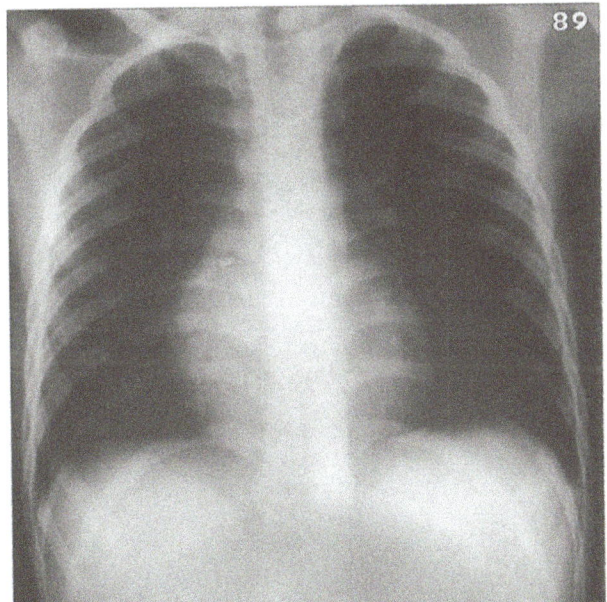

89 Een jongeman is van een rots gevallen en heeft een femurfractuur. Hij blijkt bij het ongeval ook een tand kwijtgeraakt te zijn. Hier wordt de preoperatieve thoraxfoto getoond **(89)**.
i. Waar is de tand?
ii. Hoe zou u deze jongen onderzoeken als het vermoedelijk geïnhaleerde vreemd lichaam niet radio-opaak was?

ANTWOORDEN

88 **i.** De waarschijnlijkheidsdiagnose is ferriprieve anemie. Het gezonde voorkomen en de normale hartslag wijzen erop dat de anemie geleidelijk is ontstaan. Bij jonge kinderen wordt slechts 10% van het ijzer uit koemelk geabsorbeerd, vergeleken met 50% uit moedermelk. Bovendien prefereren sommige kinderen melk boven andere ijzerbevattende voedingsmiddelen.

ii. Naast lage waarden voor hemoglobine en hematocriet (in dit geval resp. 2,4 mmol/l en 0,12 l/l), vindt men bij ferriprieve anemie een laag MCV en een hoge red cell distribution width. Dit laatste duidt op twee verschillende celpopulaties; een waarde >20 wordt vaak gezien bij matige tot ernstige ijzerdeficiëntie. De diagnose wordt ondersteund door een verhoogde totale ijzerbindingscapaciteit en een verlaagd serumferritine.

89 **i.** Op de thoraxfoto is een tand te zien in de rechter hoofdbronchus.

ii. Kinderen die gedurende enige tijd kokhalzen en hoesten, worden vaak op de SEH gepresenteerd omdat hun ouders vermoeden dat zij een vreemd lichaam hebben geaspireerd. Vaak hebben de kinderen het object ingeslikt in plaats van geaspireerd. Geaspireerde objecten kunnen echter dermate ernstige langetermijngevolgen hebben, dat elk vermoeden van aspiratie grondig onderzoek vereist. Met name pinda's zijn bijzonder schadelijk, omdat zij irritatie en weefselreactie kunnen veroorzaken.

Er moet een uitgebreide anamnese worden afgenomen, waarbij vooral wordt gelet op veranderingen in slikgedrag, spraak of ademhaling. Dit moet worden gevolgd door een grondig onderzoek van mond, keel en thorax. Afwezigheid van afwijkingen sluit aspiratie echter niet uit. Röntgenonderzoek dat niet alleen de thorax, maar ook hals en bovenbuik in beeld brengt, kan de aanwezigheid van een radio-opaak vreemd lichaam in larynx, trachea, bronchi, slokdarm of maag aantonen. Theoretisch kan vergelijking van bij inspiratie en expiratie genomen opnamen de aanwezigheid van gebieden met hyperinflatie of collaps aantonen, maar jonge kinderen kunnen hieraan zelden meewerken.

Na alle onderzoeken kan het nog onduidelijk zijn of er sprake is van aspiratie of niet. Dan moet bronchoscopie worden verricht om aspiratie uit te sluiten of het object te verwijderen.

VRAGEN

90 **i.** Beschrijf de getoonde radiologische afwijking **(90)** en geef de waarschijnlijkheidsdiagnose.
ii. Hoe en op welke leeftijd presenteert dit ziektebeeld zich meestal? Wat zijn de voorkeurslocaties?
iii. Welke actie moet worden ondernomen?

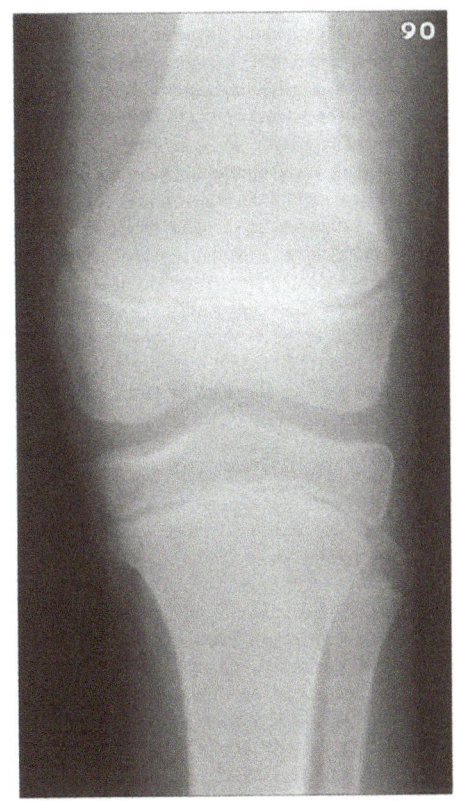

91 Een 4 jaar oud negroïde meisje werd gezien vanwege een bloeding uit de vagina.
i. Welke diagnose levert het lichamelijk onderzoek op **(91)**?
ii. Waaruit bestaat de behandeling?

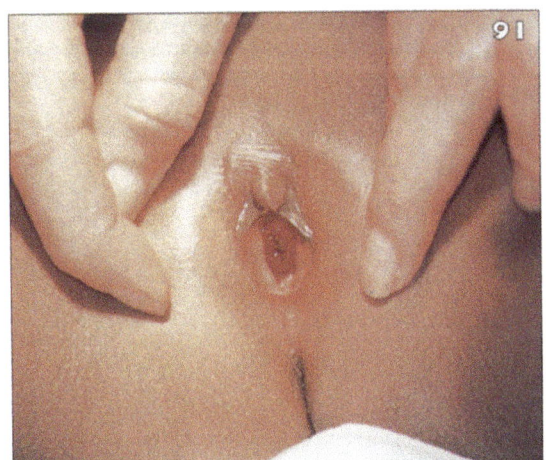

ANTWOORDEN

90 i. De röntgenfoto toont een knie in de groei met een laesie in het laterale deel van de distale femurmetafyse. Er is beginnende destructie van corticaal bot met daarnaast een gebied van onregelmatige, onscherp begrensde calcificatie dat tot in de weke delen reikt.
Dit is een osteosarcoom. Ter illustratie had hier ook een foto kunnen worden getoond met meer uitgebreide afwijkingen, maar het is van belang dat men leert om de subtielere aspecten van een beginnende maligniteit bij de eerste presentatie te herkennen. Als de diagnose vroeg wordt gesteld, kan men volstaan met een minder mutilerende operatie en verbeteren de overlevingskansen.
ii. Osteosarcoom komt het meest voor in het tweede decennium en doet zich meestal voor in de metafyse naast de snel groeiende gebieden van distale femur, proximale tibia en proximale humerus. De aandoening presenteert zich meestal met een asymptomatische zwelling of met een doffe, zeurende, niet-bewegingsafhankelijke pijn (d.w.z. dag en nacht aanwezig, bij rust en bij activiteit). Soms is het eerste signaal een pathologische fractuur in verzwakt bot.
iii. Hoewel de exacte diagnose niet uit deze foto kan worden afgeleid, geven de leeftijd van de patiënt en de plaats en de aard van de laesie voldoende aanleiding om aan een osteosarcoom te denken, aanvullend radiodiagnostisch onderzoek aan te vragen en orthopeed of kinderchirurg te consulteren. De volgende stap is het biopteren van de tumor en stagering ervan als de diagnose wordt bevestigd. Dit wordt gevolgd door een curatieve operatie, hetzij amputatie, hetzij in gunstiger gevallen excisie met sparen van de extremiteit, gebruikmakend van allotransplantatie van bot of een metalen implantaat. Met ondersteunende chemotherapie ligt de overleving in gespecialiseerde centra boven 50%.

91 i. De bloeding wordt bij dit meisje veroorzaakt door lokale irritatie van het urethraslijmvlies, dat prolabeert uit de meatus. Het lichamelijk onderzoek toont een gezwollen, goed begrensde, donkerrode weefselring die de introitus vaginae bedekt. Centraal is het urethralumen zichtbaar.
Urethraprolaps komt nogal eens voor als oorzaak van vaginabloeding bij negroïde meisjes van 3-10 jaar; vermoedelijk als gevolg van slechte aanhechting van de gladde spierlagen van de urethra. Ook dysurie en zelfs urineretentie kunnen de eerste bevinding zijn. Obstipatie kan een luxerende of verergerende factor zijn.
Andere oorzaken van vaginabloeding zijn trauma, vreemd lichaam, vaginitis en hormonale aandoeningen als pubertas praecox.
ii. Urethraprolaps kan, als de mucosa er gezond en niet-necrotisch uitziet, conservatief worden behandeld met fysiologischzoutbaden. Vaak verdwijnt het probleem binnen enkele weken. Als zich necrose voordoet of als de symptomen niet binnen enkele weken verdwijnen, is chirurgisch ingrijpen nodig.

VRAGEN

92 Een 3-jarig kind is bij het oversteken aangereden en per ambulance naar de SEH gebracht. Na een eerste beoordeling is deze röntgenfoto gemaakt **(92)**. Wat ziet u hier?

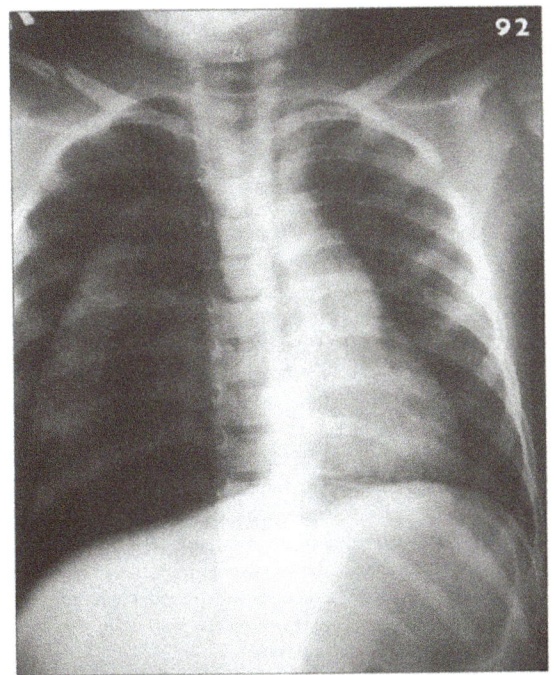

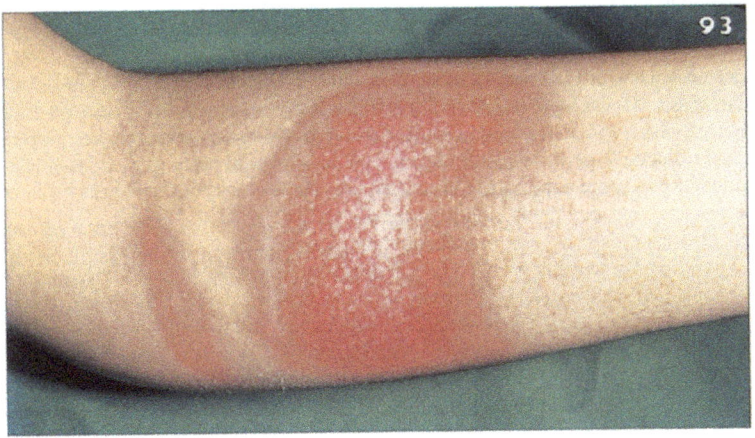

93 De onderarm van deze jongen is tussen de zware rollers van de wringer van zijn grootmoeder gekomen **(93)**.
  i. Welke oppervlakkig afwijkingen ziet u?
  ii. Op welke andere problemen moet u bedacht zijn?

ANTWOORDEN

92 Drie belangrijke bevindingen zijn:

- Het mediastinum is naar links verplaatst.
- Om de rechterlong is een luchtschil zichtbaar.
- Het rechterdiafragma staat laag.

Deze bevindingen wijzen op een spanningspneumothorax rechts.
Let op de claviculafractuur. Fracturen van clavicula en ribben wijzen meestal op een zwaar trauma. Ook mediastinale vaten en wervels kunnen beschadigd zijn.
Het is met de huidige traumaprotocollen ongebruikelijk dat een pneumothorax pas op de thoraxfoto wordt gezien. Gewoonlijk vindt behandeling van een symptomatische pneumothorax bij een traumapatiënt plaats direct na het eerste onderzoek (verminderde luchtaanvoer en tympanische percussie rechts en verplaatsing van het mediastinum naar links). Na plaatsing van de thoraxdrain wordt een thoraxfoto gemaakt om de restpneumothorax te beoordelen. Onnodige vertraging bij het wachten op het röntgenonderzoek kan ongunstig zijn voor de patiënt.

93 **i.** Dit is een verbrijzelingstrauma. Verbrijzeling in een wringer is zeldzaam geworden, maar dit illustreert wel de problemen die erdoor worden opgeroepen.
De rollers van de wringer verbrijzelen eerst de arm en veroorzaken vervolgens een schaafwond als de arm stilhoudt en de rollers blijven draaien. Dit leidt tot diepe ontvellingen, soms met verlies van de huid over de volledige dikte, zodat huidtransplantatie nodig is. Daarnaast kan het losscheuren van het subcutane weefsel een grote dode ruimte creëren waarin een bloeding een groot hematoom kan doen ontstaan.
ii. De fasciën rond de spieren zijn bij zo'n trauma meestal intact. Door de verbrijzeling kunnen de spieren in de fascie echter aanzienlijk opzwellen. Hierdoor kan de druk in het spiercompartiment zo hoog stijgen, dat de capillaire perfusie daalt tot onder het niveau dat nodig is om het weefsel levensvatbaar te houden. Dit leidt tot ischemische necrose en naarmate spierweefsel wordt vervangen door bindweefsel, tot contracturen.
De symptomen van het compartimentsyndroom zijn zwelling en gevoeligheid van het aangetaste gebied, diepe, persisterende pijn die verergert bij passief rekken van de spieren, parese en paresthesie. Meestal is er wel een pols voelbaar; de druk in het compartiment is zelden hoger dan de arteriële druk. Door bepaling van de druk in het compartiment, bijv. met behulp van een naaldmanometer, kan de definitieve diagnose worden gesteld.
Bij de behandeling richt men zich op verbetering van de weefselperfusie. Daarvoor zijn ziekenhuisopname en rust nodig; de arm wordt hoger gelegd en regelmatig geïnspecteerd. De arm moet niet té hoog worden gehouden, want dat verlaagt de weefselperfusie. De patiënt moet voldoende vocht krijgen. Er moet controle plaatsvinden van kalium, natrium en ureum in het serum; in de urine wordt myoglobine bepaald. Fasciotomie kan nodig zijn om de druk te doen afnemen, waarbij moet worden gezorgd dat het gehele compartiment wordt ontlast.
Bij dergelijke verwondingen wordt bij röntgenonderzoek meestal geen fractuur aangetroffen.

VRAGEN

94 Een 13 jaar oude jongen heeft pijn links in het scrotum en braakt daarbij; dit ontstond plotseling tijdens een fietstocht met vrienden. Het scrotum staat afgebeeld **(94)**.
i. Wat zijn de meest waarschijnlijke diagnosen?
ii. Welke bevindingen bij lichamelijk onderzoek zijn bepalend voor de diagnose en de afloop?

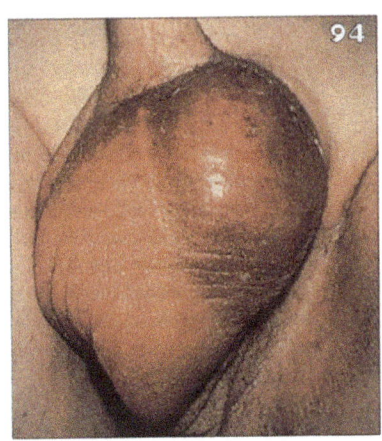

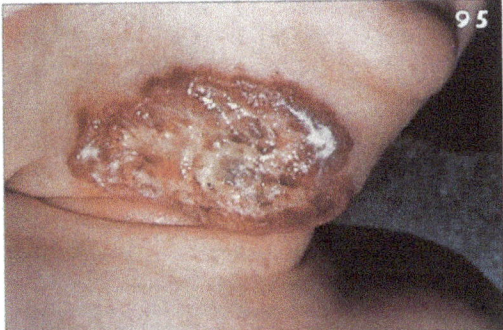

95 Dit jonge kind heeft een complicatie van een groot hematoom in de hals, reden voor zijn ouders om hem direct naar het ziekenhuis te brengen **(95)**. Wat is dit?

96 Een 3 jaar oude peuter wordt door de politie naar de SEH gebracht. Ze is alleen thuis aangetroffen. Bij onderzoek vallen de talloze bloeduitstortingen op **(96)**. De rest van het lichamelijk en oriënterend neurologisch onderzoek is normaal. Waarmee rondt u uw onderzoek af?

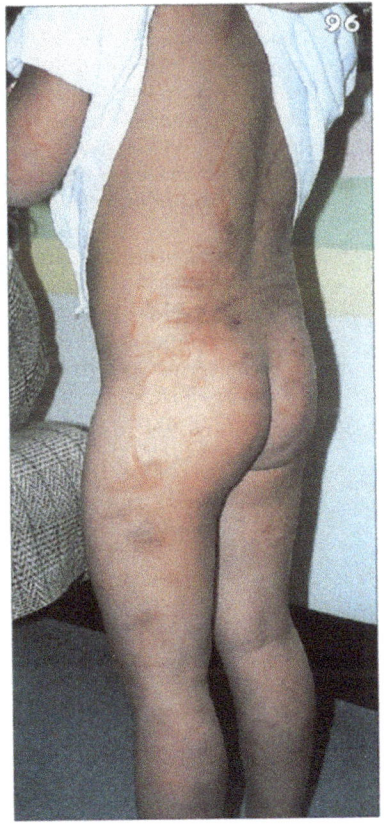

ANTWOORDEN

94 **i.** Waarschijnlijk is hier sprake van torsio testis of epididymitis. Gezien de verkleuring van de linker scrotumhelft bestaat er waarschijnlijk een torsie van de zaadstreng, met congestie en zwelling als gevolg. Torsio testis wordt vooral gezien in de neonatale periode en rond de puberteit, in het laatste geval zich presenterend als onderbuikpijn of liespijn. De aanvang kan acuut of geleidelijk zijn. Intermitterende torsie bemoeilijkt de diagnose.

ii. De aanwezigheid van een sterke cremasterreflex pleit sterk tegen de diagnose van torsio testis, met een negatieve voorspellende waarde van ruim 90%. De tijd tussen de aanvang van de pijn en de detorsie is de belangrijkste factor bij het bepalen van de levensvatbaarheid van de testis. Hebben de symptomen meer dan 24 uur bestaan, dan is de levensvatbaarheid vrijwel nihil.

Het is mogelijk om met dopplerechografie de testiculaire bloedstroom vast te leggen en zo torsio testis te diagnosticeren. Een test die op perfusie berust, geeft uiteraard alleen de situatie ten tijde van het onderzoek aan. Daarmee kan niet worden vastgesteld of zich een torsie heeft voorgedaan en of er kans is op recidief.

95 Dit hemangioom vertoont centrale ulceratie. Dit doet zich bij een minderheid van alle hemangiomen voor en gebeurt meestal tijdens de periode van snelle groei in het eerste levensjaar. Deze complicatie wordt vooral gezien bij perineale hemangiomen. Verder kunnen zich secundaire infectie en bloeding voordoen, meestal bij hemangiomen van lippen, mond en anogenitale gebied. Zorgvuldige hygiëne, lokale en systemische antibiotica en afdekken kunnen nodig zijn om cellulitis en littekenvorming tegen te gaan. Bloedingen zien er voor de ouders alarmerend uit, maar reageren snel op lokale druk. Soms is laserbehandeling effectief.

Hemangiomen op het hoofd en in de hals kunnen zich uitstrekken tot in het glottisgebied, met luchtwegobstructie als gevolg. Complicaties van grote hemangiomen zijn trombocytopenie, veroorzaakt door de retentie van trombocyten in de laesie (kasabach-merrittsyndroom), en hartfalen. Prednison oraal en interferon kunnen effectief zijn.

96 De verdeling, de uitgebreidheid en het patroon van de laesies zijn diagnostisch voor kindermishandeling. Stollingsonderzoek kan nodig zijn om een hemorragische diathese uit te sluiten. Het is verstandig om een skeletstatus te vervaardigen om (oude) fracturen op te sporen. Bij kinderen onder 2 jaar levert dat overigens vrij weinig op, zodat verder onderzoek door sommigen wordt beperkt tot die kinderen bij wie vanwege drukpijn, misvorming of ernstig wekedelenletsel reden is om aan een fractuur te denken. Gezien de verdeling van de plekken over billen en dijen wordt urineonderzoek aangeraden vanwege de mogelijkheid van rabdomyolyse en myoglobinurie. Dan vindt men een positieve test op bloed zonder dat het sediment rode bloedcellen bevat. Met de bepaling van CK in het serum kan rabdomyolyse gemakkelijk worden bevestigd. Stomp buiktrauma kan leiden tot stijging van leverenzymen en pancreasamylase. Ten slotte moeten vermoedens van kindermishandeling worden gemeld bij het AMK.

VRAGEN

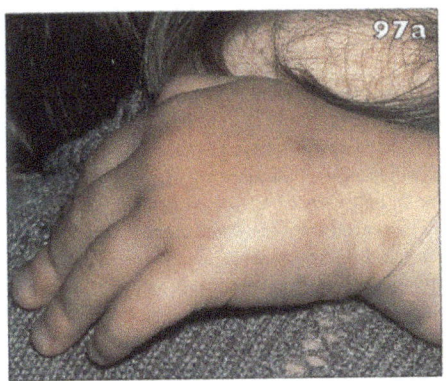
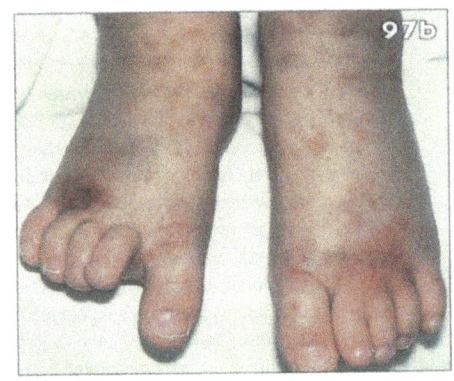

97 Dit 3-jarige jongetje werd gezien vanwege zwellingen rond de ogen en op beide handruggen en een verheven purpura-achtige uitslag op de strekzijde van extremiteiten en billen **(97a-c)**.
i. Wat is de waarschijnlijkheidsdiagnose?
ii. Waaruit bestaat de behandeling?
iii. Welke informatie moet aan de ouders worden gegeven?

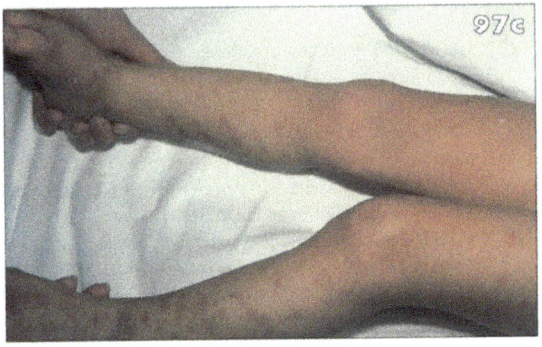

98 Bij dit 6-jarige meisje bestond met een stevige, niet-drukpijnlijke zwelling van 3 x 2 cm rechts in de hals **(98)**. De zwelling was al enkele weken aanwezig, maar was onlangs in omvang toegenomen, met roodheid van de overliggende huid. Ze zwom graag.
i. Wat is de differentiaaldiagnose?
ii. Waaruit bestaat uw eerste onderzoek?

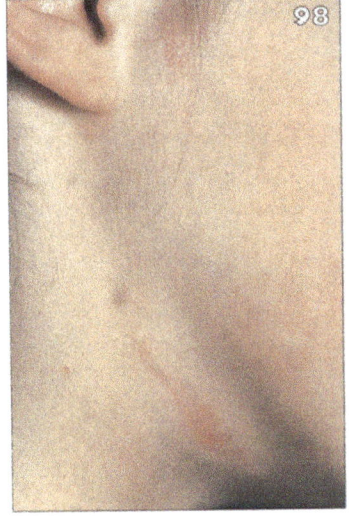

ANTWOORDEN

97 **i.** Purpura van Henoch-Schönlein of anafylactoïde purpura.
ii. Er is geen specifieke therapie beschikbaar. Als hemolytische streptokokken worden aangetoond (in ongeveer 20% van de gevallen), is penicilline geïndiceerd. In de acute fase moet het kind zo veel mogelijk rust houden, want lichamelijke activiteit heeft een negatieve invloed op de uitslag en de gewrichtsklachten. Symptomatische behandeling is nuttig. De enige indicatie voor behandeling met corticosteroïden is ernstige en onbehandelbare buikpijn.
iii. Purpura van Henoch-Schönlein komt veel voor bij jonge kinderen, vaak na een milde virusinfectie, en verdwijnt meestal volledig. De aandoening kan een keer recidiveren voordat hij volledig verdwijnt. Meestal zijn de afwijkingen niet langer dan 6 weken aanwezig, maar het kan ook een jaar of langer duren voordat het kind genezen is. Nieren en darmen kunnen meedoen. Daarom moeten eiwituitscheiding in de urine en bloeddruk gedurende enige tijd worden vervolgd.
Vooral de dragende gewrichten kunnen voorbijgaand gezwollen zijn.
Als de ziekte tijdens de zomermaanden optreedt, moet men er rekening mee houden dat insectenbeten in het begin gepaard kunnen gaan met overgevoeligheidsreacties.

98 **i.** Dit kind heeft een unilaterale chronische lymfadenitis. Aangezien de zwelling niet pijnlijk of drukpijnlijk is, is de verwekker waarschijnlijk Mycobacterium tuberculosis of een van de atypische mycobacteriën (bijv. M. avium intracellulare). Er moet worden gevraagd naar BCG-vaccinatie en contact met tuberculose. De meest voorkomende oorzaak is infectie met M. avium of M scrophulaceum. Dit meisje zwemt echter veel en kan in een zwembad zijn besmet met M. marinum.
Andere mogelijke oorzaken van een dergelijke cervicale lymfadenitis zijn pyogene bacteriële infectie, ziekte van Pfeiffer en maligniteit.
ii. Het eerste aanvullende onderzoek bestaat uit tuberculinereactie, thoraxfoto, EBV-serologie, volledig bloedbeeld, BSE en keelkweek.
Als bij tuberculose oppervlakkig gelegen lymfklieren betrokken zijn, betreft het meestal de cervicale of supraclaviculaire klieren, waarbij de amandelen of de bovenste luchtwegen de porte d'entrée vormen.
Bij atypische mycobacteriële infecties gaat voor de behandeling de voorkeur uit naar totale excisie van de betrokken lymfeklieren. Chemotherapie is waarschijnlijk ineffectief.

VRAGEN

99 Deze zuigeling van 9 maanden wordt gepresenteerd met een al 3 weken bestaande uitslag **(99)**. Zijn moeder behandelt hem met fysiologischzoutbaden en een indifferente zalf.
i. Wat is uw diagnose?
ii. Welke behandeling adviseert u?

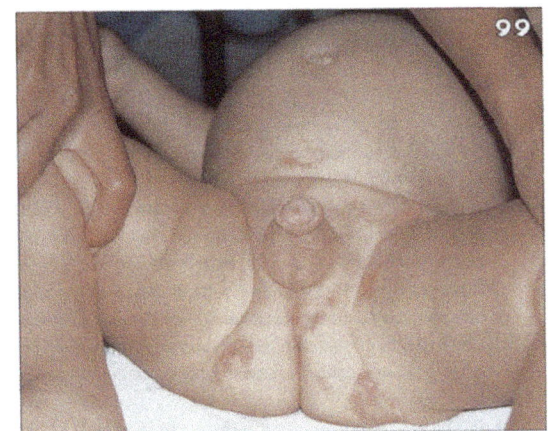

100 Een 14-jarige jongen had zich in de afgelopen 6 weken drie keer bij de huisarts gemeld wegens pijn in de linkerknie. Uiteindelijk meldde hij zich bij de SEH. Bij lichamelijk onderzoek en röntgenonderzoek werden geen afwijkingen gevonden. De SEH-arts vroeg een orthopeed om advies. Toen deze de jongen op de onderzoeksbank zag liggen, vroeg hij om röntgenonderzoek van de heup **(100a, b)**.
i. Wat is er volgens hem aan de hand?
ii. Op welke leeftijd doet deze aandoening zich meestal voor?

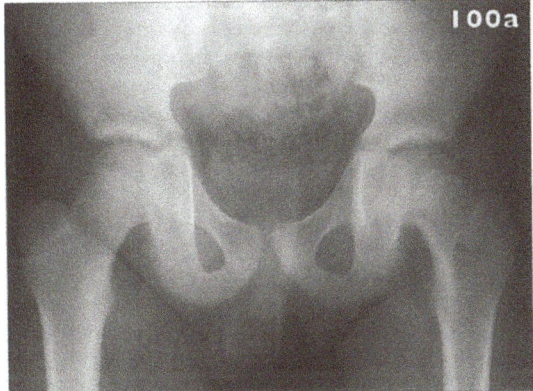

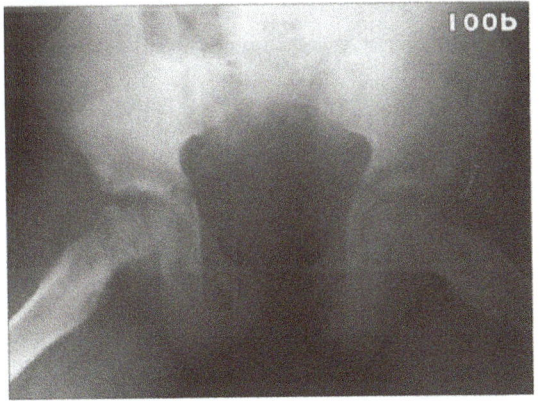

ANTWOORDEN

99 **i.** Deze patiënt heeft impetigo, een infectie van de oppervlakkige epidermis. De uitslag begint meestal op reeds beschadigde huid, bijvoorbeeld bij een schaafwond of insectenbeet, met rode maculae, die zich ontwikkelen tot rode vesikels met een erythemateuze hof. Als deze openbreken, komt er honingkleurig vocht vrij. Ruim de helft van de gevallen wordt veroorzaakt door Staphylococcus aureus, de rest door groep-A-streptokokken. Er kunnen zich complicaties voordoen als cellulitis en hematogene verspreiding.

ii. Nadat eventueel kweken zijn afgenomen voor identificatie van de verwekker en gevoeligheidsbepaling, moet direct worden gestart met de behandeling. Lokale antibiotica, zoals mupirocinezalf, zijn effectief. Gezien de uitgebreidheid van de afwijkingen kan een oraal antibioticum, zoals flucloxacilline, werkzaam tegen beide organismen, worden toegevoegd. Washandjes, handdoeken en beddengoed moeten gescheiden worden gehouden van die van de overige familieleden.

De gevoeligheid van bacteriën voor antibiotica varieert afhankelijk van plaats en tijdstip. Bij de antibioticakeuze moet rekening worden gehouden met de lokale omstandigheden.

100 **i.** Deze patiënt heeft epifysiolyse van de femurkop. Dit type afwijkingen komt tamelijk veel voor bij kinderen en varieert van congenitale heupdislocatie, via coxitis fugax en ziekte van Perthes later in de kinderjaren tot femurkopepifysiolyse, die vooral bij adolescenten voorkomt.

ii. De oorzaak van femurkopepifysiolyse is meestal onbekend, maar een enkele keer speelt een hormonale stoornis een rol, zoals hypothyroïdie, of renale osteodystrofie, die zou leiden tot verzwakking van de groeiplaat. De aandoening doet zich meestal voor tijdens de groeispurt (11-13 jaar bij meisjes, 12-14 jaar bij jongens) en bij overgewicht, hetgeen suggereert dat de actieve groeiplaat problemen heeft met het toenemende lichaamsgewicht.

De aandoening begint meestal met heupklachten, die zeer mild kunnen zijn, en een kreupele gang of zelfs met alleen kniepijn. Het belang van het herkennen van referred pain van heup naar knie kan niet genoeg worden benadrukt.

Op de röntgenfoto is een geringe maar onmiskenbare afwijking te zien in de linkerheup, waarbij de femurkopepifyse ten opzichte van de metafyse omlaag en naar achteren is verplaatst. Op de laterale 'kikkerprojectie' is de verschuiving duidelijker te zien; doordat de femurhals ten opzichte van de epifyse naar voren is verplaatst, ligt het been in exorotatie. Dit verklaart ook waarom de orthopeed bij het zien van de beenhouding röntgenonderzoek van de heup nodig achtte.

In eerste instantie lijkt het vreemd dat deze dislocatie, die vergelijkbaar is met een groeiplaatfractuur (salter-harristype 1), zo weinig klachten veroorzaakt, maar dat wordt verklaard doordat de verplaatsing zeer langzaam verloopt. De epifyse is niet afgebroken, maar blijft enigszins gefixeerd. Bij langzaam verlopende pathologische processen is de presentatie zelden dramatisch.

VRAGEN

101 Moet het kind van vraag **100** als spoedgeval worden behandeld, of met enige spoed, of kan het op het vaste programma worden geplaatst?

102 Een 6-jarig kind klaagt over pijn in het hier getoonde perirectale gebied **(102)**. Wat is de diagnose en wat is de etiologie?

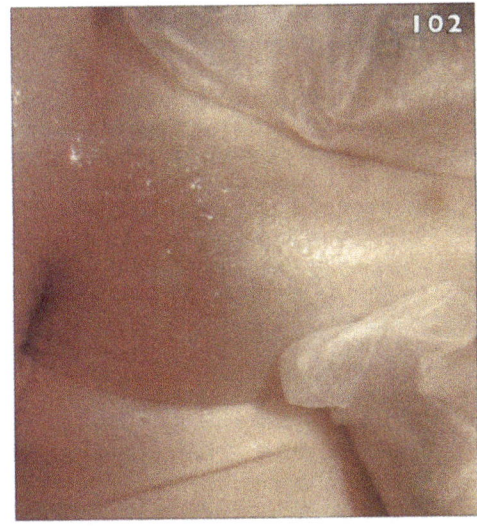

103 Een 7-jarig kind werd gepresenteerd vanwege een persisterende hoest, koorts en gewichtsafname, ondanks behandeling door zijn huisarts.
i. Wat ziet u op de thoraxfoto **(103)**?
ii. Welke aanvullend onderzoek kan uw diagnose ondersteunen?

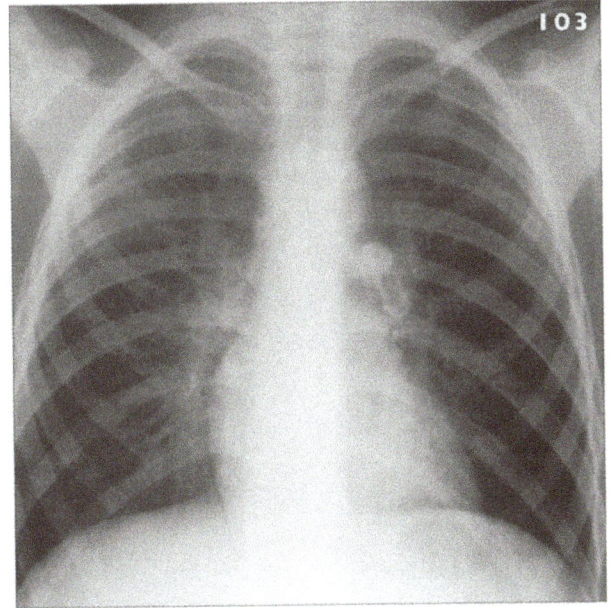

ANTWOORDEN

101 Deze patiënt moet met enige spoed worden behandeld, d.w.z. opgenomen via de SEH voor bedrust in afwachting van schroeffixatie van de epifyse op de operatielijst van de volgende dag. Zonder behandeling schuift de epifyse steeds verder af van de femurkop, hetgeen leidt tot verdere misvorming en technische problemen bij het plaatsen van de schroeven. Bij ongeveer 30% van de patiënten ontstaan soortgelijke problemen aan de andere kant en sommige chirurgen fixeren profylactisch gelijktijdig de andere epifyse.

102 Dit zijn de vesiculaire laesies van een perianale herpesinfectie. Anogenitale laesies zouden voornamelijk worden veroorzaakt door herpesvirus type 2 en worden verspreid door seksueel contact. Uit recent onderzoek blijkt echter dat bijna evenveel infecties worden veroorzaakt door type 1 als door type 2.
Het virus wordt overgedragen door nauw persoonlijk contact; pasgeborenen krijgen het van de moeder tijdens de bevalling, waarbij de infectie zich meestal voordoet op het voorliggende deel, dus hoofd of stuit. Bij oudere kinderen kan de overdracht plaatsvinden door genogenitaal, orogenitaal of anogenitaal contact. Men moet zich realiseren dat het virus ook kan worden verspreid door volwassenen zonder herpesinfectie in de anamnese en volwassenen bij wie de infectie in remissie is.
De diagnose wordt gesteld door middel van PCR of viruskweek van vocht uit de basis van een vesikel. Met recente technieken kunnen de verschillende herpesvirusstammen worden onderscheiden; dit maakt het mogelijk om besmettingroutes vast te stellen. Als een isolaat afkomstig van een mogelijk misbruikt kind overeenkomt met dat van de vermoedelijke dader, is dat een sterke aanwijzing voor seksueel misbruik.
In dit geval vertelde het kind bij navraag dat het seksueel contact had gehad met een volwassen familielid. In dergelijke gevallen moet het AMK worden ingeschakeld en moet het kind in een veilige omgeving worden gebracht.

103 **i.** De hartgrootte is normaal en de longvelden zijn helder. In de linkerhilus zijn verkalkte klieren zichtbaar. De meest voorkomende oorzaak hiervan is tuberculose.
De perifere longlaesie die de calcificaties in de regionale klieren veroorzaakt, is bij röntgenonderzoek soms niet zichtbaar. De klachten suggereren reactivering van tuberculose, hoewel de longen op de foto schoon lijken.
ii. Kinderen met tuberculose hebben soms verhoogde BSE en C-reactief proteïne. De tuberculinereactie is positief met een induratie van meer dan 5 mm en in sputum of aspiraat van nuchtere maaginhoud kunnen zuurvaste staafjes aantoonbaar zijn.

VRAGEN

104 Deze jongen is eerder op de dag gebeten toen hij met de kat van zijn tante speelde **(104)**. Hij klaagt nu over pijn aan zijn hand.
i. Wat is uw diagnose?
ii. Wat is de juiste behandeling?

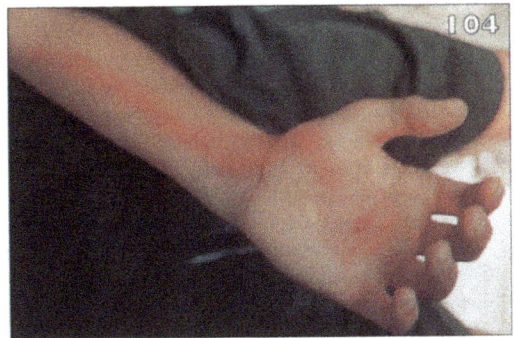

105 Een 7 jaar oud meisje werd gepresenteerd op de SEH met een acuut pijnlijk loopoor. Dit werd gezien door de otoscoop **(105)**. Wat is uw diagnose en hoe moet deze aandoening worden behandeld?

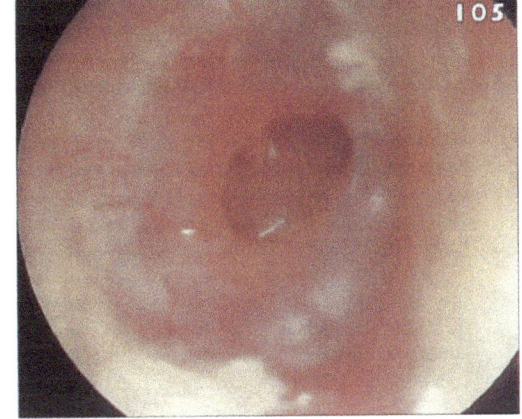

106 Dit jongetje, te jong om zelf een anamnese te geven, zou zijn hand hebben gebrand aan de voorkant van een fornuis **(106)**.
i. Wat is de meest waarschijnlijke ontstaanswijze?
ii. Welke extra maatregelen zou u nemen naast de behandeling van het trauma zelf?

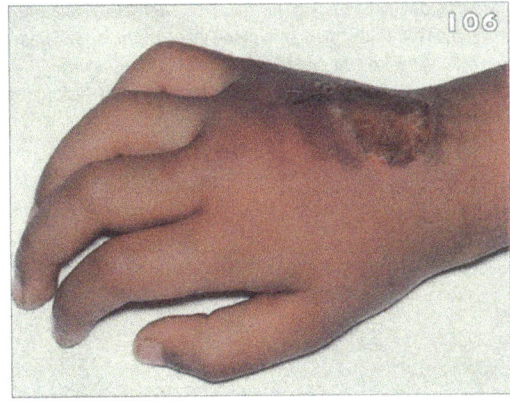

ANTWOORDEN

104 i. Deze jongen heeft cellulitis als gevolg van de kattenbeet. Hondenbeten komen bij kinderen het meest voor, maar kattenbeten zijn niet zeldzaam. Katten veroorzaken meestal minder weefselschade dan honden. Zonder behandeling raakt 50% van alle kattenbeten geïnfecteerd met Pasteurella multocida. Andere in geïnfecteerde kattenbeten aangetroffen bacteriën zijn stafylokokken, streptokokken en Bacteroides spp. In zeldzame gevallen veroorzaken kattenbeten kattenkrabziekte, Q-koorts of toxoplasmose.

ii. Goede wondbehandeling vormt bij beten van dieren de beste therapeutische basis. Als een kattenbeet nog niet ontstoken is, bestaat de behandeling uit ruim spoelen en wondexcisie. Als de bloeding is gestelpt en cosmetische factoren spelen geen rol, kan de wond het beste niet worden gehecht. Cosmetisch relevante wonden aan gezicht of schedel beschikken over een goede bloedtoevoer en moeten na wondtoilet worden gehecht. Ze moeten wel zorgvuldig worden gecontroleerd op infectie, die meestal na 1-3 dagen optreedt.

Bij alle wonden, behalve de zeer oppervlakkige, en bij immuungecompromitteerde patiënten moeten profylactisch orale antibiotica worden voorgeschreven. Amoxicilline-clavulaanzuur of erytromycine en metronidazol zijn geschikte antibiotica. Niet-gevaccineerde kinderen moeten tetanusprofylaxe ontvangen en verder moet rabiësprofylaxe worden overwogen. Rabiës is echter zeldzaam onder huisdieren in West-Europa en Noord-Amerika. Als de wond is geïnfecteerd, zoals in dit geval, is intraveneuze antibiotische behandeling geïndiceerd.

105 Er bestaat een grote centrale perforatie van het trommelvlies. Het middenoor is acuut ontstoken en vochtig. Dit meisje heeft otitis media acuta op basis van chronische pathologie.

De behandeling bestaat uit kweek van pus uit de gehoorgang en toediening van een antibioticum, bijv. amoxicilline. In bepaalde gebieden is 25% van de Haemophilus influenzae-stammen resistent tegen amoxicilline. Bij de antibioticakeuze moet hiermee rekening worden gehouden. Antibiotische oordruppels kunnen van nut zijn als de genezing traag verloopt. Zodra de ontsteking tot rust is gekomen, kan herstel van het trommelvlies plaatsvinden (myringoplastiek).

Otitis media acuta moet in de differentiaaldiagnose staan bij een kind met onverklaarde koorts. In 20% van alle gevallen gaat de otitis niet gepaard met oorpijn en vaak is het trommelvlies onzichtbaar door cerumen. Voor goede inspectie van het trommelvlies is verwijdering van het cerumen nodig.

106 i. Dit kind heeft een contactbrandwond aan de hand. Leeftijd en ontwikkeling van een kind moeten bij de beoordeling van wonden worden betrokken. Kleine kinderen verkennen de wereld met de handpalm, niet met de handrug. Accidentele brandwonden door een heet fornuis zijn dan ook meestal in de handpalm gelokaliseerd. Dit is zeer waarschijnlijk geen accidentele laesie.

ii. Er werd een onderzoek ingesteld door het AMK. De wond bleek niet het gevolg van een ongeluk en het onderzoek leverde redenen op voor bezorgdheid over het welzijn van het kind. Het kind werd veiligheidshalve uit huis geplaatst.

VRAGEN

107 Dit 4-jarig meisje verscheen op de SEH met een anamnese van 2 weken van snel ontstaande blauwe plekken **(107)**, vermoedelijk als gevolg van idiopathische trombocytopenische purpura.
i. Welke andere aandoeningen moeten in de differentiaaldiagnose staan?
ii. Welk oriënterende onderzoek is nodig?
iii. Welke therapeutische opties zijn er?

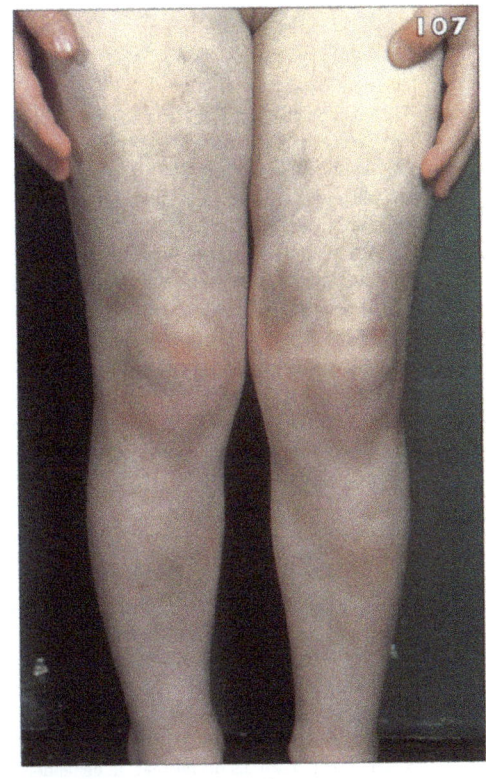

108 Er wordt een kind op de SEH gepresenteerd met dyspneu en sinds een maand toenemende heesheid. De foto toont de larynx, zoals gezien tijdens inspectie onder narcose **(108)**.
i. Wat is uw diagnose?
ii. Wat is de oorzaak en wat is de behandeling?

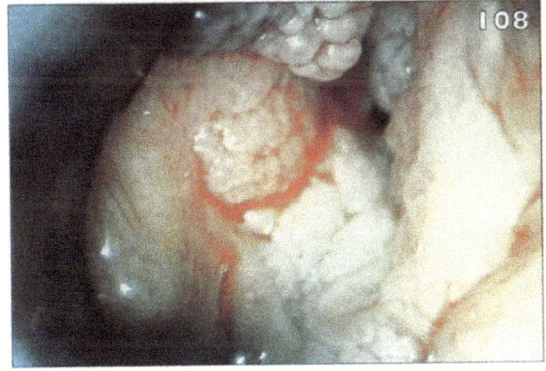

ANTWOORDEN

107 **i.** Andere aandoeningen die moeten worden overwogen, zijn leukemie, trombocytopenie-en-afwezige-radii (TAR)-syndroom, purpura van Henoch-Schönlein, niet-accidenteel letsel en stollingsstoornissen.
ii. Volledig bloedbeeld met trombocytengetal en bloeduitstrijkje.
Trombocytopenie geeft geen toegenomen bloedingsneiging tenzij het trombocytengetal daalt tot onder 50-60 x 10^9/l (50-60 x 10^3/mm³). Spontane hematomen doet zich zelden voor bij een trombocytengetal boven 20 x 10^9/l (20 x 10^3/mm³). Het stollingsonderzoek is normaal, maar de bloedingstijd is verlengd.
Als behandeling met corticosteroïden wordt overwogen, moet eerst een beenmergpunctie plaatsvinden om aandoeningen als leukemie en aplastische anemie uit te sluiten.
iii. Dit kind heeft idiopathische trombocytopenische purpura, een ziekte die meestal spontaan en volledig in remissie komt. In ongeveer 10% van de gevallen houdt de remissie echter niet aan. Zolang het trombocytengetal niet te laag is, met risico van intracraniële bloeding, is geen behandeling nodig. Als therapie nodig is, kan in het acute stadium tranexaminezuur worden toegediend. Behandeling met corticosteroïden heeft effect bij ongeveer 50% van de patiënten, maar het trombocytengetal kan weer dalen bij het afbouwen ervan. Toediening van gammaglobuline geeft meestal een tijdelijke verbetering van het trombocytengetal. Immunosuppressieve therapie, zoals vincristine, heeft zelden effect en splenectomie komt slechts in uitzonderingsgevallen in aanmerking.

108 **i.** Dit kind heeft larynxpapillomen die de luchtweg bijna afsluiten. Over de longen werd bij auscultatie vrijwel geen ademgeruis gehoord. Door de weke aard van de obstruerende papillomen was er geen stridor, maar de stem was vrijwel verdwenen.
ii. De aandoening wordt veroorzaakt door het humane papillomavirus en kan op elke leeftijd optreden, maar meestal in de vroege kinderjaren. Hij komt vooral voor bij eerstgeboren, vaginaal geboren kinderen van tienermoeders, evenveel bij jongens als bij meisjes. De papillomen kunnen ook elders in de luchtwegen en het maag-darmkanaal worden gevonden, bijv. in trachea en bronchi; soms worden laesies gezien in neus- of mondholte.
In een ernstig geval als dit bestaat de behandeling uit onmiddellijke laryngoscopische verwijdering van de papillomen, meestal met laser onder algehele anesthesie. De aandoening recidiveert en soms zijn in de kinderjaren herhaalde procedures nodig om de luchtweg open te houden. Op den duur gaan de papillomen bij de meeste kinderen spontaan in remissie, meestal rond de puberteit. Maligne ontaarding kan optreden, maar is zeldzaam; meestal betreft het papillomen in de bronchiaalboom.
Bij volwassenen is papillomatose een seksueel overdraagbare aandoening.

VRAGEN

109 Bij een 13-jarige basketballer ging de vinger 'op slot' toen hij een bal opving **(109)**.
  i. Wat is de diagnose?
  ii. Hoe behandelt u dit?

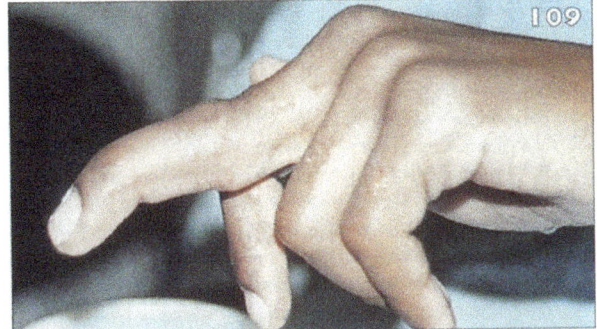

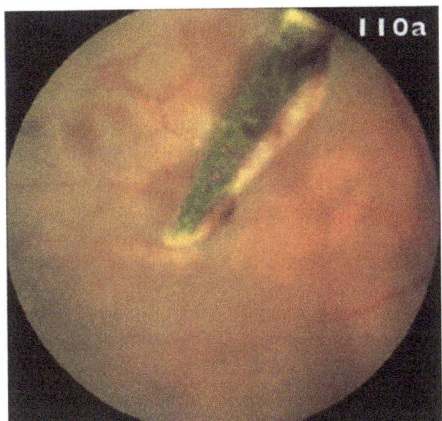
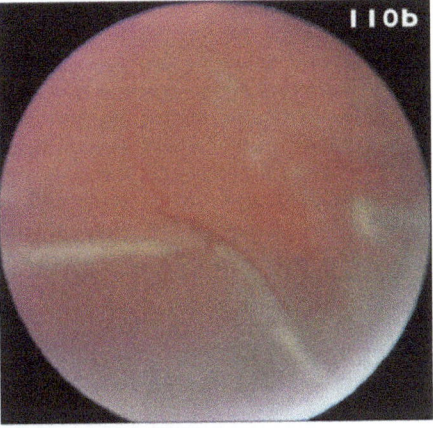
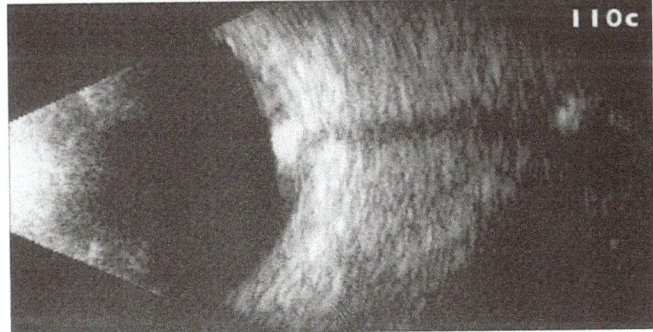

110 Hier worden drie perforerende oogletsels getoond, veroorzaakt door corpora aliena **(110a-c)**.
  i. Wat is hier zichtbaar?
  ii. Waaruit bestaan de initiële evaluatie en behandeling?

ANTWOORDEN

109 i. Gewrichtsdislocaties zijn veel voorkomende sportblessures, meestal als gevolg van axiale compressie bij contact met de bal. Ze treffen meestal de 'buitenste' vingers, d.w.z. de duim, wijsvinger en pink, hoewel het in dit geval de middelvinger betreft. Deze jongen had een dislocatie van het proximale interfalangeale gewricht. Radiologische evaluatie is nodig om eventuele geassocieerde avulsiefracturen te identificeren, die gepaard gaan met beschadiging van collaterale ligamenten of peesinserties.

ii. De behandeling kan plaatsvinden onder regionale anesthesie in de vorm van diepe lokale zenuwblokkade. Repositie kan worden bereikt met stabiele longitudinale distractie. Als er geen avulsiefractuur is en de ligamenten na repositie stabiel zijn, bestaat de verdere behandeling uit enkele dagen immobilisatie met een spalk gevolgd door buddytaping met actieve oefening. Als er tevens een avulsiefractuur bestaat van meer dan een derde van het gewrichtsvlak en bij instabiele ligamenten is operatieve behandeling, vaak met interne fixatie, nodig.

Als repositie niet goed lukt, kan dat komen doordat bij de dislocatie de kop van het bot door het kapsel steekt, waarbij weke delen bekneld raken ('knoopsgatfenomeen').

110 i.
   a Een vreemd lichaam in het glasvocht en een bloeding in glasvocht en retina.
   b Een gebied van retinaloslating door een gat of scheur in de retina, veroorzaakt door een intraoculair vreemd lichaam. Glasvocht verzamelt zich onder de retina en scheidt deze van het onderliggende pigmentepitheel en de choroïdeus.
   c Een intraoculair vreemd lichaam op het retinaoppervlak met een hoog reflectiesignaal, aangetoond met echografie.

ii. De eerste medische behandeling kan bestaan uit analgetica en anti-emetica, eventueel met tetanusprofylaxe.

Bij verdenking op een intraoculair vreemd lichaam moet röntgenonderzoek van schedel en oogkas worden verricht. Ook ander beeldvormend onderzoek, zoals CT en echografie, kunnen informatief zijn. MRI heeft een rol bij het lokaliseren van niet-magnetische metalen voorwerpen.

Bij elk vermoeden van perforatietrauma of intraoculair vreemd lichaam is verwijzing naar de oogarts nodig. De SEH-arts moet geen poging doen om uitstekend materiaal uit het oog te verwijderen.

VRAGEN

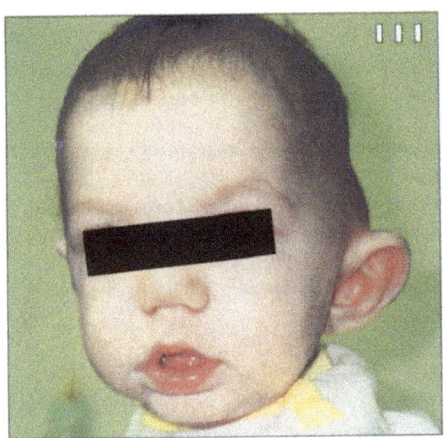

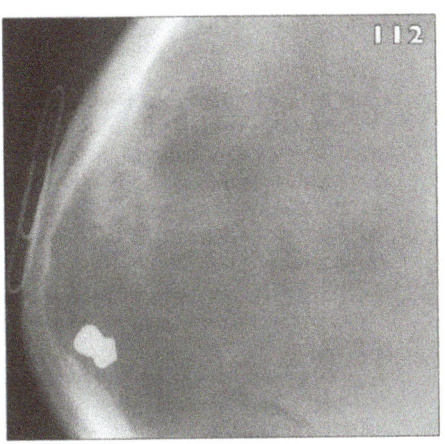

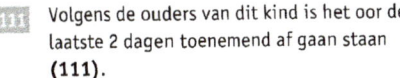 Volgens de ouders van dit kind is het oor de laatste 2 dagen toenemend af gaan staan (**111**).
i. Welke klinische bevindingen kan men bij dit kind verwachten?
ii. Welke oorzakelijke micro-organismen spelen bij deze aandoening een rol?

112 Een 6 jaar oude jongen kreeg op weg naar school plotseling pijn in zijn hoofd. Op dat moment hing een 12-jarige jongen uit een raam op de tweede verdieping; hij leek met speelgoed in de weer te zijn. De SEH-arts nam deze röntgenfoto (**112**).
i. Wat is op de foto te zien? Welke ernstige klinische problemen kunnen er ontstaan?
ii. Waarom is het in zo'n geval bijzonder belangrijk om anamnese en onderzoek accuraat en gedetailleerd te noteren?

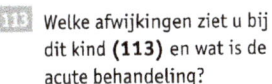 Welke afwijkingen ziet u bij dit kind (**113**) en wat is de acute behandeling?

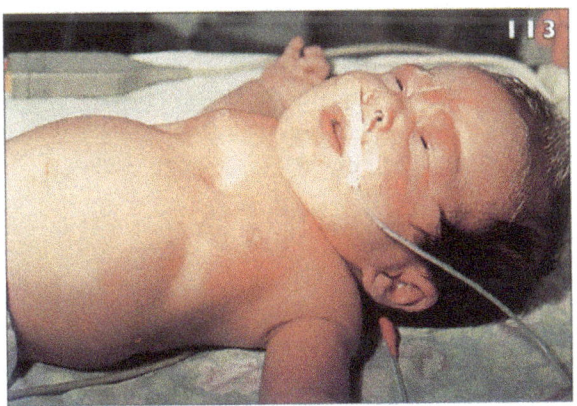

105

ANTWOORDEN

111 **i.** Dit kind heeft acute mastoïditis. Waarschijnlijk heeft hij koorts tot boven 38,5 °C, drukpijn of erytheem over het mastoïd en verplaatsing van het oor naar voren en naar buiten. Bij zuigelingen vindt de verplaatsing vooral naar beneden en naar buiten plaats. De diagnose staat vast als er tevens otitis media acuta bestaat.
Mastoïdfoto's kunnen sluiering van het mastoïd tonen; bovendien kan botdestructie zichtbaar zijn als gevolg van de osteomyelitis in het omliggende bot.
ii. Acute mastoïditis wordt meestal veroorzaakt door streptokokken of stafylokokken, Klebsiella pneumoniae of Pseudomonas aeruginosa. Chronische mastoïditis wordt vaker veroorzaakt door Pseudomonas spp.
Altijd is opname nodig voor intraveneuze antibiotische therapie. Drainage is alleen nodig als het kind ernstig ziek is en als er sprake is van intracraniële infectie.

112 **i.** Op de röntgenfoto is een radio-opake massa te zien, passend bij de aanwezigheid van een luchtbukskogel in de schedel. Dat is potentieel gevaarlijk: er kan penetratie van vitale weefsels optreden, zoals het oog, met visusverlies als gevolg.
ii. Bij een dergelijk letsel worden meestal juridische stappen ondernomen door de ouders. Nauwgezette documentatie is belangrijk, zodat de medische informatie helder en accuraat is. Ook de emotionele reactie van het kind op het accident moet worden vastgelegd.

113 Dit kind heeft een ernstige bovensteluchtwegobstructie. Het maakt een angstige indruk. Er is sprake van neusvleugelen, intercostale en substernale intrekkingen en paradoxale ademhaling. Verder onderzoek van keel en bovenste luchtwegen levert in zo'n geval geen aanvullende informatie op. Ongeacht de oorzaak van de obstructie loopt dit kind een ernstig acuut risico en moeten er onmiddellijk ademhalingsondersteunende maatregelen worden genomen. Het kind moet direct worden opgenomen op een kinderintensive care en moet door een kinderarts of kno-arts worden beoordeeld die expertise heeft op het gebied van luchtwegobstructie bij kinderen. De zuurstofsaturatie moet zorgvuldig worden bewaakt, maar ingrijpende procedures als venapuncties moeten pas worden uitgevoerd als de staf en apparatuur voor ademhalingsondersteuning gereed staan. Dien de zuurstof toe per gezichtsmasker. Of endotracheale intubatie nodig is, wordt beoordeeld aan de hand van de klinische symptomen. Dit kind had een subglottische stenose en onderging een spoedtracheotomie. Tot de introductie van de Hib-vaccinatie was epiglottitis de meest voorkomende oorzaak van acute ernstige luchtwegobstructie bij jonge kinderen.

VRAGEN

114 Een kind werd gezien vanwege sinds 2 dagen bestaand mank lopen.
i. Wat toont de bekkenfoto (114)?
ii. Zijn moeder werkt als verpleegkundige op de afdeling orthopedie en ziet de foto. Ze is geschrokken van de afwijkingen. Wat vertelt u haar over het beloop en de prognose?

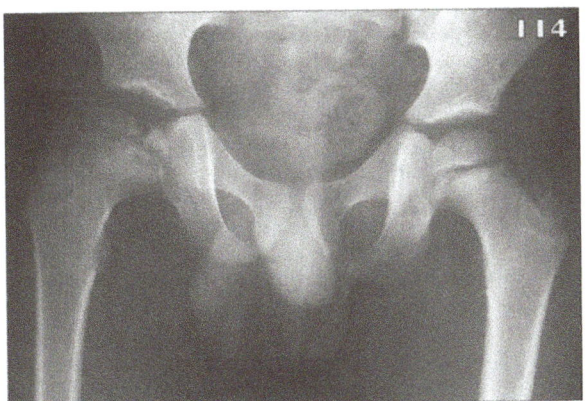

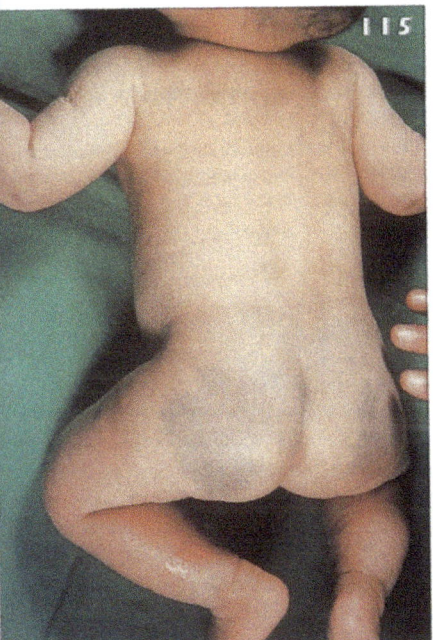

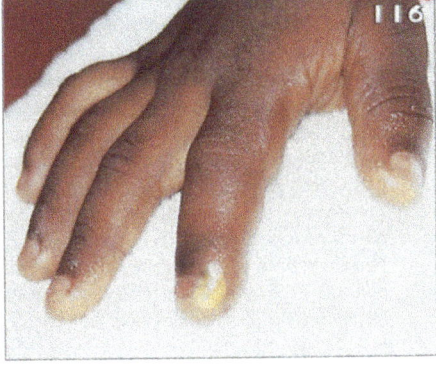

116 Deze 3-jarige jongen kwam huilend vertellen dat zijn vinger pijn deed (116). Zijn moeder kan zich geen ongeluk met die vinger herinneren.
i. Wat is uw diagnose?
ii. Hoe behandelt u het kind?

115 Deze zuigeling met ernstig constitutioneel eczeem werd verwezen door een consultatiebureauarts die bezorgd was over de bloeduitstortingen op zijn zitvlak (115). Wat is de oorzaak van de laesie? Wat is het natuurlijke beloop?

ANTWOORDEN

114 i. Op de bekkenfoto is rechts de ziekte van Perthes zichtbaar.
Deze kan het beste worden beschouwd als idiopathische avasculaire necrose van de femurkop. De aandoening komt vooral voor bij verder gezonde kinderen tussen 4 en 8 jaar oud en presenteert zich met mank lopen of lichte pijn aan heup of knie, die weken of maanden kan bestaan. Soms wordt nog slecht kort pijn aangegeven en is het begin relatief plotseling, terwijl de röntgenfoto al langer bestaande veranderingen kan tonen.
ii. De radiologische kenmerken zijn afhankelijk van het stadium waarin het kind wordt gezien, maar in het algemeen lijkt de femurkop verdicht en in elkaar gedrukt te zijn. Later maakt hij een meer vlekkerige indruk, veroorzaakt doordat oud dood bot wordt verwijderd en nieuw bot wordt gevormd. Als na ongeveer 2 jaar de cyclus is voltooid, heeft het kind een paddestoelvormige femurkop die goed functioneert tot middelbare leeftijd, waarna zich vaak degeneratieve veranderingen voordoen. De vaak indrukwekkende radiologische veranderingen doen de ouders schrikken, vooral wanneer zij die kunnen vergelijken met de andere heupkop.
In de eerste stadia van de ziekte heeft het kind vaak last van een gevoelige heup en in afwezigheid van op sepsis duidende bevindingen kan worden volstaan met rust in afwachting van een afspraak bij de orthopeed. Soms wordt als langetermijnbehandeling een spalk aangebracht of wordt een chirurgische poging gedaan om de vorm van de femurkop te verbeteren, maar elke vorm van behandeling is zeer controversieel.

115 Deze zuigeling van Chinese afkomst heeft een uitgebreid blauwzwart gepigmenteerd gebied onder aan de rug en op de billen, een zogenaamde mongolenvlek.
Een gebied met blauwe of bruine pigmentatie op deze plaats is normaal bij zuigelingen met donkere huidskleur. Ook bij zuigelingen van blanke afkomst kan dat voorkomen. De pigmentatie vermindert tijdens de eerste 2-3 jaar of wordt gecamoufleerd door de normale huidskleur. Er bestaan zeldzamer varianten van unilaterale vlekkerige dermale melanose van de huid van gezicht of schouder, die tot op volwassen leeftijd kan aanhouden.
Herkenning van de aandoening is belangrijk. Het is een pijnlijke ervaring voor de ouders als ten onrechte aan een bloeduitstorting wordt gedacht en zij worden verdacht van kindermishandeling. De aanwezigheid van de vlek moet dan ook bij de eerste gelegenheid in het dossier worden vermeld.

116 i. Dit is een paronychia, een ontsteking van de basale of laterale nagelplooi. Deze wordt meestal veroorzaakt door bijten op de nagelriem of kneuzing van de vingertop. De aandoening presenteert zich als een drukpijnlijke zwelling langs de nagelriem met een centraal witgeel gebied en een erythemateuze hof. De differentiaaldiagnose omvat panaritium herpeticum ossale en interossale.
ii. Als de infectie vroeg in het verloop wordt gediagnosticeerd, kan deze worden behandeld met een vingerverband en antibiotische zalf. Dit creëert een warme, vochtige omgeving waardoor het gebied wat kan inweken en de infectiehaard kan draineren. Bij voortgeschreden infectie is incisie gevolgd door weken in sodawater en orale antibiotische therapie geïndiceerd.

VRAGEN

117 Een 2-jarig meisje werd naar de SEH gebracht nadat zij was gevallen met een potlood in haar mond. Ze kwijlde en had slikklachten. Op welke complicatie wijst de laterale halsfoto **(117)**?

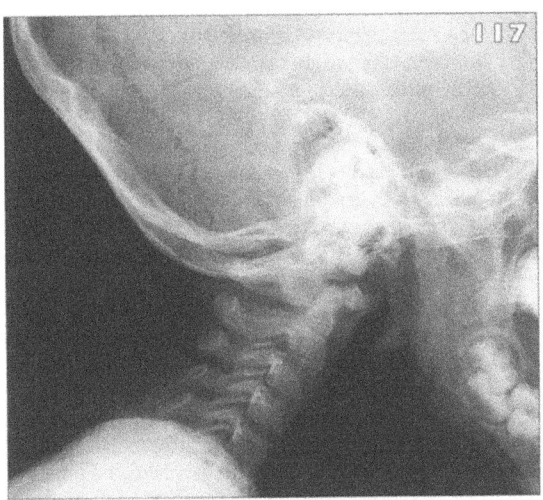

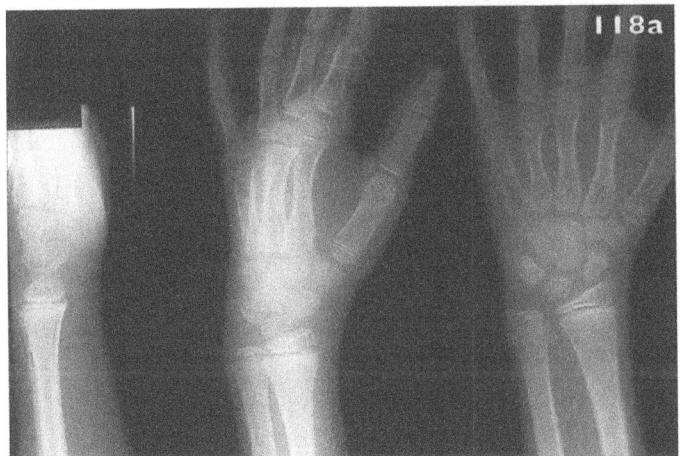

118 Een kind is gevallen op de uitgestrekte hand en heeft pijn rond de distale radius.
i. Welke afwijking toont de röntgenfoto **(118a)**?
ii. Welke klinische bevindingen verwacht u?
iii. Wat voor onderzoek wordt hier getoond **(118b)**? Waarom is dat uitgevoerd?
iv. Welke behandeling en follow-up zijn nodig?

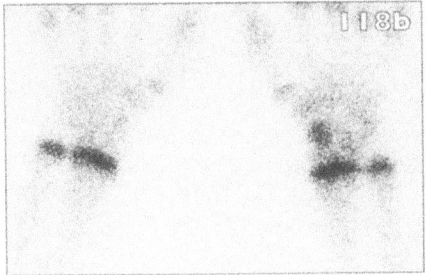

ANTWOORDEN

117 Op de röntgenfoto is retrofaryngeale lucht zichtbaar als gevolg van laceratie van de farynxwand. Bij onderzoek van de hals kan subcutaan emfyseem worden gevonden; op de thoraxfoto zou pneumomediastinum zichtbaar kunnen zijn. Een andere mogelijke complicatie is mediastinitis.

118 **i.** De röntgenfoto toont een normale pols.
ii. In dit geval bestond drukpijn ter hoogte van de tabatière anatomique, wat net als bij volwassenen past bij, maar niet bewijzend is voor, een fractuur van het scafoïd. Gezien het normale röntgenonderzoek werd de patiënt symptomatisch behandeld met een gipsverband tot de elleboog. Het gips werd 2 weken later verwijderd omdat de klachten aanhielden. Röntgenfoto's toonden opnieuw geen afwijkingen.
iii. Dit is een nucleaire botscan **(118b)**. Deze werd gemaakt om duidelijkheid te krijgen over de aard van het trauma, omdat kan worden verwacht dat een verstuiking na 2 weken aanzienlijk moet zijn verbeterd. Hierop kleurde het scafoïd aan, wat betekende dat er toch een scafoïdfractuur bestond en dat de pols nog 6 weken in het gips moest.
iv. Deze casus illustreert het bekende fenomeen van een scafoïdfractuur met normaal röntgenonderzoek. Veel SEH-artsen zijn erg benauwd dat zij die over het hoofd zien, hoewel carpale fracturen, in tegenstelling tot distale radiusfracturen, bij kinderen zeer weinig voorkomen. De onvolgroeide carpale botten worden omgeven door een dikke beschermende kraakbeenlaag; scafoïdfracturen worden ten hoogste gezien bij oudere kinderen en adolescenten.
Er is kritiek mogelijk op het feit dat van de klassieke 4 röntgenopnamen van het os scaphoideum (anteroposterieur, lateraal, schuin en anteroposterieur met ulnadeviatie) alleen de eerste 3 werden gemaakt, terwijl anamnese en onderzoek toch klassiek lijken te zijn voor een scafoïdfractuur. Niettemin is de behandeling voor de 'verstuikte pols' adequaat geweest en volgens veel chirurgen hoeft de duim bij zo'n fractuur niet in het gipsverband te worden opgenomen.
Bij een dergelijk trauma hoort inderdaad na 2 weken revisie plaats te vinden en de verdere besluitvorming is volgens de regels verlopen.
Het nut van herhaling van het röntgenonderzoek is tweeledig. Ten eerste wordt de tweede reeks waarschijnlijk in iets een andere vlak genomen en als dat dichter bij de verborgen breuklijn ligt, wordt die beter zichtbaar. Ten tweede kan na 2 weken osteolyse zichtbaar zijn rond de breukplaats. Vaak blijven de röntgenfoto's, zoals hier, normaal.
Gedislokeerde scafoïdfracturen, die acute chirurgische behandeling vereisen, zijn meestal bij de eerste opnamen al duidelijk zichtbaar en zijn bij kinderen zeer zeldzaam.

VRAGEN

119 Een 11-jarig meisje was 4 jaar eerder gezien vanwege plotselinge ontstane zwelling van de polsgewrichten zonder trauma in de anamnese. De klachten verdwenen, maar na een symptoomvrije periode ontstonden recidiverende zwellingen in allerlei gewrichten.
i. Welke twee belangrijke klinische bevindingen ziet u op de foto's **(119a, b)** en geef aan van welk type artritis hier waarschijnlijk sprake is.
ii. Welke andere klinische en hematologische afwijkingen kunnen aanwezig zijn?
iii. Welke andere vormen van artritis komen voor bij kinderen?

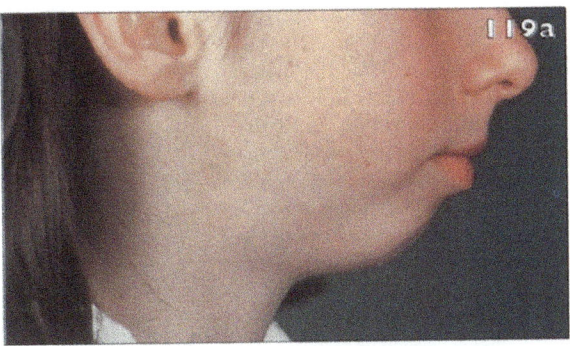
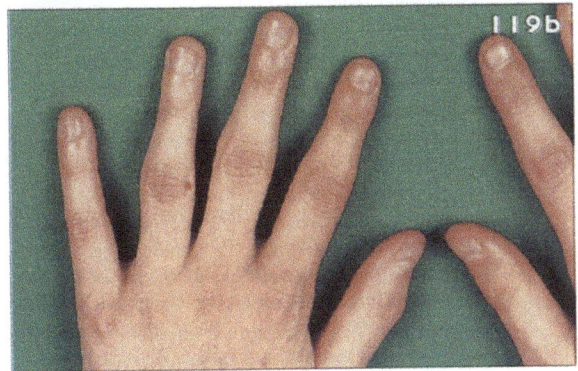

120 Een meisje van 6 maanden kwam op de SEH met hoge koorts, auscultatoire afwijkingen over de linkerlong en leukocytose. Er werd een thoraxfoto gemaakt **(120)**. Beschrijf de afwijkingen. Welke diagnose past hierbij?

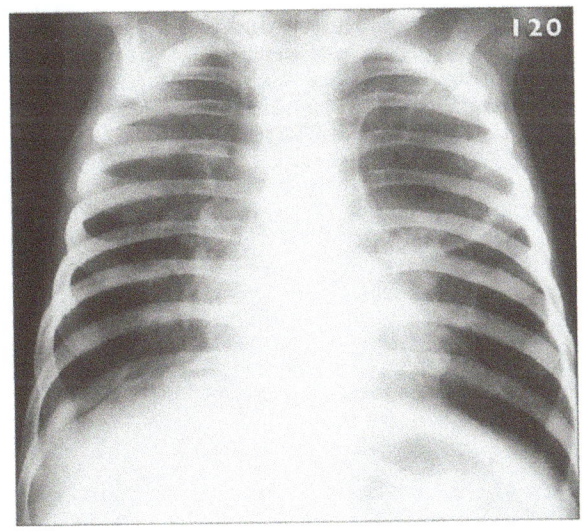

111

ANTWOORDEN

119 **i.** De foto's tonen mandibulahypoplasie **(119a)** en zwelling van de proximale interfalangeale gewrichten **(119b)**. Dit is waarschijnlijk juveniele idiopathische artritis van het polyarticulaire type. Knieën, polsen, enkels en proximale en distale interfalangeale gewrichten zijn het meest frequent aangedaan. De metacarpofalangeale gewrichten blijven hierbij gewoonlijk gespaard.

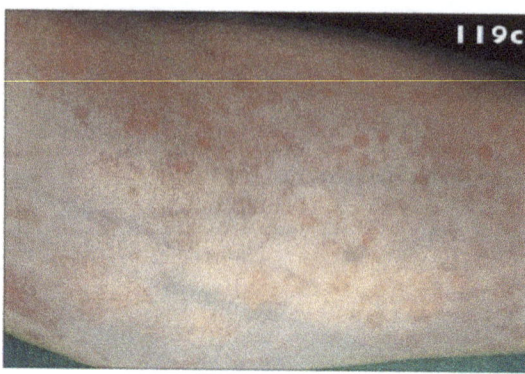

ii. De beweeglijkheid van de hals en van het temporomandibulaire gewricht zijn vaak beperkt, wat de groei van de onderkaak remt en de extensie van de nek kan bemoeilijken. Dit kan problemen bij intubatie veroorzaken als algehele anesthesie nodig is.
Het bloedbeeld toont vaak een licht verlaagd hemoglobinegehalte, milde granulocytose en matige trombocytose. De reumafactor is negatief, maar er kunnen antinucleaire antilichamen aantoonbaar zijn.
iii. De pauciarticulaire vorm komt voor bij jonge meisjes; iridocyclitis wordt gevonden in de helft van alle gevallen en bij positieve antinucleaire antilichamen zelfs in 80-90%.
De ziekte van Still komt vooral voor onder de 4 jaar; deze kenmerkt zich door piekende koorts en een uitslag waarvan de aanwezigheid vaak samenvalt met de temperatuurspieken **(119c)**. Vaak worden ook met gegeneraliseerde lymfadenopathie en hepatosplenomegalie gevonden.
Artritis van de grote gewrichten in combinatie met sacro-iliïtis komt voor bij jongens van 8 jaar en ouder; hierbij kan een acute symptomatische vorm van iridocyclitis optreden. Bij HLA-typering wordt dan vaak HLA-B27 gevonden.

120 Op de röntgenfoto is consolidatie te zien in de rechteronderkwab en in de lingula en verder een dunwandige holte in de linkerbovenkwab. Dit is een pneumatokèle, die meestal wordt gezien bij stafylokokkenpneumonie. Pneumatokèles kunnen tot maanden na adequate behandeling blijven bestaan, maar verdwijnen op de duur. Stafylokokkenpneumonie kan ook worden gecompliceerd door pleura-emfyseem of pyopneumothorax.

VRAGEN

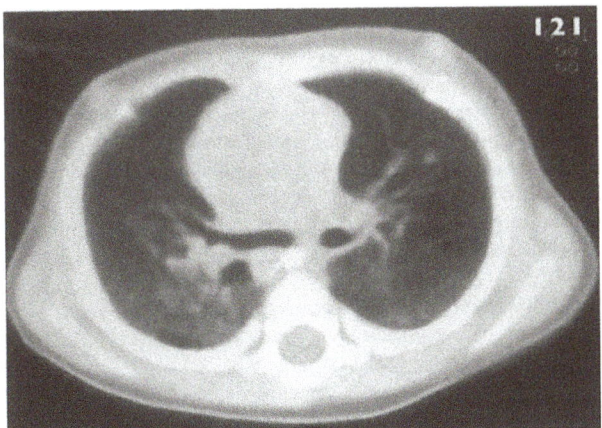

121 Een 1-jarig meisje werd uit een over de kop slaande auto geslingerd en kwam in een vijver terecht. Ze onderging ter plekke kortdurende cardiopulmonale reanimatie en werd naar een pediatrisch centrum verwezen.
  i. Wat toont de CT-scan **(121)**?
  ii. Waarom is dit van belang?
  iii. Welke factoren bepalen de prognose na bijna-verdrinking?

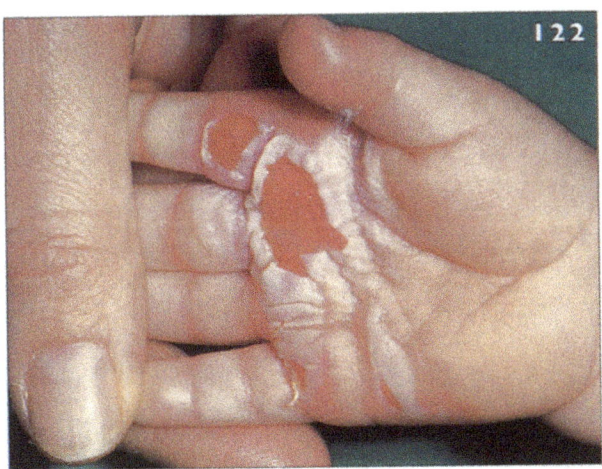

122 Dit jongetje pakte de krultang van zijn moeder vast en verbrandde zijn handpalm **(122)**.
  i. Komt de anamnese overeen met de bevindingen?
  ii. Hoe behandelt u het letsel en op welke complicaties bent u bedacht?

ANTWOORDEN

121 i. De CT-scan toont de thorax. Er is ventraal een kleine hoeveelheid vrije lucht zichtbaar, die op de voorgaande röntgenfoto niet te zien was. De lucht ligt eerder centraal dan perifeer, zoals vaak het geval is bij pneumothorax.

ii. Als deze patiënt beademd wordt (wat het geval was), dan kan de geringe parenchymbeschadiging een spanningspneumothorax veroorzaken die onmiddellijke drainage nodig maakt. Bij dit kind ontstonden op weg naar de intensive care inderdaad symptomen van een spanningspneumothorax, zodat acuut een ontlastende pleurapunctie nodig was.

iii. De prognose van bijna-verdrinking bij kinderen is afhankelijk van diverse factoren. De beste prognose hebben kinderen die:

- minder dan 5 minuten onder water zijn geweest;
- ABC-ondersteuning hebben gekregen aan de waterkant;
- een eigen circulatie hebben bij aankomst op de SEH.

122 i. De anamnese stemt overeen met de bevindingen. Een jong kind verkent de wereld met zijn handen en raakt objecten dus aan met de handpalm en niet met de handrug.
Haarkrultangen worden sterk verhit, maar worden door moeders niet als gevaarlijk gezien en liggen vaak binnen het bereik van kinderen. Een temperatuur van slechts 65-70 °C kan zelfs bij volwassenen al binnen 1-2 seconden derdegraadsverbranding veroorzaken.

ii. De brandwond vertoont blaarvorming met een rode basis, passend bij tweedegraadsverbranding, maar is toch zeer pijnlijk. Als direct een antiseptisch wondverband met zilversulfadiazinecrème wordt aangebracht, wordt de genezing bevorderd en neemt de pijn af. Het wondverband moet aanvankelijk minimaal om de dag worden vervangen om de wond op infectie te controleren. Infectie komt zelden voor bij brandwonden die binnen 6 uur worden behandeld. De genezing van een niet-geïnfecteerde tweedegraadsverbranding duurt op deze leeftijd 10-21 dagen.

Het is vaak moeilijk om bij een jong kind de diepte van de brandwond goed vast te stellen. Midden in een gebied met tweedegraadsverbranding kunnen kleine gebieden met derdegraadsverbranding aanwezig zijn. Dat speelt vooral op plaatsen met plooien in de kleding, zoals bij de elleboog. Deze zullen vaker met littekenvorming genezen. Als dit in de handpalm gebeurt, kan dit de functie belemmeren en is later littekencorrectie nodig.

VRAGEN

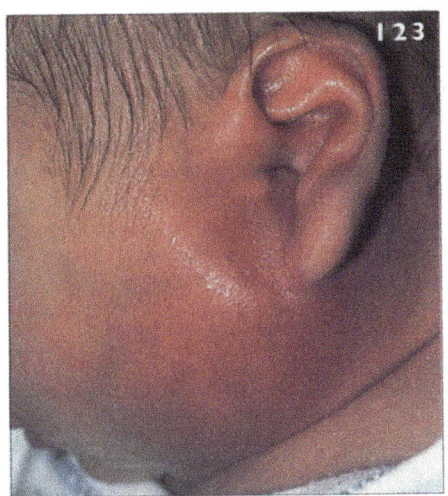
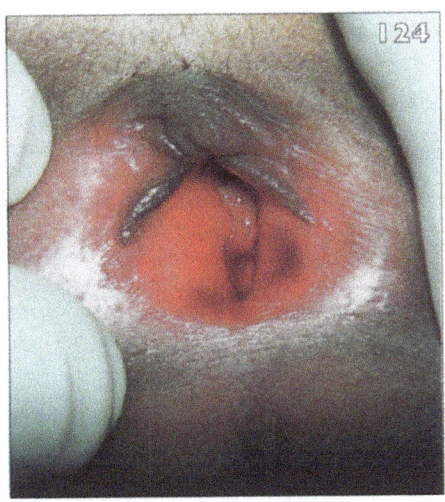

123 Deze 13 dagen oude zuigeling toonde dit beeld **(123)**. Wat is uw diagnose en hoe zou u handelen? Welke gevaren brengt behandeling met zich mee?

124 Een 2-jarig meisje werd op de SEH gepresenteerd met bloed in haar luier.
i. Welke afwijkingen ziet u aan de vulva **(124)**?
ii. Hoe interpreteert u de bevindingen?

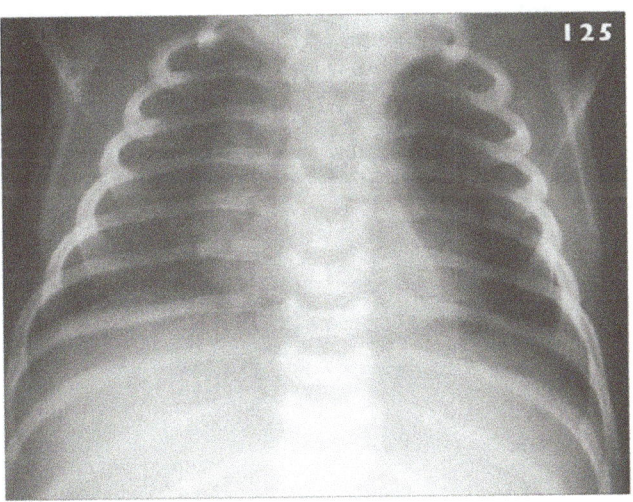

125 Een 3-jarig meisje werd gezien vanwege tachypneu en koorts.
i. Wat toont de thoraxfoto **(125)**?
ii. Waaruit bestaat de behandeling op de SEH?

ANTWOORDEN

123 Deze zuigeling heeft acute neonatale parotitis. Bacteriële parotitis komt vrij weinig voor en wordt vooral gezien bij pasgeborenen en oudere kinderen in slechte conditie.
De parotisklier is gezwollen, drukpijnlijk en vaak rood. De zuigeling kan koorts hebben en er kan leukocytose bestaan. Bij druk op de ductus parotideus verschijnt een purulente afscheiding, waaruit de verwekker kan worden gekweekt. Meestal is Staphylococcus aureus de oorzaak; de behandeling bestaat uit i.v. antibiotica.
Verder kan men het abces draineren via de ductus parotideus, via aspiratie door een dikke naald of door incisie; hierbij moet de nervus facialis worden vermeden, die bij zuigelingen zeer oppervlakkig verloopt. Deze zuigeling is volledig hersteld van deze ongebruikelijke aandoening.
Parotiszwelling kan zich tijdens de gehele kindertijd voordoen. De meest voorkomende oorzaak is de bof; verder komen voor suppuratieve parotitis, steentjes in de ductus parotideus en infectie met influenzavirus of andere virussen. Chronische parotisvergroting kan optreden bij infectie met hiv.

124 i. Er is een hematoom zichtbaar in het vestibulum vulvae tussen 4 en 7 uur. Er was tevens een anaal hematoom, maar geen andere laesies. Dit deed sterk denken aan kindermishandeling of seksueel misbruik.
ii. Een stomp trauma, zoals bij poging tot vaginale gemeenschap, veroorzaakt erytheem, oedeem en zelfs hematomen, vaak lateraal van het hymen en in het hymen zelf. Dit is zeer waarschijnlijk geen ongeluk. Accidentele verwondingen hebben meestal een duidelijke anamnese en veroorzaken eerder hematomen of schaafwonden aan de voorzijde van de vulva en de labia majora en minora. Accidentele laesies aan vestibulum en hymen komen eigenlijk alleen voor als het kind op een scherp of penetrerend object valt (paalverwonding). Bij kinderen met persisterend bloedverlies vaginaal kan een inwendig vaginaal onderzoek onder anesthesie nodig zijn.
Bij verdenking op seksueel misbruik kan het verzamelen van forensisch bewijs van belang zijn.

125 i. Achter de hartschaduw is een gebied met hogere dichtheid zichtbaar, met een scherpe laterale rand. Het mediale deel van het linkerdiafragma is onscherp.
Deze bevindingen wijzen op consolidatie van de linkeronderkwab. Deze afwijking wordt gemakkelijk over het hoofd gezien. Controleer altijd diafragma- en hartschaduw op scherpte.
ii. Op de SEH moet vooral de zuurstofsaturatie worden bewaakt. Bij lage saturatie is zuurstoftoediening via een neusbril of masker nodig. Bij jonge kinderen is Streptococcus pneumoniae de belangrijkste verwekker en is behandeling met een (breedspectrum)penicilline, eventueel intraveneus, dus de meest geschikte behandeling.

VRAGEN

126 Het viel de ouders van dit meisje op dat zij last had van pijn en spierzwakte in het gezicht en bovendien de hier getoonde afwijking vertoonde **(126)**.
i. Welke zenuw is blijkbaar aangedaan?
ii. Bij welke veelvoorkomende kinderziekte kan dit worden gevonden?

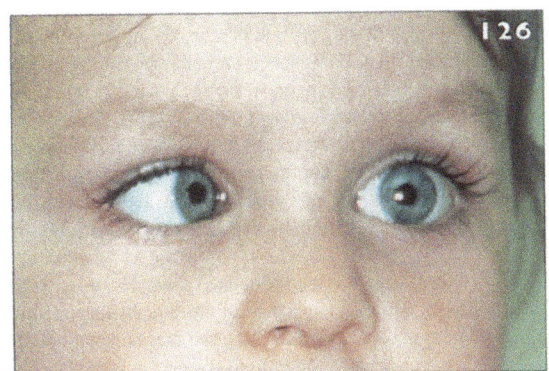

127 Een zuigeling werd gezien op de SEH wegens prikkelbaarheid en slecht slapen. De moeder had geen oppas en ze had haar andere kind van 5 jaar meegenomen, dat net waterpokken had ontwikkeld.
i. Wat zijn de getoonde laesies **(127)**?
ii. Welke maatregelen zouden de symptomen doen verminderen?
iii. Welke complicaties kunnen bij de zuigeling ontstaan?

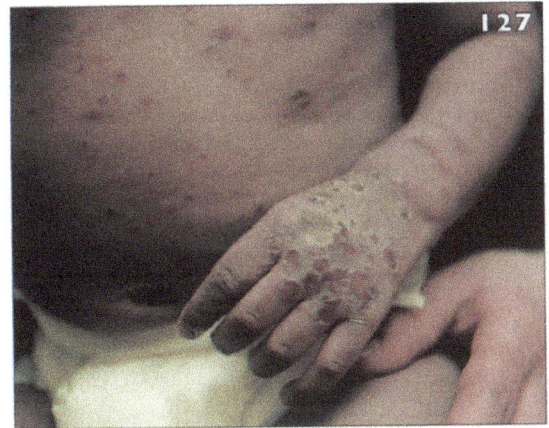

128 Dit kind heeft tijdens een grand mal een tongbeet opgelopen **(128)**.
i. Hoe had men dit kunnen voorkomen?
ii. Welke acute problemen kunnen zich voordoen en hoe moeten deze worden behandeld?

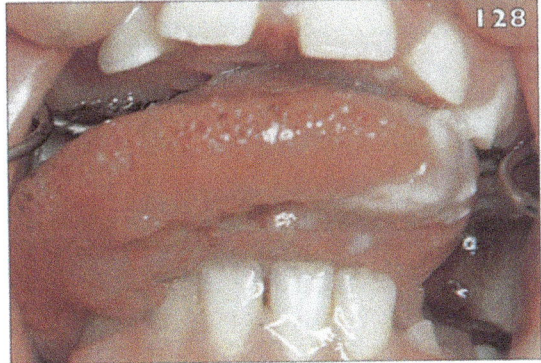

ANTWOORDEN

126 **i.** Als het meisje haar blik richt op een object recht voor zich, valt op dat ze het rechteroog niet kan abduceren. Onvermogen tot abductie van het oog wordt meestal veroorzaakt door paralyse of parese van de zesde hersenzenuw.
ii. Bij een zeldzame complicatie van otitis media, het syndroom van Gradenigo genoemd, raken de vijfde en zesde hersenzenuw aangedaan doordat de infectie zich uitbreidt tot het gedeelte van de dura mater dat het rotsbeen bedekt. Deze apicale petrositis resulteert in de klassieke trias van chronische otitis media, diplopie en ipsilaterale retro-orbitale pijn. De behandeling bestaat uit de intraveneuze toediening van antibiotica en eventueel chirurgische drainage.

127 **i.** De laesies zijn erythemateus, droog en deels schilferig. Deze uitslag past bij seborroïsch eczeem, dat vooral voorkomt bij peuters en adolescenten. Bij kinderen kunnen zich verschillende soorten eczeem voordoen. Atopisch eczeem komt het meest voor, verder contactdermatitis, nummulair eczeem en dyshidrotisch eczeem.
ii. De symptomen van dit kind worden veroorzaakt door de jeuk, leidend tot prikkelbaarheid en slaapproblemen. Adviseer de moeder badolie te gebruiken en de huid goed vet te houden. Dit vermindert de jeuk. Verder moet onderhoudsbehandeling met emollentia worden toegepast en moet op actieve laesies 1% hydrocortisonzalf worden aangebracht.
iii. Het kind kan door zijn broertje worden besmet met waterpokken. Infectie van eczemateuze laesies met het varicellavirus kan ernstige ziekte veroorzaken. Bovendien treedt vaak secundaire infectie met stafylokokken op, wat kan leiden tot stafylokokkensepsis met een ernstig ziek kind. Hoewel het broertje al in de prodromale fase infectieus was, bestaat de kans dat hij de zuigeling nog niet heeft geïnfecteerd. Hoewel het in theorie zinvol kan zijn om de kinderen gescheiden te houden zolang het broertje infectieus is, is dat in de praktijk niet goed mogelijk.

128 **i.** Door tijdens de convulsie een bijtblok of mayotube tussen de tanden te houden, kan een tongbeet worden voorkomen. Tongbeet komt bij convulsies op de kinderleeftijd echter zelden voor en het is in het algemeen niet verstandig om bij een stuipend kind een object in de mond te plaatsen.
ii. De acute problemen zijn bloeding en oedeem, die beide de ademhaling kunnen belemmeren. Het is verstandig om op korte termijn de mondarts te consulteren, omdat de tong misschien moet worden gehecht. Nasale intubatie kan nodig zijn als zich in het vervolg ademhalingsproblemen voordoen.

VRAGEN

129 'De behandeling van een dendritisch ulcus **(129)** bestaat uit lokale virostatica en corticosteroïdoogdruppels.' Bediscussieer deze uitspraak.

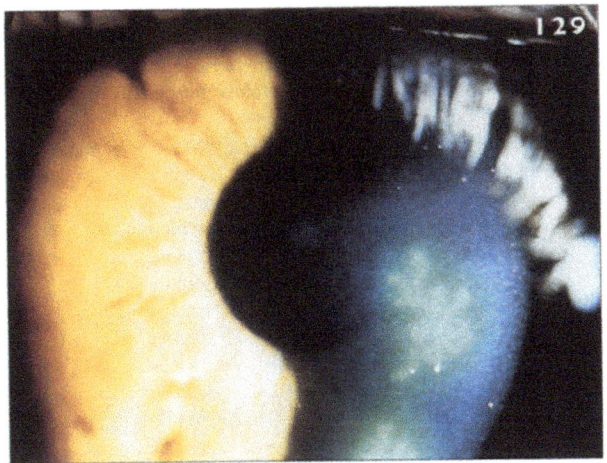

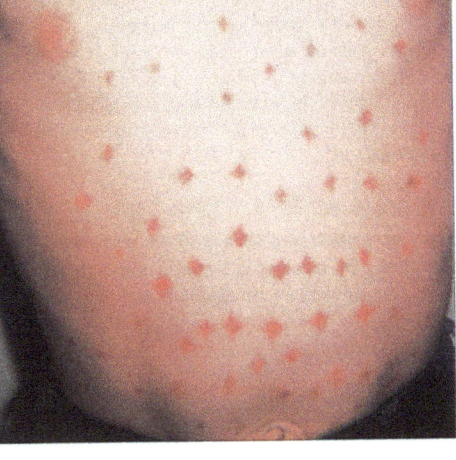

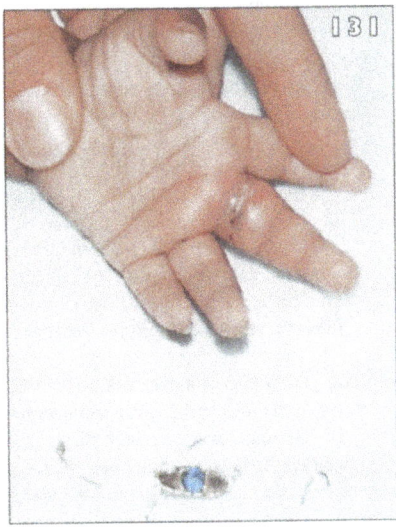

130 Dit kind werd naar de SEH verwezen wegens een purpura-achtige uitslag op de buikwand **(130)**.
i. Wat is de oorzaak?
ii. Hoe behandelt u de patiënt?

131 Deze peuter is al twee uur ontroostbaar aan het huilen. Bij het lichamelijk onderzoek wordt een pijnlijke vinger gezien **(131)**.
i. Wat is uw diagnose?
ii. Wat zijn de behandelmogelijkheden?

ANTWOORDEN

129 Een dendritisch ulcus wordt meestal veroorzaakt door een infectie met herpessimplexvirus type 1 en soms type 2. De primo-infectie bestaat meestal uit een lokale eruptie in het gezicht, vooral rond mond en oogleden, of uit folliculaire conjunctivitis. Deze laatste kan leiden tot een primair dendritisch ulcus.
Na de periode van primo-infectie volgt de latente periode, waarin het virale DNA wordt opgenomen in het DNA van de celkern. Vervolgens wordt het virus gereactiveerd en verschijnt het in de gastcellen (cornea-epitheelcellen), of verspreidt het zich vanuit de dorsale ganglia of het ganglion trigeminale (waarin het zich tijdens de latente fase kan ophouden) langs de sensorische neuronen, gestimuleerd door stress, infectie of immunosuppressie.
De cornea bestaat uit een oppervlakkige epitheellaag, een middelste stromalaag en een binnenste endotheellaag. In het ulcus is de epitheellaag verloren gegaan. Het ulcus is vertakt en de randen zijn scherp. Het stromaoppervlak op de bodem van het ulcus kan worden aangekleurd met fluoresceïne, zodat de omvang van het epitheeldefect kan worden vastgesteld. De ulcusrand wordt gevormd door geïnfecteerde cellen en kleurt aan bij de bengaalsroodtest.
Vroegtijdige oogheelkundige behandeling is essentieel. Deze omvat wondreiniging door voorzichtige verwijdering van geïnfecteerde cellen langs de ulcusrand met een wattenstaafje en de lokale applicatie van een virostaticum, zoals 3% aciclovirzalf, 5 maal daags gedurende een week. Corticosteroïden zijn gecontra-indiceerd omdat de ulceratie zich daardoor kan uitbreiden. Bij herpetische ooginfecties moet altijd verwijzing plaatsvinden naar de oogarts.

130 **i.** De ruitvorm van de donkerrode laesies en het patroon ervan op de buik duiden op een onnatuurlijke oorzaak. Het kind bracht deze laesies zelf aan om niet naar school te hoeven.
ii. Schoolfobie kan worden uitgelokt door een stressvolle gebeurtenis op school, zoals pesten, kan voorkomen bij een angstig of depressief kind en kan gepaard gaan met een emotionele stoornis. De patiënt en zijn familie moeten worden verwezen voor psychologische begeleiding.
Bij jonge kinderen kunnen klachten en bevindingen waarvoor geen goede verklaring is, wijzen op het syndroom van Münchhausen by proxy, waarbij de verzorger psychische problemen heeft, zich uitend in zelf gecreëerde of verzonnen klinische problemen bij het kind. Het is belangrijk om de situatie te onderkennen en het kind in een veilige omgeving te brengen. Als de situatie niet wordt herkend, kunnen de gevolgen voor het kind fataal zijn.

131 **i.** Een vinger kan door veel zaken worden afgekneld, zoals ringen, sleutelringen en zelfs haren. Het kind droeg een ring van metaaldraad die door manipulatie te strak was komen te zitten.
ii. De ring werd met een ringknipper verwijderd. De techniek die voor verwijdering wordt gebruikt, hangt af van het betreffende materiaal, van de mate waarin de doorbloeding van de vinger is bedreigd en van eventuele andere laesies.

VRAGEN

132 Een jongen werd naar de SEH gebracht vanwege een convulsie. Hij was bij bewustzijn, maar verstijfd **(132)** en staarde met een schele blik. Hoe behandelt u hem?

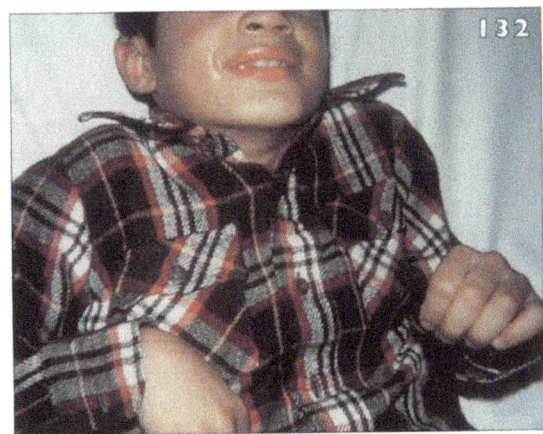

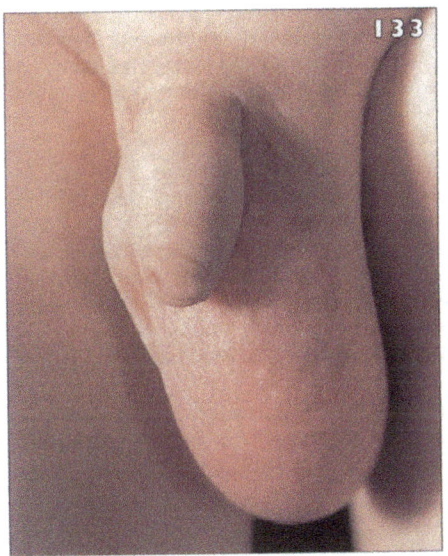

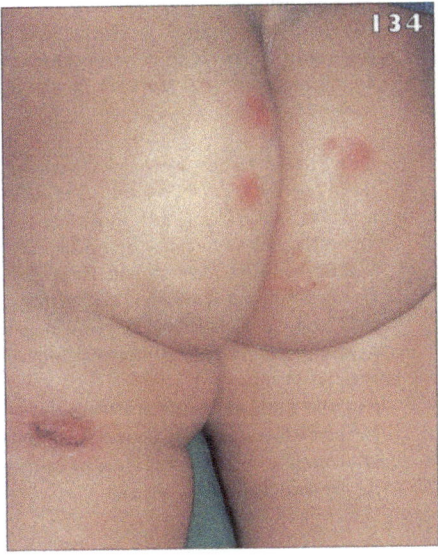

133 Dit kind van 6 werd gepresenteerd met een pijnloze zwelling in het scrotum **(133)**.
i. Hoe kunt u differentiëren tussen een hernia en een hydrokèle?
ii. Zijn er ook zeldzame, maar ernstige aandoeningen die niet zijn te onderscheiden van een hydrokèle?
iii. Welke verschillen bestaan er tussen hernia's en hydrokèles bij zuigelingen?

134 Deze zuigeling werd gezien vanwege een uitslag op de billen, die werd ontdekt nadat hij bij een oppas was geweest **(134)**. Haar moeder maakte zich zorgen over de aard van de uitslag, maar de anamnese maakte geen melding van eerdere huidproblemen of verwondingen. Wat ziet u hier en wat is de vermoedelijke oorzaak?

ANTWOORDEN

132 De ouders dachten dat het kind een toeval had gehad, maar dat was het niet. Het is een dystone reactie.
Dergelijke idiosyncratische reacties worden meestal door fenothiazinen en verwante verbindingen veroorzaakt, maar ook allerlei andere stoffen kunnen de oorzaak zijn, bijv. domperidon. Wanneer de elleboog van het kind passief wordt gestrekt, doet zich een tandradfenomeen voor, wat het vermoeden ondersteunt dat dit geen convulsie is.
De dystonie kan worden opgeheven met een anticholinergicum, bijvoorbeeld biperideen (vanaf 3 jaar) 2,5-5 mg i.m. of langzaam i.v., eventueel na 30 minuten te herhalen. Vervolgens wordt het middel nog enkele dagen oraal doorgegeven, 1-2 mg 1-3 maal per dag.

133 i. Bij lichamelijk onderzoek kan de hydrokèle wel en de hernia niet naar boven worden afgegrensd. Beide vertonen diafanie, vooral bij zuigelingen. Bij een hydrokèle moet de testis altijd kunnen worden gevoeld, maar als deze te vast aanvoelt, kan men met transilluminatie altijd de testis tegen de achterwand van het scrotum zien liggen.
ii. Een testiculair teratoom kan zich klinisch voordoen als een hydrokèle of hernia. Vaak geeft men aan 'als een hydrokèle, maar dan nét iets anders'. Negentig procent van alle testiculaire teratomen is maligne.
iii. Vanuit embryologisch gezichtspunt is er geen verschil tussen een hernia en een hydrokèle. Beide ontstaan vanuit de processus vaginalis. In tegenstelling tot hernia's verdwijnen hydrokèles bij zuigelingen meestal spontaan. Zonder tijdige behandeling hebben hernia's bijna 50% kans om beklemd te raken.

134 Dit kind heeft circulaire ulcererende laesies op zijn billen en een ovale laesie op de linkerdij. Zo zien de wondjes eruit die worden veroorzaakt door brandende sigaretten, de ronde laesies door het uitdrukken ervan, de ovale laesie door ze langs de huid te strijken.
Sigarettenlaesies kunnen opzettelijk of niet-opzettelijk zijn. Accidentele brandwonden zijn meestal enkelvoudig, op onbedekte huidgedeelten, oppervlakkig en vaak vlamvormig, ovaal of driehoekig. Opzettelijke brandwonden worden ook vooral op onbedekte huid gevonden en zijn vaak multipele, ronde derdegraadswonden met een doorsnede tot 1 cm.
Aandoeningen die op sigarettenbrandwonden kunnen lijken, zijn genezen waterpokkenlaesies en impetigo bullosa.
Men moet altijd een goede anamnese afnemen en het kind volledig onderzoeken. Dit kind had ook een ronde blauwe plek op de wang. Uit onderzoek door de AMK bleek dat de oppas al eerder was veroordeeld voor kindermishandeling en na ondervraging door de politie gaf ze toe dat ze de laesies uit boosheid had veroorzaakt.

VRAGEN

135 Deze zuigeling, bekend met eczeem, had een koortsende ziekte met exantheem **(135a, b)**.
i. Wat voor aandoening is dit?
ii. Wat is uw behandeling?

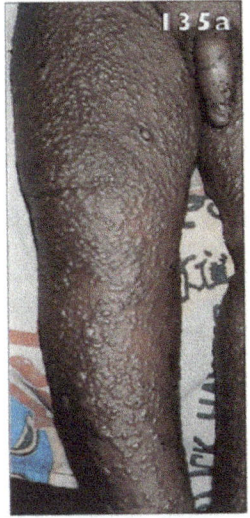
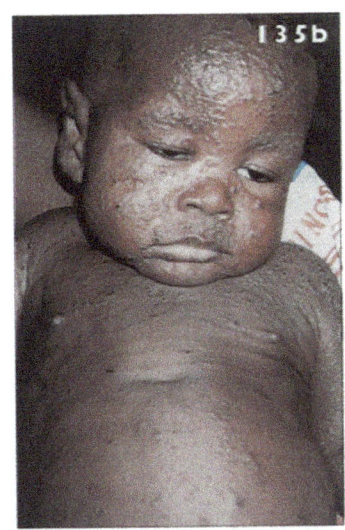

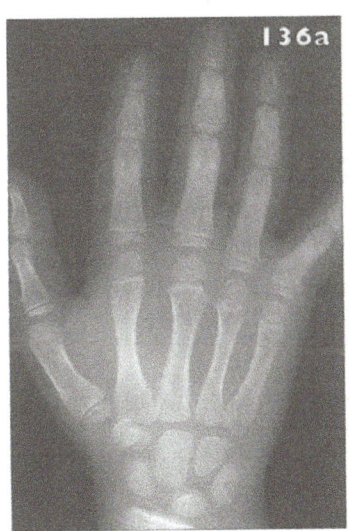
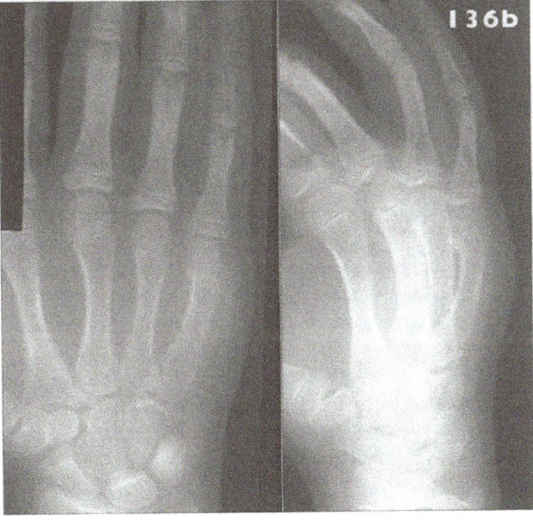

136 Welke verwondingen staan hier afgebeeld **(136a, b)**? De ene is ernstiger dan de andere. Geef aan hoe u ze zou behandelen.

ANTWOORDEN

 i. Deze zuigeling heeft de ziekte van Kaposi, een varicelliforme eruptie, ook wel eczema herpeticum genoemd. Deze aandoening wordt veroorzaakt door infectie van een bestaand eczeem met herpessimplexvirus.

ii. Primaire infectie met herpessimplexvirus kan bij kinderen verschillende vormen aannemen, waaronder acute gingivostomatitis, acute vulvovaginitis, keratoconjunctivitis en meningo-encefalitis. Ook kunnen primaire infecties optreden in beschadigde huid, zoals in een brandwond, een schaafwond of eczemateuze huid.

De diagnose kan worden gesteld met PCR of door schraapsel van een vesikelbodem op een glaasje uit te strijken en te kleuren met wrightoplossing (de tzancktest). Als onder de microscoop epidermale reuscellen zichtbaar zijn, duidt dat op herpes simplex of herpes zoster.

Kinderen met eczema herpeticum ontwikkelen na een algemene ziekteperiode een gegeneraliseerde vesiculaire uitslag met oppervlakkige ulcera, vooral in de eczemateuze gebieden. Daarbij kan een bacteriële superinfectie optreden. Afzonderlijke laesies kunnen worden aangezien voor impetigo of varicella. Genezing volgt geleidelijk binnen 3-4 weken na ontstaan van de uitslag, maar ook kunnen de laesies in aantal toenemen, waarbij het kind verder achteruitgaat en zelfs kan overlijden.

De uitslag moet direct worden behandeld met aciclovir i.v. en algemene ondersteunende maatregelen.

 In **136a** is een fractuur van de basis van de proximale falanx zichtbaar met duidelijke ulnaire deviatie. Deze fractuur loopt door de proximale metafyse. Zonder repositie blijft de pink uitstaan, wat het maken van een vuist belemmert. Het is belangrijk om de hoekstand en de rotatoire positie van vingerfracturen bijzonder zorgvuldig te beoordelen, aangezien deze van invloed zijn op de greepfunctie. Deze hoekstand is niet acceptabel en de fractuur vereist manipulatie. Lokale anesthesie kan worden bereikt door een lidocaïneblok zonder adrenaline aan de basis van de pink. De fractuur wordt gereponeerd door een omwikkelde balpen tussen ringvinger en pink te plaatsen en de pink over deze hefboom terug in positie te duwen. Men kan ook het metacarpofalangeale gewricht flecteren, waardoor de collaterale ligamenten aanspannen en zo het proximale fragment stabiliseren, terwijl gelijktijdig het distale fragment wordt teruggeduwd.

136b toont een zogenaamde 'bokserfractuur', een subcapitale fractuur van het vijfde os metacarpale. Deze ontstaat meestal bij het uitdelen van een vuistslag. De diagnose is vaak al klinisch duidelijk door de combinatie van pijn, zwelling en kneuzing van het vierde of vijfde os metacarpale en de kenmerkende ingevallen knokkel.

Dit trauma, waarbij de afwijking zich in het sagittale vlak afspeelt, vereist slechts symptomatische behandeling met buddytaping gedurende 2-3 weken. Fractuurheling treedt zeker op en hoewel de ingevallen knokkel kan blijven bestaan, is dit van minder belang, aangezien de handfunctie er niet door wordt belemmerd: alle vingers buigen bij het maken van een vuist op de juiste wijze.

VRAGEN

137 Zie de letsels in **136a, b**:
  i. Wat is de maximale immobilisatieduur die u adviseert bij het behandelen van handfracturen?
  ii. Aan welke complicaties moet u denken in **136b**?

138 Beschrijf het getoonde fundusbeeld **(138)**. Wat zijn de meest voorkomende klachten en de meest gestelde diagnosen bij een dergelijk beeld?

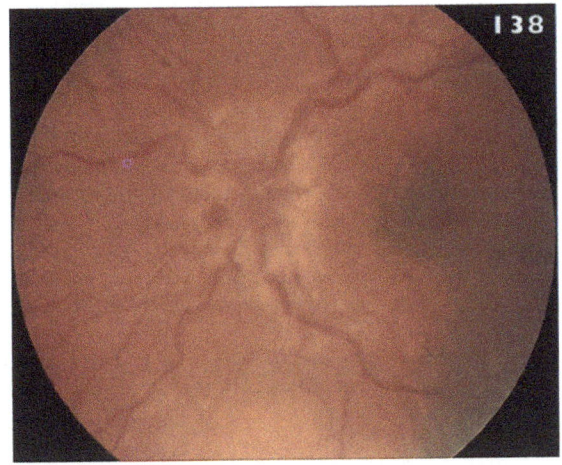

139 Een 4 jaar oud meisje wordt verwezen wegens vaginale afscheiding. Bij gramkleuring van de afscheiding worden gramnegatieve intracellulaire diplokokken aangetroffen **(139)**. Wat is de betekenis daarvan?

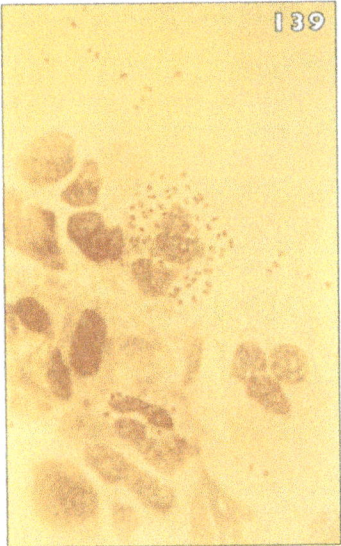

ANTWOORDEN

137 **i.** De SEH-arts of chirurg moet uitkijken voor overbehandeling van gedislokeerde maar relatief onschadelijke fracturen en het voorschrijven van langdurige immobilisatie (meer dan 3 weken), wat weliswaar goede radiologische resultaten geeft, maar leidt tot stijve gewrichten. Een veel gebruikt aforisme in de handchirurgie is 'ga voor de functie'.
ii. Meer agressieve behandeling van bokserfracturen is nodig als de huid boven de knokkels is gelaedeerd. Er moet zorgvuldig worden nagegaan of de snee is veroorzaakt door de tanden van het slachtoffer, want speeksel bevat een rijke variëteit aan micro-organismen. Als een tand door de huid is gegaan, moet men ervan uitgaan dat deze ook de extensorpees en het gewrichtskapsel heeft geraakt. De chirurg moet dan worden ingeschakeld voor wondexcisie en verder moet antibiotische behandeling worden gestart.

138 Dit kind heeft een zwelling van de discus nervi optici veroorzaakt door acuut papiloedeem.
Papiloedeem wordt gedefinieerd als bilateraal, soms asymmetrisch oedeem van de discus. Bij acuut papiloedeem toont de oogfundus stuwing en onscherpe begrenzing van de discus, afwezige veneuze pulsaties, obstructie van de peripapillaire retinavaten en splinterbloedingen of wattenachtige retina-infarcten op de discus of peripapillair.
Chronisch papiloedeem wordt gekenmerkt door progressief visusverlies en kokerzien. De discus is bleek, verheven en zonder centrale inzinking; peripapillaire bloedingen en retina-infarcten zijn niet aanwezig.
Papiloedeem wordt veroorzaakt door verhoogde intracraniale druk, meestal veroorzaakt door een intracraniële massa, een ruimte-innemend proces in de fossa cranialis posterior of een obstructieve hydrocefalus producerende tumor. Ook benigne intracraniële hypertensie kan papiloedeem veroorzaken.
De meest voorkomende symptomen zijn kortdurende (5-10 seconden) visusvermindering, mogelijk mede het gevolg van veranderde circulatie door de oogzenuw, en hoofdpijn door de toegenomen intracraniële druk. De hoofdpijn verergert bij een valsalvamanoeuvre. Vaak treedt voorbijgaande horizontale diplopie op door uitval van de zesde hersenzenuw.

139 Bij prepuberale meisjes kan gemakkelijk vulvovaginitis ontstaan. In de neonatale periode daalt de spiegel van maternaal oestrogeen. Op de kinderleeftijd is verder de tractus genitalis hypo-oestrogeen, met dun, atrofisch vagina-epitheel en kleine dunne labia minora, die de vagina niet afsluiten. Bovendien kan zich besmetting voordoen met fecaal materiaal uit de anus. De meeste gevallen van vulvovaginitis bij jonge meisjes worden dus veroorzaakt door bacteriële infecties, vaak met Haemophilus influenzae, stafylokokken, streptokokken en coliforme bacteriën.
Deze gramkleuring echter is verdacht (maar niet bewijzend) voor infectie met Neisseria gonorrhoea. Voordat verdere maatregelen worden genomen, moet de officiële kweekuitslag worden afgewacht. Een N. gonorrhoea-infectie maakt seksueel misbruik zeer waarschijnlijk, wat melding bij het AMK nodig zou maken. Andere Neisseria-soorten kunnen echter ook een dergelijk beeld geven; de kweek zou dan slechts normale flora opleveren.

VRAGEN

140 Een 4-jarig jongetje is van 2 meter hoogte op zijn hoofd gevallen. Hij was eerst wat suf, maar later wakker en alert. Zes uur na de val werd hij op de SEH gezien vanwege braken, lethargie en prikkelbaarheid.
  i. Wat laat de CT-scan zien **(140)**?
  ii. Waar let u op bij het lichamelijk onderzoek?

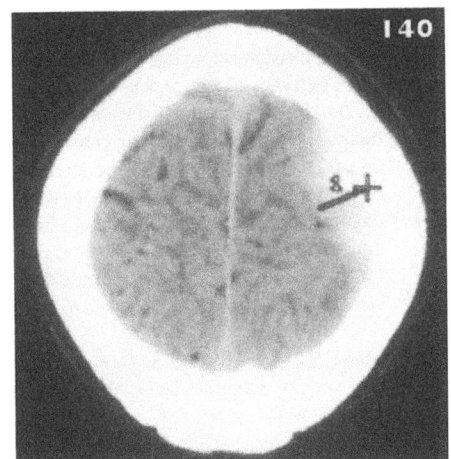

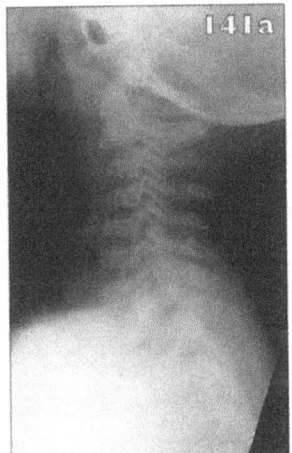
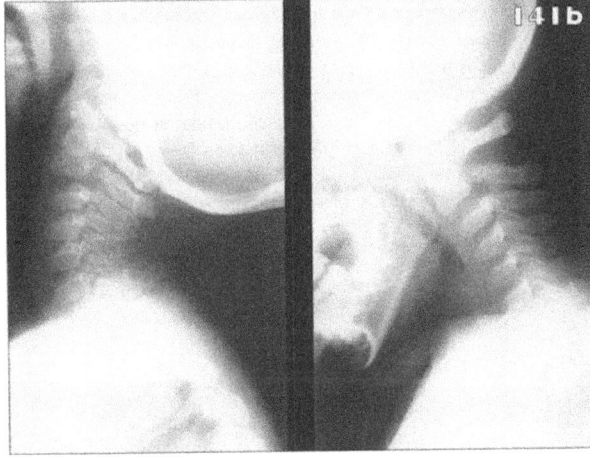

141 Hier worden laterale röntgenfoto's getoond van de halswervelkolom van twee verschillende kinderen **(141a, b)**. Een van hen heeft een ernstig letsel, de ander niet. Welke diagnosen horen hierbij? Van de patiënt van 141b zijn flexie- en extensieopnamen gemaakt. Wat is de indicatie voor dit onderzoek bij een acuut zieke patiënt?

127

ANTWOORDEN

140 **i.** De CT-scan zonder contrast toont een typisch epiduraal hematoom. Er is een eenzijdige lensvormige bloedophoping tussen de dura en de tabula interna van de schedel, waardoor de onderliggende hersenen worden samengedrukt.
ii. Dit komt vaker voor bij kinderen ouder dan 2 jaar. Het kan zich voordoen na een zwaar hoofdtrauma, maar ook na een val van geringe hoogte met schijnbaar gering trauma.
De patiënt heeft vaak een 'lucide interval' na het trauma, waarbij het bewustzijn lijkt terug te keren, gevolgd door deterioratie met hoofdpijn, braken en bewustzijnsverandering, vaak met contralaterale spierzwakte en dysfasie. Als het hematoom in omvang toeneemt, stijgt de intracraniële druk, met als gevolg herniatie van de ipsilaterale temporale kwab door de hiatus tentorii. Dit leidt tot bradycardie, onregelmatige ademhaling, hypertensie en een wijde lichtstijve pupil ipsilateraal. Verdere stijging van de intracraniële druk leidt ook tot verwijding van de contralaterale pupil.

141 Hoewel hals-wervelkolomtraumata zelden voorkomen en kinderen slechts 2% van de groep uitmaken, moet dit potentieel letale letsel niet over het hoofd worden gezien.
In **141a** bestaat subluxatie van C2-C3. Er is geen hematoom in de weke delen en geen aanwijzing voor een fractuur van C2. Dit is een 'fysiologische' subluxatie of pseudosubluxatie, een variant van normaal die zichtbaar is bij 10% van de kinderen bij wie hals-wervelkolomfoto's worden gemaakt, vooral bij kinderen jonger dan 7 jaar. Ter hoogte van C3-C4 wordt dit beeld minder vaak gezien.
Op het eerste gezicht is in **141b** een soortgelijke subluxatie zichtbaar, maar systematische analyse van de foto (zie **79**) toont bij inspectie van de axis (C2) duidelijk een pedikelfractuur. Als deze acuut is ontstaan, moet de patiënt plat worden neergelegd en de nek geïmmobiliseerd met een harde nekkraag en zandzakjes, in afwachting van een acuut neurochirurgisch consult.
Dergelijke fracturen zijn instabiel. Omdat er geen zwelling zichtbaar is in de prevertebrale weke delen, is het waarschijnlijk een oude laesie. Er werden stressopnamen gemaakt die subluxatie toonden ter hoogte van C2-C3. Bij flexie wijken de processus spinosi posteriores ver uiteen, hetgeen betekent dat er tevens ligamentbeschadiging bestaat met persisterende instabiliteit.

VRAGEN

142 Een 15 jaar oud meisje, onlangs aangekomen uit Afrika, had een anamnese van koorts en gewichtsverlies en bij onderzoek auscultatoire afwijkingen over de linker longtop.
i. Beschrijf de afwijkingen die u ziet op de thoraxfoto **(142)**. Hoe luidt uw werkdiagnose?
ii. Welke actie onderneemt u op de SEH?

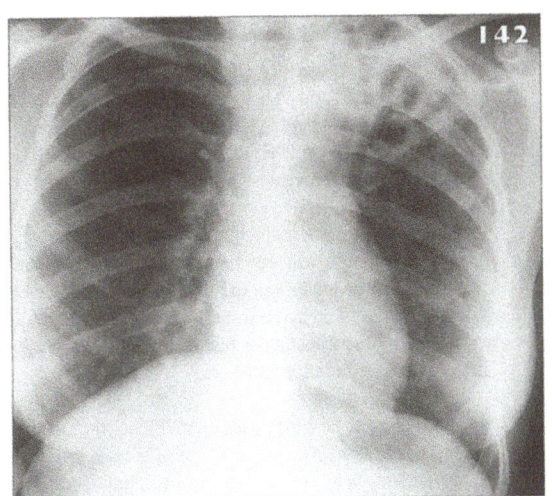

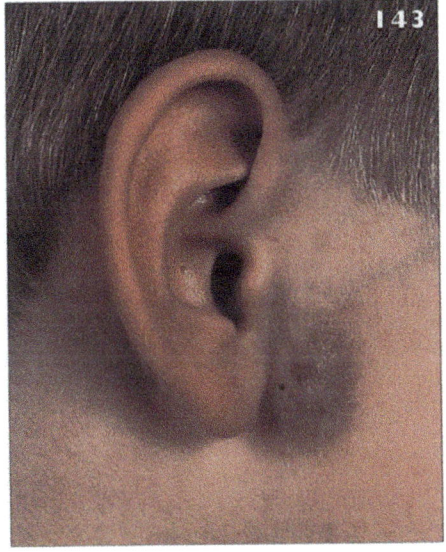

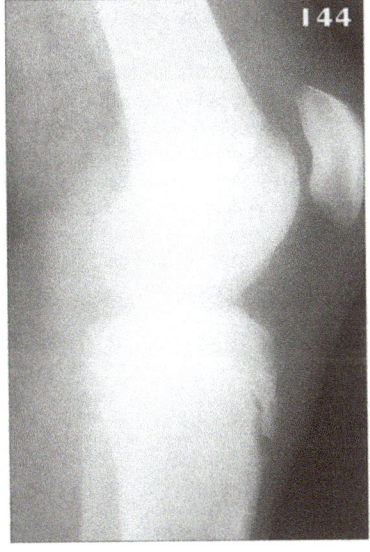

143 Deze jongen bemerkte een toenemende zwelling voor zijn rechteroor met paarsige verkleuring **(143)**. Wat zou dit voor zwelling kunnen zijn en wat is de behandeling?

144 Een 12-jarig kind klaagt over pijn over de knie die al 2 weken bestaat. Er is een röntgenfoto gemaakt **(144)**.
i. Wat is de waarschijnlijkheidsdiagnose?
ii. Beschrijf de symptomen.
iii. Hoe behandelt u de aandoening?

ANTWOORDEN

142 i. Het hart en de trachea zijn naar links verplaatst. In de bovenkwab van de linkerlong bevinden zich dikwandige holten gepaard gaande met consolidatie en elevatie van de linkerhilus. De combinatie van atelectase, consolidatie en holtevorming in de linker bovenkwab is typisch voor apicale tuberculose.
ii. Gezien de holtevorming kan dit meisje open tuberculose hebben met geïnfecteerd sputum. Ze moet geïsoleerd worden verpleegd en de directe contacten, zoals gezinsleden en klas- en teamgenoten, moeten op tuberculose worden gescreend.

143 De huidaantasting, de indolente aard en de verkleuring zijn typisch voor een infectie met atypische mycobacteriën van een preauriculaire nodus in de glandula parotis. Spontane resolutie is mogelijk, maar de nodus kan ook doorbreken en een chronische fistel vormen. Excisie van dergelijke nodi is meestal curatief; in de regel is antibiotische behandeling niet nodig. Atypische mycobacteriën zijn resistent tegen tuberculostatica, maar zijn soms gevoelig voor een combinatie van azitromycine en ciprofloxacine.

144 i. Dit kind heeft de ziekte van Osgood-Schlatter. Dit is een van de vele met eigennamen getooide 'osteochondritiden' in de kinderorthopedie.
ii. De patiënt, vaak een adolescent die actief aan sport doet, presenteert zich met unilaterale en soms bilaterale kniepijn. Bij onderzoek blijkt de tuberositas tibiae gezwollen en drukpijnlijk te zijn. De klinische bevindingen zijn zo typisch, dat röntgenonderzoek volgens veel artsen overbodig is.
Als er ook atrofie van de quadriceps of gewrichtseffusie opgetreden is, moet aan een andere aandoening worden gedacht.
Op laterale röntgenfoto's kan bij de ziekte van Osgood-Schlatter fragmentatie zichtbaar zijn van de tuberositas tibiae **(144)**. Enerzijds is dit echter niet altijd het geval, anderzijds is het op deze leeftijd ook een variant van normaal. Als de foto zorgvuldig wordt bestudeerd, wordt daarbij echter ook een zwelling gezien van de bovenliggende weke delen, hét kenmerk van deze aandoening.
iii. De ziekte van Osgood-Schlatter wordt algemeen beschouwd als een surmenagetrauma en geneest meestal door rust. In zeldzame resistente gevallen kan gedurende 3 weken een gipsverband worden gegeven. De patiënt moet dan wel worden gewaarschuwd dat zo snel functieverlies van de m. quadriceps kan optreden, die pas na meerdere weken verdwijnt.

VRAGEN

145 Een 6-jarig meisje werd naar de SEH gebracht door haar moeder, die vertelde dat ze een dag eerder van de trap was gevallen. Het meisje was schuw en wilde niet met de arts praten. Op de linker onderarm waren blauwe plekken zichtbaar **(145)**.
i. Waarom wekte het consult de bezorgdheid van de arts?
ii. Wat moet er naast de onderarm nog meer worden onderzocht?

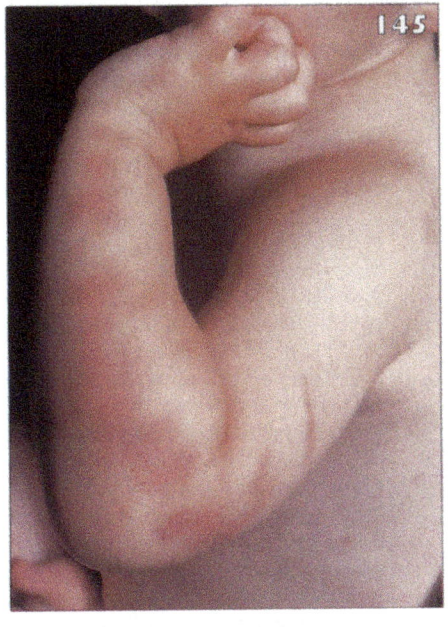

146 Een 3-jarige jongen werd door zijn zwangere moeder naar de SEH gebracht omdat ze dacht dat hij ijzertabletten had geslikt, die hij voor snoepjes had aangezien; ze wist niet hoeveel. Er werd een buikoverzicht gemaakt **(146)**. Wat is er te zien op dit detail?

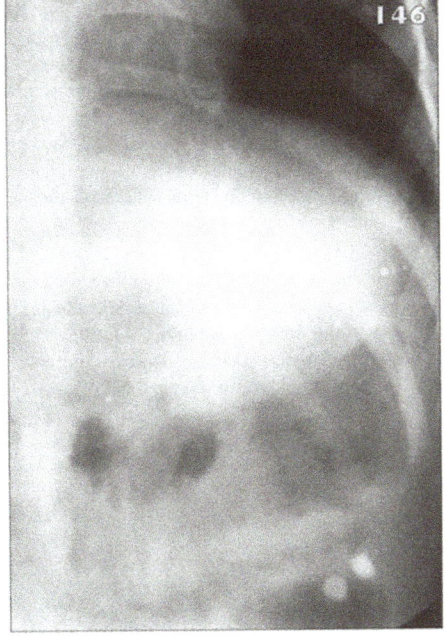

ANTWOORDEN

145 **i.** Op de onderarm waren uitgebreide hematomen te zien die niet pasten bij het verhaal van de valpartij. De arts overwoog dan ook de mogelijkheid van kindermishandeling.
ii. Als een kind mishandeld wordt, is het risico groot dat het eerder en op andere wijzen ook al het geval is geweest. Bij een vermoeden van kindermishandeling moeten anamnese en lichamelijk onderzoek ter vermijding van dubbel werk liefst door een ervaren arts worden verricht. Voor een goede diagnose van lichamelijke, seksuele of emotionele mishandeling of verwaarlozing moeten bij het onderzoek sociale en medische aspecten, ontwikkeling en gedrag aan bod komen. Soms is dit in de acute situatie niet goed mogelijk, hetzij door gebrek aan ervaring van de arts, hetzij doordat het onderwerp zo gevoelig ligt. Zorgvuldige documentatie van zowel anamnese als onderzoek is essentieel. Enerzijds moet men met de ouders samenwerken, anderzijds moet tegelijkertijd de veiligheid van het kind worden gewaarborgd. Melding bij het AMK is essentieel; in overleg met de vertrouwensarts kan de gewenste gang van zaken worden bepaald. Het is slechts zelden nodig om het kind direct van de ouders te scheiden en in een veilige omgeving onder te brengen.
Bij het algemeen lichamelijk onderzoek moeten lengte en gewicht worden uitgezet op de groeicurve, zodat groeivertraging kan worden opgespoord, en moet het kind van top tot teen worden onderzocht, waarbij wordt gelet op huidafwijkingen, drukpijn en zwelling. Ook het behaarde hoofd moet worden onderzocht; drukpijn en zwelling kunnen wijzen op een hematoom tussen hoofdhuid en schedeldak als gevolg van aan de haren trekken of een schedelfractuur.
Oren, ogen en mond moeten worden geïnspecteerd; opzettelijk letsel laat hier vaak sporen achter. Hierbij moet ook fundoscopie plaatsvinden; deze kan tekenen tonen van zowel oude als recente laesies. Oorbeschadiging kan ook accidenteel optreden, maar dan geïsoleerd en in overeenstemming met de beschrijving van het ongeluk. Bloeduitstortingen in zowel de oorschelp als het gezicht en oorletsels bij zuigelingen duiden meestal op kindermishandeling.
Blauwe plekken moeten zorgvuldig worden beoordeeld. Accidentele bloeduitstortingen kunnen worden verwacht op de typische plaatsen, zoals de schenen. Bloeduitstortingen op de binnenzijde van de armen, karakteristieke patronen passend bij vingerafdrukken of beten en bloeduitstortingen in verschillende stadia zijn verdacht. Bepaling van de bloedingstijd en stollingsonderzoek kunnen nodig zijn om stollingsstoornissen als oorzaak van de hematomen uit te sluiten. Ook de aanwezigheid van bijvoorbeeld brandwonden en littekens moet worden genoteerd.
Zwelling, drukpijn en functieverlies kunnen duiden op een fractuur of wekedelentrauma. Soms is gericht röntgenonderzoek nodig en bij jonge kinderen en zuigelingen kan een skeletstatus geïndiceerd zijn. Eerst en vooral moet de veiligheid van het kind worden gewaarborgd tijdens het gehele onderzoek.

 Er zijn verschillende schaduwen zichtbaar in de maag en links in de buik. Dat zijn ijzertabletten, die radio-opaak zijn; sommige liggen in de maag, andere in de dunne darm. De jongen werd behandeld met desferrioxamine en werd klinisch geobserveerd. Hij had het geluk dat hij volledig herstelde. Onbehandeld kan accidentele ingestie van ijzertabletten voor kinderen fataal zijn.

VRAGEN

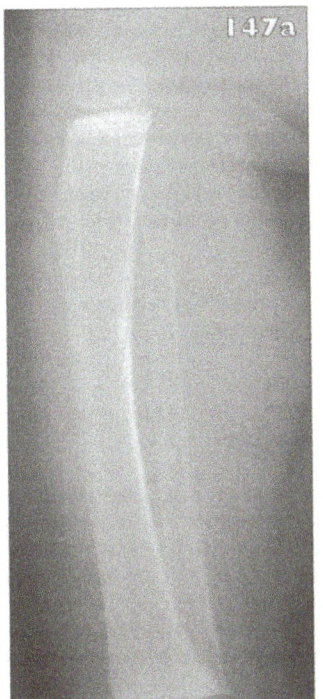
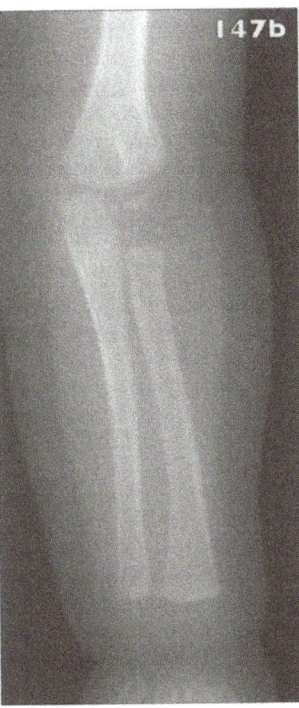

147
i. Wat tonen deze röntgenfoto's **(147a, b)**? Waar duidt dat op?
ii Wat is uw volgende actie?

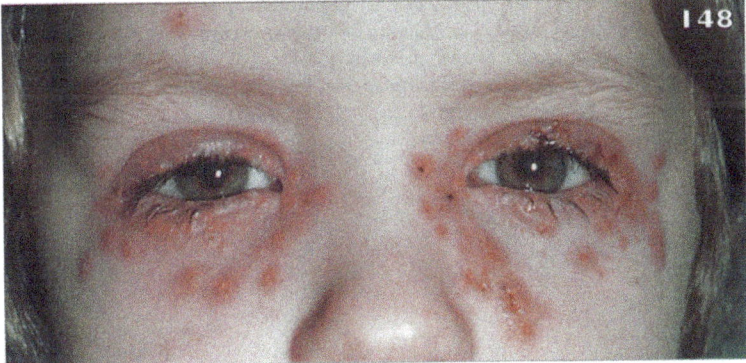

148 Wat kan de laesies in het gezicht van dit kind hebben veroorzaakt **(148)**?
Als hierbij hoofdpijn, duizeligheid en braken optraden, waar moet dan ook nog aan worden gedacht?

ANTWOORDEN

147 i. Bij zorgvuldige inspectie van de distale metafyse van de tibia is een avulsie zichtbaar van een rand van bot vlak boven de groeischijf. Deze onopvallende laesie zou bijna pathognomisch zijn voor opzettelijk toegebracht letsel. In radiologisch opzicht lijkt dit op een salter-harrisfractuur type 2; deze ontstaat door draaiing met een kracht die groter is dan een gewoon ongeval bij een 7 maanden oude zuigeling kan opwekken. Schachtfracturen zijn gemakkelijker vast te stellen en komen veel vaker voor bij mishandeling, maar zijn er minder typisch voor.

ii. De diagnose kindermishandeling heeft verstrekkende implicaties en vereist een multidisciplinaire benadering. De arts moet beschikken over duidelijke richtlijnen. Hij moet aan kindermishandeling denken als:

- Er een onverklaarde vertraging is opgetreden in het zoeken van medische hulp.
- De anamnese niet overeenstemt met het waargenomen letsel.
- De anamnese verandert.
- Er meerdere laesies zijn van verschillende leeftijden.
- Er sprake is van bijzondere letsels, zoals spiraalfracturen bij peuters, metafysaire avulsiefracturen, ribfracturen, sigarettenbrandwonden en retinabloedingen.

In het dossier moeten een gedetailleerde weergave van de door de ouders of verzorgers verstrekte anamnese en een gedetailleerde beschrijving van de gevonden afwijkingen worden opgenomen. Vervolgens moet een vermoeden van kindermishandeling worden gemeld bij het AMK.
Het kind moet in de tussentijd ofwel worden opgenomen voor medische behandeling ofwel op een veilige plaats worden ondergebracht. In dit geval werd terecht een skeletstatus vervaardigd. Hierbij werd een periostale reactie gevonden rond het distale deel van de linkerhumerus wijzend op een 2 weken oud trauma, wederom zonder adequate verklaring. Er werd een onderzoek ingesteld door het AMK.

 Een deel van de laesies rond ogen, lippen en neus zijn vesiculair van aard, passend bij een herpessimplexinfectie. Dit zou kunnen leiden tot viremie en uiteindelijk meningitis of encefalitis. Neurologisch onderzoek kan een infectie van het CZS uitsluiten, algemeen lichamelijk onderzoek kan een systemische virusinfectie onwaarschijnlijk maken. Aanvullend onderzoek als lumbale punctie of PCR kan nodig zijn om een definitieve diagnose te stellen.
Herpesvirusmeningo-encefalitis kan bij kinderen snel tot ernstige ziekte leiden, met verhoogde intracraniële druk en convulsies. Soms is opname op de kinderintensive care nodig voor symptomatische behandeling en systemische antivirale therapie.

VRAGEN

149 Een 2-jarig meisje werd met spoed door haar ouders naar de SEH gebracht wegens ademhalingsproblemen en kwijlen. Ze werd onmiddellijk geïntubeerd. Het beeld bij intubatie is hier afgebeeld **(149)**.
i. Welke afwijking ziet u en wat is daarvan de oorzaak?
ii. Hoe kan men dit voorkomen en waaruit bestaat de behandeling?

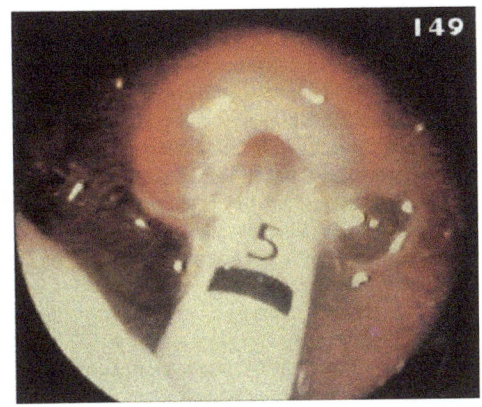

150 Dit 13-jarige meisje werd gezien vanwege gering, in ernst variërend erytheem in het gezicht **(150a)**, enige drukpijn in de toppen van vingers en tenen **(150b)**, malaise en recent gewichtsverlies. Haar haardos was de afgelopen weken dunner geworden.
i. Wat is de waarschijnlijkheidsdiagnose?
ii. Welke andere orgaansystemen kunnen aangedaan zijn?

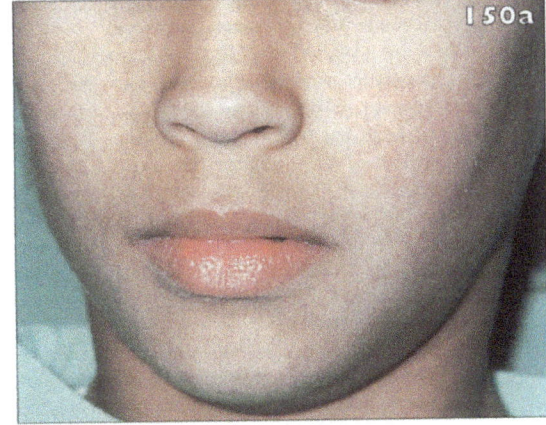

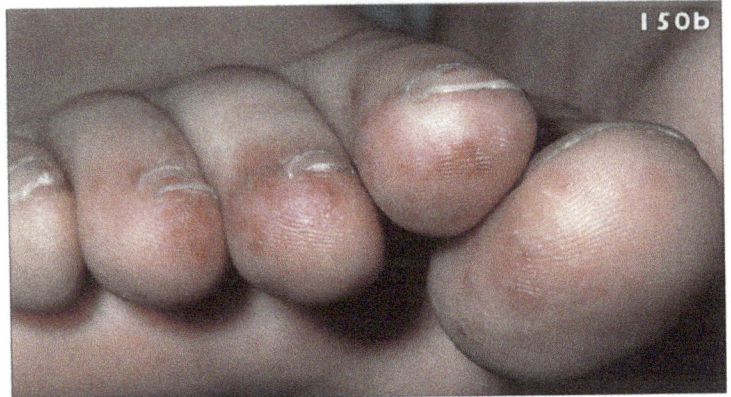

ANTWOORDEN

149 **i.** Dit kind heeft acute epiglottitis, een zich snel ontwikkelende acute flegmoneuze ontsteking van de epiglottis leidend tot ernstig oedeem en pijn, meestal veroorzaakt door Haemophilus influenzae type b. Deze kwam vooral voor bij 1-tot 6-jarigen. Het kind is daarbij angstig, slikt niet, laat het speeksel lopen, zit voorover geleund om slikken te vermijden en heeft een kakelende hoest en een lichte stridor. Het kind is meestal toxisch ziek met tachycardie en koorts. De aandoening kan peracuut ontstaan en vereist snel ingrijpen. Probeer in dit soort gevallen nooit om de keel te onderzoeken of om een belastend onderzoek uit te voeren, zoals venapunctie of röntgenonderzoek. Dat kan leiden tot volledige luchtwegobstructie, hartstilstand en sterfte.

ii. De incidentie van acute epiglottitis is sterk afgenomen sinds de introductie van de Hib-vaccinatie, maar pneumokokken en streptokokken en in een enkel geval stafylokokken kunnen de aandoening ook veroorzaken. De behandeling bestaat uit endotracheale intubatie door een ervaren anesthesist op de intensive care of de OK, bij voorkeur in aanwezigheid van een kno-arts, die zo nodig tracheotomie kan uitvoeren. Zodra de ademhaling is gewaarborgd, kunnen bloedkweken worden afgenomen en kan intraveneuze antibiotische therapie worden gestart met een cefalosporine van de derde generatie, zoals ceftriaxon.

Met adequate therapie verloopt het herstel snel. Het kind kan binnen 24-36 uur worden gedetubeerd en binnen 3-5 dagen worden ontslagen.

150 **i.** Lupus erythematodes disseminatus. Dit is een systemische auto-immuunziekte. De diagnose wordt vermoed op klinische gronden en wordt bevestigd door het aantonen van antilichamen tegen dubbelstrengs-DNA en diverse nucleaire, cytoplasmatische en andere antigenen.

ii. Nefritis komt veel voor. Onderzoek daarnaar is nodig omdat die een aanzienlijke invloed heeft op de behandeling. Ook gewrichtsaantasting komt veel voor, maar deze is vaak relatief mild. Er kan ernstige cardiale pathologie bestaan in de vorm van myocarditis, endocarditis of pericarditis. Dyspneu wordt veroorzaakt door pleuritis met effusie of pneumonitis.

Aantasting van het CZS kan leiden tot convulsies, verwardheid en hemiplegie of afasie door focale vasculaire laesies.

Huid- en gewrichtsverschijnselen kunnen goed reageren op behandeling met hydroxychloroquine. Bij gegeneraliseerde ziekteverschijnselen is behandeling met corticosteroïden geïndiceerd, eventueel gecombineerd met andere immunosuppressiva. Op deze wijze kunnen de symptomen meestal worden onderdrukt, maar soms ten koste van ernstige bijwerkingen.

VRAGEN

151 Een 6-jarig meisje heeft sinds één dag anorexie en onderbuikpijn. Ze heeft geen koorts, heeft niet gebraakt en heeft vandaag eenmaal brijige ontlasting gehad. Diepe palpatie van de onderbuik is pijnlijk.
i. Welke afwijking ziet u op de röntgenfoto **(151)**?
ii. Aan welke diagnose denkt u?

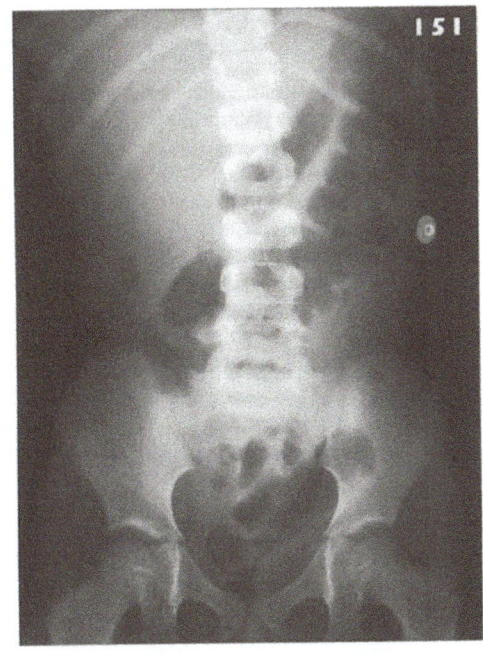

152 i. Wat zou kunnen zijn gebeurd met het linker aangezichtsskelet van deze jongen **(152)**?
ii. Welke röntgenopnamen zijn nodig om de omvang van het trauma vast te stellen?
iii. Welke mogelijkheden zijn er voor behandeling?

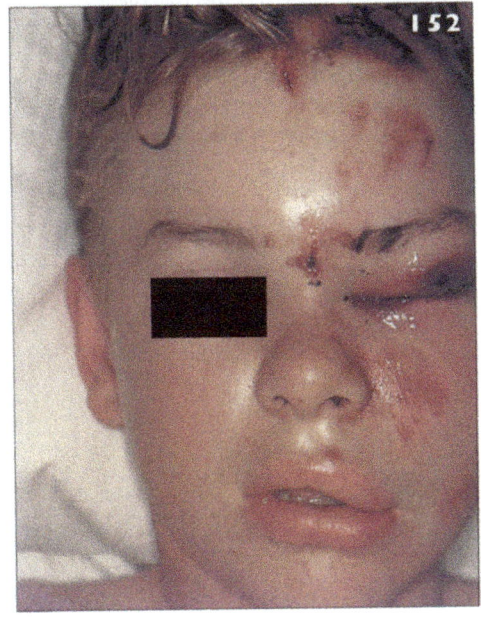

ANTWOORDEN

151 **i.** Hier is een lumbale scoliose zichtbaar die in dit geval secundair is aan het aanspannen van de m. rectus abdominis als gevolg van pijn in de rechter onderbuik.
ii. Acute appendicitis is het meest voorkomende chirurgische spoedgeval op de schoolleeftijd. De diagnose kan lastig zijn, zelfs bij zorgvuldige anamnese, zorgvuldig lichamelijk onderzoek en aanvullend laboratoriumonderzoek.
In klassieke gevallen begint deze aandoening met milde pijn rond de navel, die zich geleidelijk verplaatst naar de rechter fossa iliaca. De pijn is soms koliekachtig, maar gewoonlijk constant en kan gepaard gaan met braken. De symptomen zijn bij zuigelingen meestal minder specifiek. Op die leeftijd treden vooral anorexie, braken en prikkelbaarheid op in aansluiting aan een luchtweginfectie. Er kan forse vertraging optreden bij het stellen van de diagnose, zodat peritonitis bij hen vaker voorkomt.
De klinische bevindingen variëren. Het kind kan matig tot ernstig ziek zijn, al dan niet koorts hebben en een normale of versnelde ademhaling. Er kan drukpijn en défense musculaire zijn, in klassieke gevallen op het punt van MacBurney. Bij een retrocecaal of in het kleine bekken gelegen appendix is er opstootpijn bij rectaal toucher. Omdat dit een belastend onderzoek kan zijn, wordt het bij voorkeur alleen door de (kinder)chirurg verricht.
Volledig bloedbeeld en buikoverzichtsfoto zijn waarschijnlijk niet nuttig; urineonderzoek alleen als urineweginfectie in de differentiaaldiagnose staat.

152 **i.** Er zijn laesies zichtbaar in het middelste derde deel van het aangezicht, in dit geval een zygomafractuur en een lefort-II-fractuur, waardoor het centrale deel van het middengezicht van het cranium wordt gescheiden. Daarbij treedt meestal enige dislocatie op en enige verbrijzeling.
ii. Men laat 45° occipitomentale en laterale opnamen vervaardigen. Een axiale opname en een CT-scan van het aangezicht kunnen het botletsel eveneens gedetailleerd in beeld brengen en kunnen van nut zijn bij het opstellen van het behandelplan.
iii. Er kan worden gekozen voor conservatieve behandeling bij minimale dislocatie of voor directe repositie en fixatie door middel van plaatosteosynthese. In beide gevallen is follow-up nodig tot het aangezichtsskelet is uitgegroeid. Het aangezicht groeit gedurende de kinderjaren door en de onderste helft zelfs tot vroeg in het derde decennium.
Maxillafracturen komen bij kinderen zelden voor en gaan meestal gepaard met een neurocraniaal trauma. Ze leiden tot malocclusie, gezichtszwelling en periorbitale ecchymosen.

VRAGEN

153. Bij deze adolescent bestaat een opwaartse blikparese van het linkeroog **(153a)**.
   i. Wat is de meest waarschijnlijke lokalisatie en wat is de oorzaak van het probleem?
   ii. Beschrijf de symptomen bij dit type laesie.
   iii. Hoe onderzoekt en behandelt u deze aandoening op de SEH?

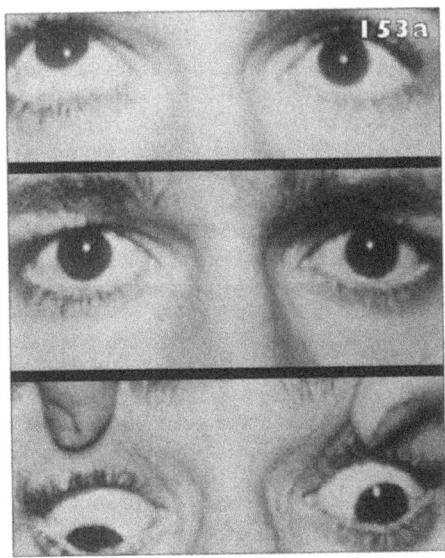

154. Er is een kind binnengebracht op de SEH dat slikproblemen heeft. Wat toont de röntgenfoto **(154)** en hoe zou u handelen?

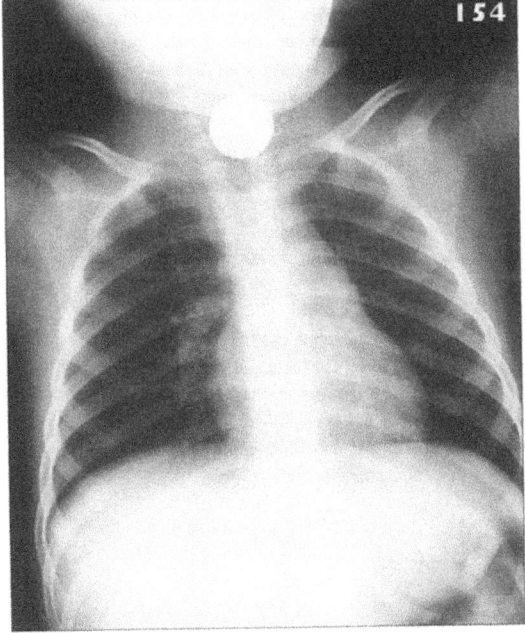

ANTWOORDEN

153 i. De meest waarschijnlijke oorzaak is een orbitafractuur. Orbitafracturen worden in afnemende frequentie gevonden in bodem, mediale wand, laterale wand en orbitadak. De klassieke blow-out fracture wordt meestal veroorzaakt door een stomp trauma op de onderste orbitarand. Hierbij wordt de inhoud van de orbita door de bodem in de sinus maxillaris gedrukt, waarbij de m. rectus inferior inklemt.

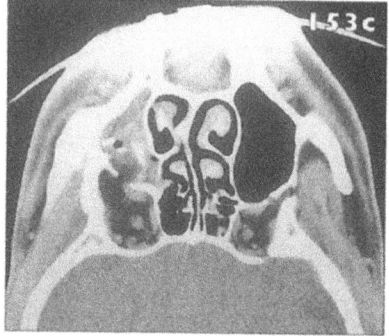

ii. Veelvoorkomende oculaire symptomen zijn pijn bij beweging van het oog, wazig zien, verticale diplopie en sensibiliteitsuitval van het infraorbitale gebied door beschadiging van de n. infraorbitalis. Dit veroorzaakt een periorbitaal hematoom en subcutaan emfyseem met crepitatie als lucht uit de sinus maxillaris of ethmoidalis binnendringt in het periorbitale weefsel. De enophthalmus die het gevolg is van de herniatie van de orbita-inhoud door de fractuur in de sinus kan aanvankelijk worden gemist en pas opvallen als het aanvankelijke periorbitale hematoom afneemt. De inklemming van de spieren in de fractuur kan tot retractie van de oogbol leiden.

iii. Het onderzoek omvat een occipitomentale röntgenfoto onder een hoek van 15°, waarop fracturen van orbitarand en orbitabodem en impressie van fragmenten zichtbaar zijn, net als het 'druppelteken', veroorzaakt door verplaatsing van orbita-inhoud naar de sinus maxillaris. 'Conventionele' sinusfoto's tonen sluiering van de sinus bij bloeding en soms pneumatosis van het periorbitale weefsel **(153b)**. De beste beeldvorming wordt verkregen met een CT-scan van de orbita **(153c)**. Bij de eerste opvang hoort pijnbestrijding. Systemische antibiotische therapie is soms geïndiceerd ter preventie van cellulitis orbitalis door infectie vanuit de paranasale sinussen. Bij het oogheelkundig onderzoek wordt gelet op oogbewegingen, diplopie en gezichtsscherpte en wordt oogspiegeling verricht ter uitsluiting van complicaties.

154 De thoraxfoto toont een munt in de hypofarynx. Ophoping van speeksel en progressief oedeem kunnen hierbij tot luchtwegproblemen leiden. Verwijdering van de munt is gemakkelijker als deze zo hoog zit dan wanneer hij lager in de slokdarm, ter hoogte van de aortaboog of boven de onderste slokdarmsfincter, blijft steken. In dit geval kan de munt vaak al laryngoscopisch worden verwijderd. Lukt dat niet, dan wordt de munt onder algehele anesthesie door de kno-arts met een starre oesofagoscoop verwijderd.

VRAGEN

155 Een 6-jarig kind werd door een arts onderzocht omdat volgens haar zeggen de vriend van haar moeder haar had betast.
i. Beschrijf wat u bij inspectie ziet **(155)**.
ii. In hoeverre past dit bij seksueel misbruik?

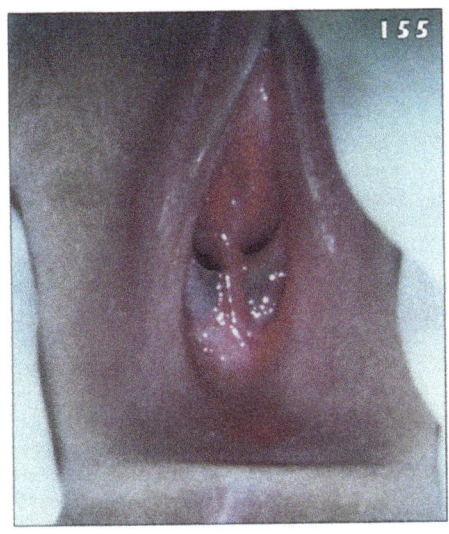

156 Dit kind werd gepresenteerd met een uitslag die 2 dagen eerder in het gezicht was begonnen en zich over de rest van het lichaam uitbreidde **(156)**. Bij onderzoek maakte het een zieke indruk, met hoge koorts en hoesten.
i. Wat is de diagnose en aan welke complicaties moet u denken?
ii. Hoe had deze aandoening kunnen worden vermeden?

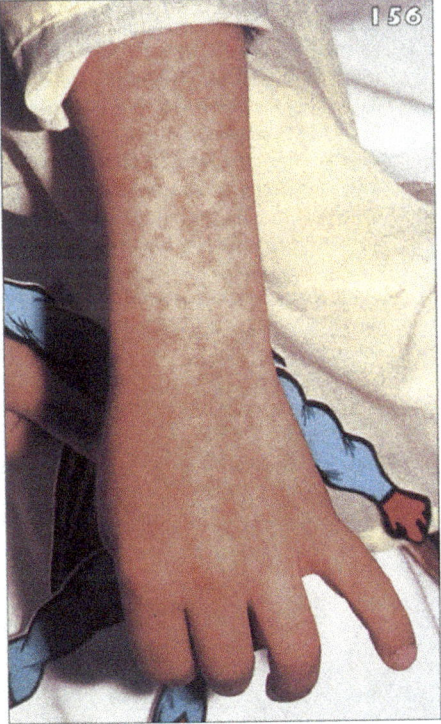

ANTWOORDEN

 i. De foto toont prepuberale genitalia met een hymen septus.
ii. Een hymen septus is een ongebruikelijke, maar niet zeldzame variatie van normaal. De oorzaak kan zowel gelegen zijn in het uitblijven van fusie van de distale gangen van Müller als in onvolledige kanalisatie van de bulbus sinovaginalis. Hierdoor is de vagina geheel of gedeeltelijk in tweeën gedeeld door een septum dat zich zowel kan uitstrekken vanaf de cervix omlaag, soms met duplicatuur van cervix en uterus, als vanaf het hymen omhoog. Het laatste komt verreweg het meest voor. Als onduidelijk is tot hoever het septum reikt, kan het beste echografie worden verricht. Hymen imperforatus is de meest voorkomende aangeboren vorm van vagina-afsluiting; deze gaat gewoonlijk niet gepaard met andere aangeboren afwijkingen. Bij onderzoek wordt tussen de labia een uitpuilende hymenmembraan gezien en later haematocolpos.
Deze bevinding heeft geen relatie met de klacht. Normale bevindingen bij genitaal onderzoek sluiten seksueel misbruik uiteraard niet uit. Als dit zich beperkt tot aanraken en betasten, zijn geen afwijkingen te verwachten bij lichamelijk onderzoek.

 i. Dit is een mazelenuitslag bij een kind dat vanwege de geloofsovertuiging van de ouders niet is gevaccineerd. Mazelen ontstaan door druppelinfectie; de infectieuze periode loopt vanaf het begin van de prodromale fase tot 4 dagen na het verschijnen van de uitslag.
De incubatieperiode van ongeveer 10 dagen wordt gevolgd door een prodromale fase van 2-4 dagen met koorts, malaise en hoesten. Er ontstaan koplikse vlekken op de mucosa van mond en labia, die in 2-3 dagen weer verdwijnen.
Het exantheem ontstaat 3-4 dagen na het begin van de ziekte en verspreidt zich van boven naar beneden. Het is aanvankelijk een rode, snel verblekende maculopapuleuze uitslag, die vervolgens conflueert, vooral in het gezicht en op de romp. De kleur verandert geleidelijk in roestbruin door hemosiderine dat uit de capillairen lekt. De uitslag verdwijnt uiteindelijk na 5-6 dagen. Zo'n 10 dagen later kan uitgebreide desquamatie plaatsvinden.
In 1 op de 15 gevallen doen zich complicaties voor in de vorm van otitis media, pneumonie, convulsies en acute encefalitis. Subacute scleroserende panencefalitis is een zeldzame maar fatale complicatie.
Mazelen zijn nog steeds een belangrijke doodsoorzaak in ontwikkelingslanden waar veel kinderen ondervoed zijn. De ziekte is ook gevaarlijk voor kinderen die immunosuppressieve therapie krijgen, bijvoorbeeld in het kader van behandeling voor leukemie.
ii. Mazelen kunnen worden voorkomen door immunisatie met een gevriesdroogd vaccin op basis van levend verzwakt mazelenvirus. Dit maakt onderdeel uit van de BMR-vaccinatie. Bijwerkingen van vaccinatie zijn zeldzaam. Ongeveer een week erna kan lichte koorts optreden; daarbij is het kind niet infectieus.

VRAGEN

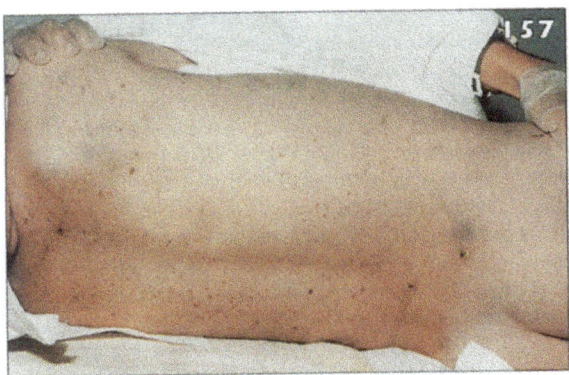

157 Deze 10 jaar oude jongen maakte bij komst op de SEH een zieke indruk, met hoge koorts en een uitslag (157). Hij werd behandeld voor acute lymfoblastenleukemie.
i. Wat is de waarschijnlijkheidsdiagnose?
ii. Wat staat in de differentiaaldiagnose?

158 Welke afwijking toont deze röntgenfoto (158) en hoe moet die worden behandeld?

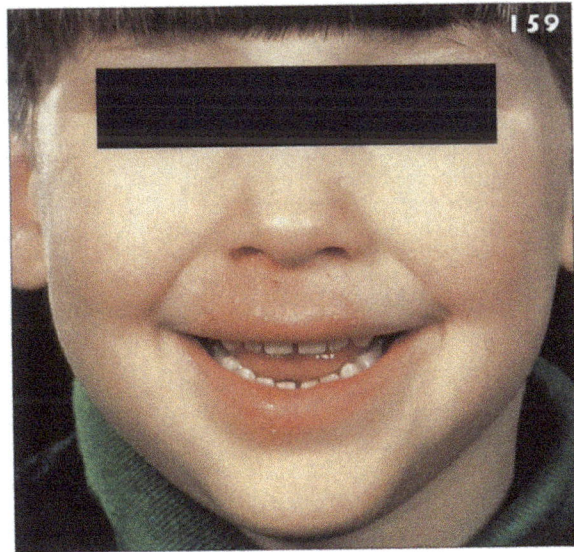

159 Dit kind is naar de SEH gebracht omdat hij volgens zijn moeder vreselijk stinkt (159). Wat is de oorzaak?

ANTWOORDEN

157 **i.** De waarschijnlijkheidsdiagnose is varicella haemorrhagica. Klassieke varicella presenteert zich als een jeukende vesiculaire uitslag; de incubatieperiode is 10-21 dagen. De ernst van de ziekte loopt sterk uiteen, van asymptomatisch tot de ernstige hemorragische ziekte die hier wordt getoond. De patiënt is infectieus vanaf het moment dat prodromen en koorts aanwezig zijn tot ongeveer 2 dagen nadat korstvorming is opgetreden. De complicaties van waterpokken kunnen meerdere organen betreffen en lopen uiteen van secundaire stafylokokkeninfecties tot hepatitis, artritis, glomerulonefritis, encefalitis en cerebellaire ataxie.

ii. De differentiaaldiagnose omvat zowel meningokokkemie als rickettsiose. In het laatste geval is de mijtbeet zelf bedekt door een korstje, terwijl de laesies over de rest van het lichaam kleiner zijn, zonder korst. Purpura van Henoch-Schönlein is onwaarschijnlijk, gezien de uitgebreidheid van de uitslag, de hoge koorts en de zieke indruk die het kind maakt.

Het kind moet zowel antibacteriële als antivirale behandeling krijgen, bij voorkeur met een cefalosporine van de derde generatie, zoals ceftriaxon, en aciclovir.

158 Dit is een salter-harrisfractuur type 2 van de proximale humerus.

Hoewel de verplaatsing groot is, kan worden volstaan met eenvoudige analgetica en een collar and cuff onder de kleding. Kinderbotten genezen en remodelleren zeer goed; hoe jonger, hoe beter. De fractuur van dit 6-jarig meisje is in 4-6 weken genezen met volledig functioneel herstel; de botten zijn binnen het jaar geremodelleerd.

Dit toont dat fractuurrepositie bij kinderen niet altijd nodig is; vooral proximale humerusfracturen kunnen veel hebben. Men moet echter voorzichtig zijn bij oudere kinderen en adolescenten met gedislokeerde fracturen. Daarbij moet goed worden beoordeeld of het individu gezien de botleeftijd nog voldoende tijd heeft om de bestaande dislocatie te corrigeren. De behandeling van dislocatiefracturen vereist aanzienlijke klinische ervaring en in dit geval moet traumatologische expertise worden ingeroepen.

Intra-articulaire fracturen beschadigen het gewrichtskraakbeen, wat vaak een trapje in het gladde gewrichtsoppervlak geeft. Deze fracturen genezen goed, maar remodelleren slecht, zelfs bij jonge kinderen; een resterende dislocatie van slechts 2 mm kan al premature artrose veroorzaken. Bij alle intra-articulaire fracturen is verwijzing naar een traumatoloog nodig.

159 Deze jongen produceert eenzijdig stinkende neusuitvloed, wat wijst op een vreemd lichaam in het rechter neusgat. De huid van de bovenlip is ontveld door de chronische uitvloed. Het betreffende materiaal is meestal schuimrubber (van een badspons) of een voedselrest (groente, pinda). Inert materiaal, zoals plastic of metaal, veroorzaakt zelden een dergelijke riekende afscheiding en kan onopgemerkt blijven totdat zij een rinoliet vormen, met verhard secreet rond het object. Verwijdering van het vreemd lichaam doet de stank verdwijnen. Er kan secundaire sinusitis ontstaan.

VRAGEN

160 Deze 11-jarige jongen werd gepresenteerd met koorts en huiduitslag **(160)**. Hij klaagde over ijskoude voeten.
i. Aan welke diagnose denkt u?
ii. Met welke behandeling begint u?

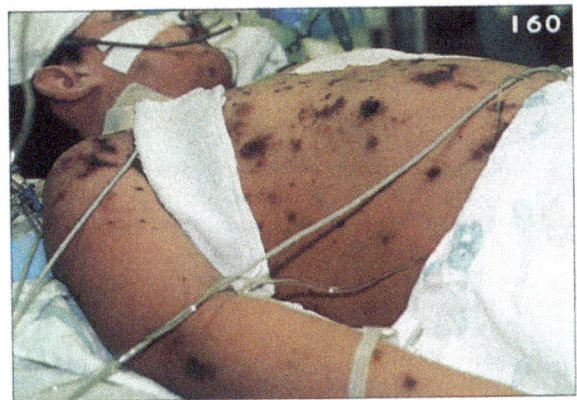

161 Een 4 jaar oud meisje werd gezien vanwege twee weken bestaande koorts. Er is een bovensteluchtweginfectie aanwezig. Het lichamelijk onderzoek geeft geen verdere informatie. Er worden thoraxfoto's gemaakt **(161a, b)**.
i. Wat ziet u?
ii. Wat is de differentiaaldiagnose?

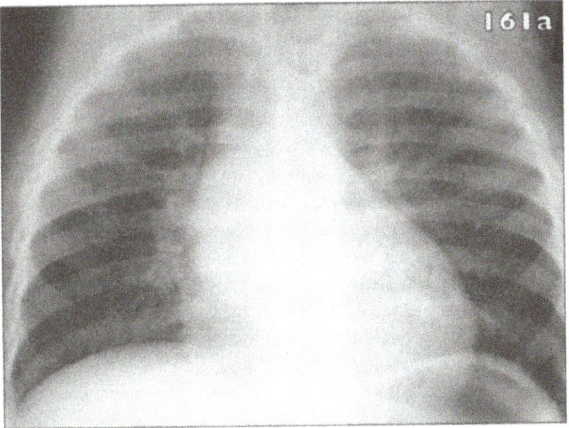

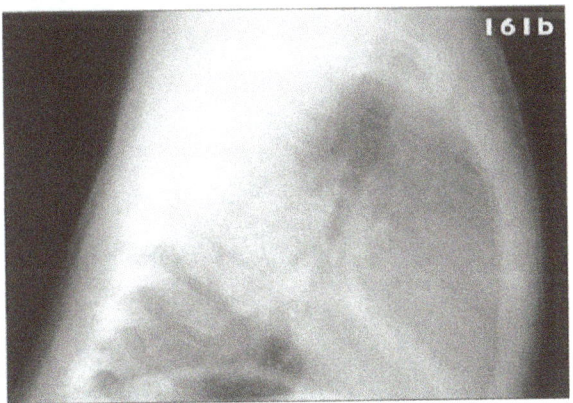

ANTWOORDEN

160 **i.** Deze jongen had een erythemateuze uitslag die al snel kenmerken kreeg van purpura. Dit is purpura fulminans, een uitslag veroorzaakt door diffuse intravasale stolling bij septische shock en weefselnecrose, uitgelokt door endotoxinen van Neisseria meningitidis en circulerende cytokinen. Dit ziektebeeld kan binnen 12 uur fataal zijn. Bij de overlevenden kan de vasculitis tot lokale huidnecrose leiden.

ii. Er moeten direct een volledig bloedbeeld, bloedkweek en keelkweek worden afgenomen, waarna langzaam, in 10-15 minuten, een antibioticum i.v. wordt gegeven, bijv. ceftriaxon (100 mg/kg). Bij een zo ernstig ziek kind wordt geen lumbale punctie gedaan vanwege het risico van inklemming. Het organisme kan worden geïsoleerd uit bloed of keel; tot 24 uur na aanvang van de antibiotische behandeling is de bacterie ook aantoonbaar in een huidstans. N. meningitidis is nog steeds gevoelig voor parenterale penicilline.

Andere mogelijke oorzaken van een dergelijk beeld zijn streptokokkeninfecties, mazelen, varicella, rickettsiose en infecties met Pseudomonas spp en andere gramnegatieve staven.

Antibiotica zijn belangrijk, maar de eerste maatregelen moeten zijn gericht op de vitale functies (ABC). Volumesuppletie kan in de eerste uren bij een dergelijke patiënt levensreddend zijn. In geval van acute neurologische achteruitgang moet behandeling worden ingezet met hyperventilatie, 0,5 g/kg mannitol i.v. en verpleging in antitrendelenburg.

Als vaststaat dat de infectie is veroorzaakt door meningokokken, moeten de directe contacten (gezin, vrienden, schoolklas) profylactische behandeling krijgen met rifampicine oraal.

161 **i.** Op de thoraxfoto's is een ruimte-innemend proces zichtbaar in het voorste mediastinum. Intrathoracale processen zijn bij kinderen meestal gelegen in het mediastinum. De locatie van het proces is een aanwijzing voor de diagnose. Het achterste mediastinum wordt begrensd door pericard, wervelkolom, ribben en diafragma, het voorste mediastinum door de eerste rib, sternum, onderzijde van het pericard en de voorkant van de bovenste rugwervels. Het middelste mediastinum ligt ertussen.

ii. Veelvoorkomende mediastinale laesies zijn:
- Voorste mediastinum: thymusmassa, teratomen, bronchogene cysten en lymfangioma (hygroma) cysticum.
- Middelste mediastinum: lymfomen, teratomen, pericardcysten, slokdarmlaesies en hernia hiatus oesophagei.
- Achterste mediastinum: neurogene tumoren, lymfomen, bronchogene cysten en rabdomyosarcomen.

VRAGEN

162 Deze peuter werd door zijn verontruste ouders gepresenteerd met een zich uitbreidende uitslag **(162)**. Ze waren net terug van een buitenlandse vakantie; hij was daar behandeld met antibiotica vanwege tonsillitis.
Bij onderzoek was hij subfebriel en maakte hij een zielige en futloze indruk. Er waren geen andere bijzonderheden.
Beschrijf de uitslag. Wat zijn de oorzaak en het beloop?

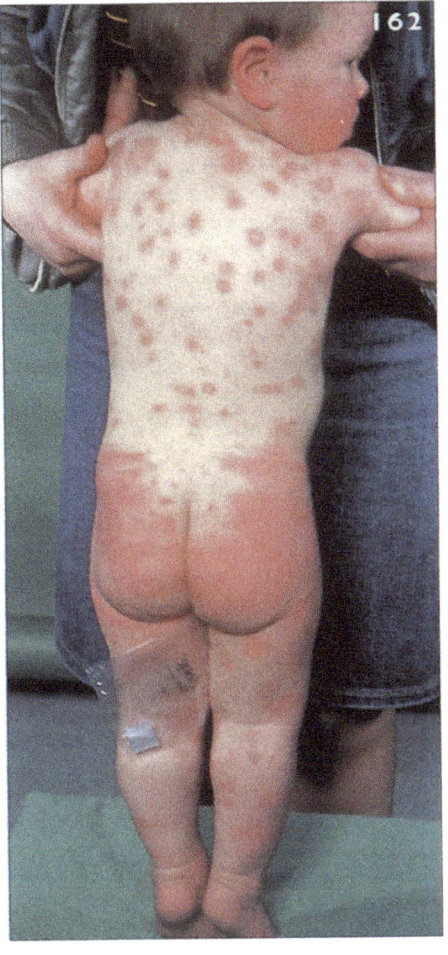

163 Een volledig gevaccineerd 3 jaar oude peuter wordt opgenomen vanwege een stridor. Hij heeft al 24 uur een loopneus. De temperatuur is 37,6 °C en de ademhaling 50/min met intercostale en subcostale intrekkingen. Hij heeft een blafhoest en een geringe inspiratoire stridor. Hij is onrustig; de percutaan gemeten zuurstofsaturatie is 84%.
i. Wat is de waarschijnlijkheidsdiagnose? Wat veroorzaakt zijn onrust?
ii. Hoe behandelt u hem?

ANTWOORDEN

162 Dit kind vertoont de typische schietschijflaesies, voornamelijk op de ledematen en romp, van erythema multiforme, onderdeel van een spectrum van ziekten dat reikt van erythema minor tot stevens-johnsonsyndroom en toxisch epidermale necrolyse. De meeste patiënten hebben erythema multiforme minor, waarbij de laesies een rode rand hebben en een blauwachtig centrum en soms necrotisch of vesiculeus worden. Bij histologisch onderzoek wordt in de dermis een perivasculair mononucleair celinfiltraat aangetroffen met geringe eosinofilie.
De reactie kan tal van oorzaken hebben. Bij kinderen zijn dat vooral geneesmiddelen, met name penicillinen, sulfonamiden en anticonvulsiva, en infecties, met name herpes simplex, Mycoplasma-infecties en de ziekte van Pfeiffer. Zeldzamere oorzaken zijn vaccinaties, difterie, tyfus, sepsis, collageenziekten, leukemie en radiotherapie.
De uitslag verloopt wisselend, met een totale duur van 1-3 weken, en kan gepaard gaan met myalgie.
Het is meestal een zelfbeperkend proces, maar recidieven zijn mogelijk evenals progressie tot het stevens-johnsonsyndroom. De therapie is symptomatisch met analgetica, antipyretica en antipruritica.

 i. Als bij een duidelijk toegenomen ademhalingsinspanning slechts geringe stridor hoorbaar is, is dat een slecht teken. Het wijst op sterk vernauwde luchtwegen met geringe luchtverplaatsing. Daarbij past de hypoxie, die ook de onrust verklaart. De onderliggende oorzaak is waarschijnlijk laryngotracheïtis of pseudokroep. Daarnaast moet worden gedacht aan bacteriële tracheïtis (waarbij het ernstig ziek zijn past), epiglottitis (onwaarschijnlijk gezien de volledige vaccinatie) en een vreemd lichaam (onwaarschijnlijk gezien de loopneus en de koorts).
ii. Er moet zuurstof worden toegediend, wat ter voorkoming van toenemende onrust het best kan gebeuren door een van de ouders. Vervolgens moet door een anesthesist en een kno-arts met ervaring de noodzaak tot intubatie worden bepaald. Verneveling met epinefrine geeft intussen tijdelijke verlichting.
Dexamethason oraal en verneveling met budesonide zijn bewezen effectief bij ernstige pseudokroep. Dexamethason is gemakkelijker toe te dienen en goedkoper.
Als deze maatregelen geen significante verbetering geven, is intubatie nodig. Antibiotische behandeling mag pas worden gestart als goede ademhaling is verzekerd, want het aanleggen van een infuus kan het kind van streek maken en tot volledige luchtwegobstructie leiden. Om dezelfde reden zijn röntgenonderzoek en inspectie van de keel inopportuun.

VRAGEN

164 Een tiener met astma klaagt al 2 weken over productieve hoest overdag en 's nachts. Ze sliep slecht, met prikkelbaarheid en vermoeidheid als gevolg. Verhoging van de dosis inhalatiesteroïden had geen significante verbetering gegeven.
i. Welke afwijkingen kunt u bij lichamelijk onderzoek verwachten?
ii. Hoe interpreteert u de thoraxfoto **(164)**?
iii. Hoe behandelt u dit kind?

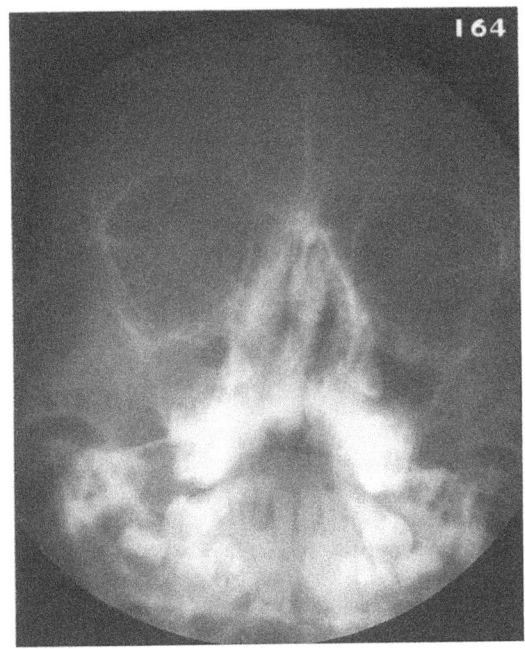

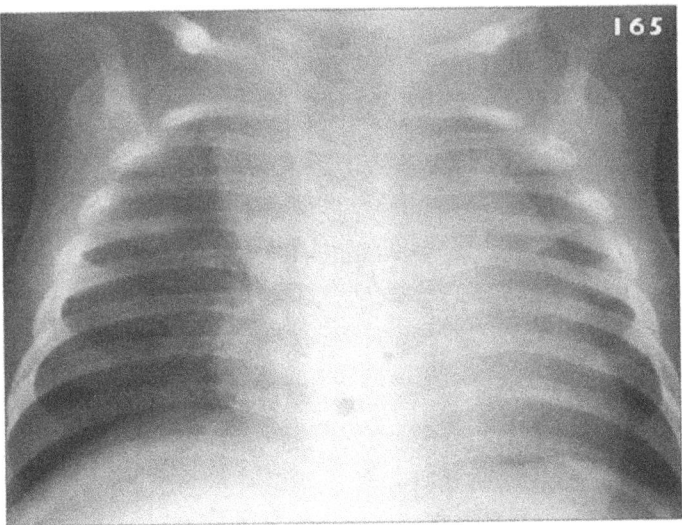

165 Een 2 jaar oude peuter werd verwezen ter evaluatie van cardiomegalie, gevonden op een thoraxfoto die was gemaakt in het kader van evaluatie wegens koorts **(165)**. Wat is de diagnose?

ANTWOORDEN

164 i. Deze patiënt met atopisch astma heeft waarschijnlijk een allergische rinitis. Vaak bestaat daarbij acute sinusitis (vooral van de sinus maxillares), met een verstopte neus, purulente neusafscheiding, postnasal drip, foetor ex ore en hoofdpijn. Dit veroorzaakt slaapproblemen, wat weer kan leiden tot gedragsproblemen. Bij lichamelijk onderzoek kan men hyperemie van het neusslijmvlies en kloppijn over de sinus maxillares vinden. De sinussen vormen zich gedurende de kinderjaren. Alleen de sinus ethmoidales zijn bij de geboorte aanwezig. De sinus maxillares ontstaan rond de leeftijd van 6 maanden en de sinus frontales worden pas bij 3-9 maanden zichtbaar.
Acute sinusitis wordt meestal veroorzaakt door Haemophilus influenzae, Moraxella catarrhalis en (bètahemolytische) streptokokken; bij chronische sinusitis zijn vooral stafylokokken en anaerobe bacteriën betrokken.

ii. De röntgenfoto toont sluiering in de rechter sinus maxillaris. De betekenis daarvan kan alleen worden vastgesteld als de klachten van het kind bekend zijn, want sluiering kan voorkomen zonder klinische symptomen en bij een gewone verkoudheid.
De sinus maxillares zijn het beste te zien op een opname volgens Waters, de sinus frontales op een opname volgens Caldwell. De sinus ethmoidales en sphenoidales zijn het beste in beeld te brengen op een CT-scan. De watersopname is in eerste instantie echter voldoende.

iii. De behandeling bestaat uit een 2-3 weken durende kuur met amoxicilline of (bij penicillineallergie) azytromycine. Incidenteel kunnen complicaties optreden als cellulitis van de wang en osteomyelitis van de maxilla.
Lokale en systemische decongestiva zijn niet erg effectief, maar een corticosteroïdenbevattende neusspray geeft vaak wel verlichting. Daarbij moet ook de instelling van de astmamedicatie worden geoptimaliseerd.

165 Dit is het beeld van een normale thymus. Dit orgaan ligt als een paraplu over het hart en is verantwoordelijk voor de brede schaduw in het mediastinum. Een geschulpte of golvende rand is vaak zichtbaar waar de thymusschaduw het hartsilhouet raakt. Bij kinderen onder 3 jaar veroorzaakt de grote thymus als regel het sail sign, met een brede basis en een toelopende apex, meestal rechts van het hart. Bedenk dat de röntgenopname van de thorax als regel een anteropostereure opname is die op een willekeurig moment tijdens in- of expiratie wordt gemaakt. Dit verklaart de grote variatie in vorm en omvang van de hartschaduw. Een thoraxfoto kan niet goed worden beoordeeld als de klinische gegevens van de patiënt niet beschikbaar zijn.

VRAGEN

166 Een meisje van 8 jaar klaagde dat ze plotseling niet meer kon lopen. Ze had geen pijn en leek zich er geen zorgen over te maken.
i. Welke symptomen zijn van belang in de anamnese?
ii. Welke omstandigheden spelen waarschijnlijk een rol bij deze aandoening, als het neurologische onderzoek geen objectieve afwijkingen oplevert, en wat is de prognose?

167 Een 13 maanden oude jongen werd gepresenteerd vanwege een pijnlijke perianale laesie **(167)**.
i. Welk micro-organisme is voor deze laesie verantwoordelijk?
ii. Welk nader onderzoek en welke behandeling zijn nodig?

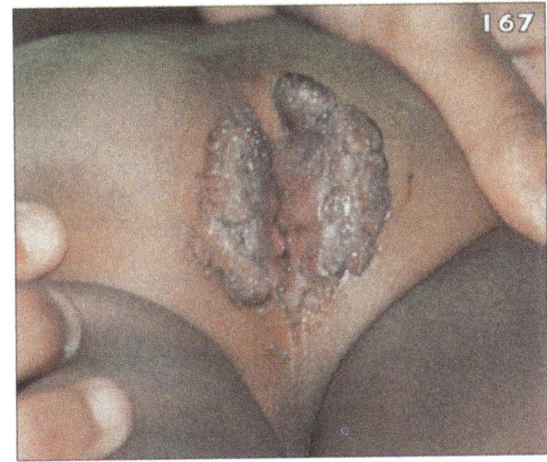

168 Een peuter werd naar het ziekenhuis gebracht wegens hoge koorts, huilen, kwijlen en lichte nekstijfheid. Er werd een lumbale punctie uitgevoerd, die geen celverhoging liet zien. De röntgenfoto gaf de diagnose **(168)**. Wat is de doorslaggevende bevinding?

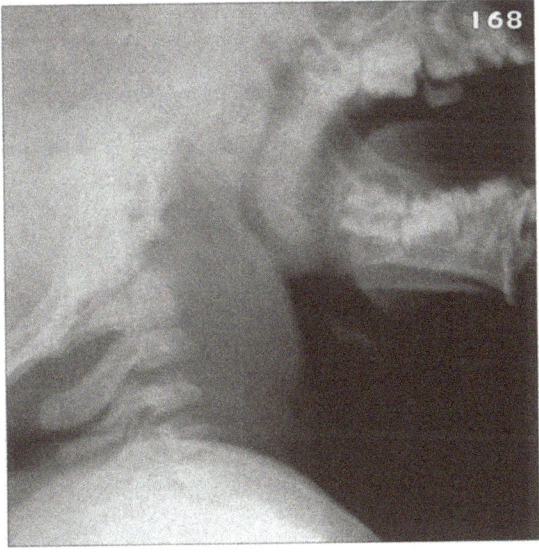

ANTWOORDEN

166 **i.** Bij de evaluatie van verlammingen is volledig neurologisch onderzoek nodig, inclusief tonus, kracht en reflexen van beide extremiteiten. Het kind maakt een onbezorgde en bijna vrolijke indruk, ondanks het acute onvermogen tot lopen – ook wel belle indifférence genoemd.
ii. Conversie begint vaak plotseling en als reactie op een gebeurtenis in het gezin of de omgeving. Bij onderzoek worden geen objectieve afwijkingen aangetoond. Vaak geven de kinderen daarbij aan dat het gevoel in de benen ontbreekt.
Vaak kan het kind het beste worden opgenomen voor gecombineerde fysiotherapeutische ondersteuning en psychologische interventie. Lichamelijke oorzaken moeten worden uitgesloten. Het kind wordt aangespoord zo veel mogelijk aan alle dagelijkse activiteiten deel te nemen, krijgt fysiotherapie en begeleiding door een psycholoog of psychiater. Het kind herstelt meestal binnen enkele weken tot maanden.

167 **i.** De foto toont condylomata acuminata van de anus. Dit beeld van meerdere bloemkoolachtige gesteelde processen met hun basis in de anusmucosa wordt veroorzaakt door het humane papillomavirus type 6 of 11, dat een voorkeur heeft voor vochtige huid. Grote wratten in het luiergebied kunnen jeuk, een branderig gevoel en bloedingen veroorzaken en worden gemakkelijk secundair bacterieel geïnfecteerd.
ii. Hoewel congenitaal verworven condylomen zich in de loop van de eerste 3 levensjaren kunnen manifesteren, zijn in zo'n geval uitgebreide anamnese en lichamelijk onderzoek nodig om seksueel misbruik uit te sluiten.
De laesie kan worden behandeld met podofyllotoxine als crème of applicatievloeistof die gedurende drie opeenvolgende dagen wordt aangebracht. De behandeling wordt elke week herhaald gedurende maximaal 4-5 weken, tot de condylomata verdwenen zijn. Recidieven komen in 20-30% voor. Soms is cryotherapie of resectie nodig. Lasertherapie kan effectief zijn als andere behandelingen falen.

168 Een koortsig en kwijlend kind moet men zo min mogelijk storen zolang alle voorzieningen voor eventuele intubatie nog niet in gereedheid gebracht zijn. Een lumbale punctie moet in zo'n geval dus worden uitgesteld en verder onderzoek vindt pas plaats als dat veilig kan gebeuren.
De röntgenfoto toont een retrofaryngeaal abces. U ziet dat de prevertebrale wekedelenschaduw breder is dan de helft à twee derde van het wervellichaam. Een retrofaryngeaal abces kan worden verward met epiglottitis of meningitis, gezien de koorts, het onvermogen om de nek te bewegen en de zieke indruk. De kinderen zijn meestal ook benauwd en bij lichamelijk onderzoek blijkt de achterste farynxwand uit te puilen.
Retrofaryngeale abcessen zijn tegenwoordig zeldzaam en zijn meestal een complicatie van streptokokkenfaryngitis, trauma of streptokokkenosteomyelitis van een cervicale wervel.

VRAGEN

 Dit is de thoraxfoto van een 8-jarige jongen die is opgenomen met een astma-aanval **(169)**. Na 12 uur met matig piepen werd hij kort voor de opname plotseling ernstig benauwd.
i. Welke afwijkingen zijn zichtbaar?
ii. Waaruit bestaat de acute behandeling?

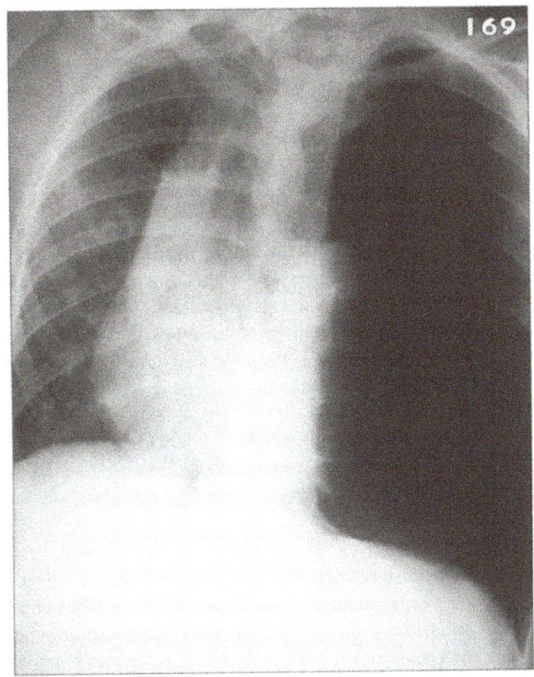

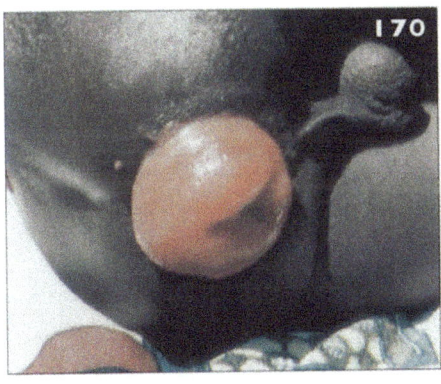

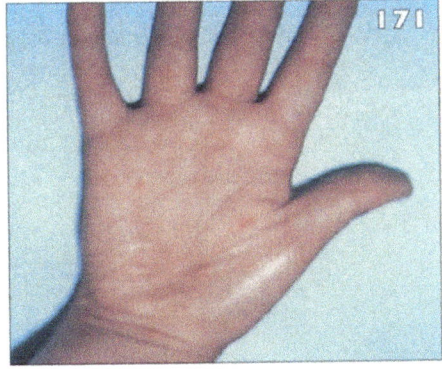

Bij deze zuigeling bleef de gewichtstoename achter. Hij werd verwezen vanwege deze rode zwelling in zijn anus **(170)**.
i. Wat is de aard van de zwelling?
ii. Naar welke onderliggende aandoeningen zoekt u?

Dit meisje had vlekken op haar handen **(171)**. Al 2 dagen voelde ze zich niet lekker. Ze had geen eetlust, koorts en een zere keel. Waar let u verder op bij lichamelijk onderzoek? Wat is de diagnose?

ANTWOORDEN

169 i. Er bestaat een grote pneumothorax links met verschuiving van het mediastinum naar rechts.
ii. Dit is een spanningspneumothorax, een spoedgeval. Bij ernstige dyspneu of dreigende respiratoire insufficiëntie kan met spoed een pleurapunctie worden verricht door een dikke naald in de tweede intercostale ruimte midclaviculair in te brengen. Ondertussen kunnen maatregelen worden getroffen voor de intercostale insertie van een drain met waterslot.
Een pneumothorax is zeldzaam bij kinderen met astma. Andere oorzaken zijn longcysten, het syndroom van Marfan, trauma en aspiratie van een vreemd lichaam.

170 i. De ringvormige structuur bij deze zuigeling is een rectumprolaps. Deze treedt meestal op tijdens de defecatie en kan na insmeren met vaseline digitaal worden gereponeerd. De prolaps kan recidiveren; de moeder kan leren hoe te handelen.
ii. Een rectumprolaps oogt indrukwekkend, maar is op zich niet ernstig. Hij kan echter duiden op een onderliggende aandoening die gepaard gaat met langdurig persen en frequente of volumineuze ontlasting, zoals bij obstipatie, diarree en cystische fibrose, en soms op motorische zenuwuitval zoals bij meningomyelokèle. Uitgebreide anamnese en lichamelijk onderzoek zijn dan ook aangewezen, eventueel uitgebreid met gericht aanvullend onderzoek.
Recidieven kunnen worden voorkomen als de onderliggende oorzaak kan worden behandeld; rectumprolaps is zeldzaam na de leeftijd van 6 jaar.

171 Ook de voeten en de mond werden geïnspecteerd. Vergelijkbare vesikels werden gevonden aan de zijkant van de voeten en verder waren er laesies zichtbaar op de farynxwand.
Dit meisje had hand-voet-mondziekte, meestal veroorzaakt door coxsackievirus A16, hoewel coxsackievirus A5 en A10 en ECHO-virus 71 eveneens zijn gevonden bij kinderen met deze ziekte. Hand-voet-mondziekte komt vaak voor in epidemietjes en is zeer besmettelijk. De piekincidentie ligt in de zomer en de vroege herfst.
De predilectieplaatsen zijn de handpalmen en de zijkant van de handen, de voetzolen en de zijkant van de voeten en het gebied tussen de vingers. De laesies kunnen ook aanwezig zijn op het wangslijmvlies en de achterste farynxwand, waar zij kunnen worden aangezien voor afteuze ulcera, candidiasis, herpangina of beginnende herpesstomatitis. De afzonderlijke laesies zijn 3-6 mm grote, langwerpige, grijze vesikels met een rode hof. Ze kunnen zich uitbreiden over armen, benen, romp en gezicht en kunnen ulcereren. Op zijn hoogst is er milde gegeneraliseerde ziekte en de eruptie verdwijnt binnen 1 week.

VRAGEN

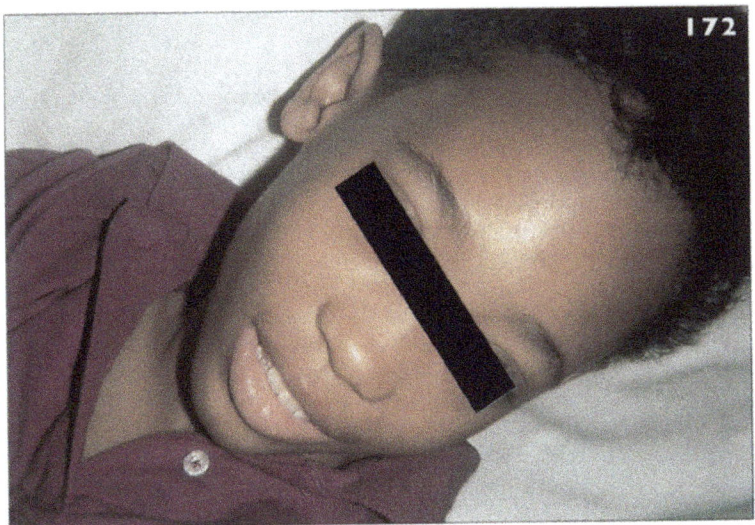

172 Deze 9-jarige jongen met sikkelcelanemie komt naar de SEH omdat de moeder hem toenemend bleek vindt en vermoeider dan gewoonlijk **(172)**. Welke twee elementen van het lichamelijk onderzoek leiden tot de correcte diagnose?

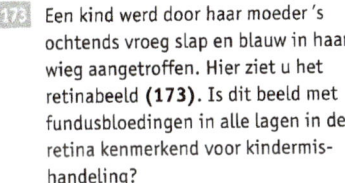 173 Een kind werd door haar moeder 's ochtends vroeg slap en blauw in haar wieg aangetroffen. Hier ziet u het retinabeeld **(173)**. Is dit beeld met fundusbloedingen in alle lagen in de retina kenmerkend voor kindermishandeling?

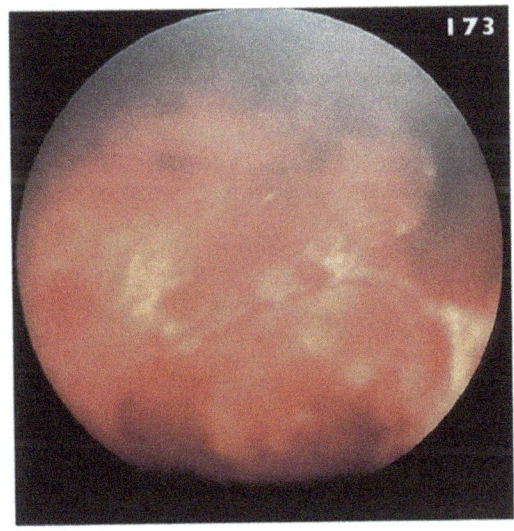

ANTWOORDEN

172 Drie oorzaken komen in aanmerking:

- Hyperhemolytische crisis: daarbij vindt men een laag hematocriet, toename van de icterus en een sterk verhoogd reticulocytengetal.
- Aplastische crisis: meestal volgend op een virusinfectie, die met tijdelijke beenmergsuppressie gepaard kan gaan. Deze kan leiden tot vermoeidheid, tachycardie en hartkloppingen, duurt 7-10 dagen en gaat gepaard met toegenomen anemie en een laag reticulocytengetal.
- Sequestratiecrisis: deze komt vooral voor bij jongere kinderen, als de snel in grootte toenemende milt bloedcellen wegvangt.

Als bij inspectie van de sclerae de icterus blijkt te zijn toegenomen, duidt dat op toegenomen hemolyse. Toename van de miltomvang wijst op sequestratie. De afwezigheid van beide bevindingen past het beste bij een aplastische crisis.

173 Bloedingen in alle retinalagen worden waargenomen bij kindermishandeling. De classificatie van fundusbloedingen bij opzettelijk letsel is als volgt:

- Glasvochtbloedingen uiten zich als krullen of strepen of als diffuse bloeding. Ze wijzen op ernstig intracraniaal letsel en zijn soms pas 2 weken na het primaire trauma zichtbaar.
- Preretinale bloedingen zijn het gevolg van bloeding in de subhyaloïdale ruimte tussen de zenuwvezellaag en de binnenste retinamembraan. Ze bevinden zich nabij de achterpool en variëren in omvang. Ze beginnen als een donkerrode, koepelvormige laesie en zakken vervolgens uit tot een bootvorm met een horizontale bovenste begrenzing.
- Intraretinale bloedingen worden onderverdeeld in oppervlakkige 'vlamvormige' retinabloedingen uit het oppervlakkige capillairbed of de oppervlakkige peripapillaire capillairen, die zich verspreiden langs de zenuwvezellaag en snel kunnen verdwijnen, en puntbloedinkjes die kleine, ronde, uniforme clusters met rode bloedcellen vormen in de binnenste kernlaag en zich verspreiden naar de buitenste plexiforme laag.
- Subretinale bloedingen liggen tussen de fotoreceptoren en de retinapigmentlaag daaronder. Ze worden gelig wit wanneer ze worden geabsorbeerd. De bloedingen ontstaan in de choroïdea en verspreiden zich tussen de membraan van Bruch en de retinapigmentlaag.
- Choroïdeabloedingen treden op bij de achterpool en worden restloos geabsorbeerd.
- Ten slotte kunnen er donkere, ronde bloedingen worden gezien met een bleekwit centrum.

Het oogonderzoek moet liefst binnen 3 dagen na het trauma plaatsvinden. Indirecte fundoscopie onder premedicatie met een kortwerkend mydriaticum heeft de voorkeur, zeker bij prikkelbare en zieke kinderen bij wie het onderzoek lastig uitvoerbaar is.
Andere oorzaken van bloedingen die moeten worden uitgesloten, zijn:

- Neonatale bloedingen: vlamvormige punt- en grotere bloedingen, soms ook subconjunctivaal.
- Subarachnoïdale bloedingen met retinale of preretinale bloedinkjes.
- Leukemie met preretinale bloedingen, glasvochtbloedingen en bloedingen met wit centrum, bloedingen in alle lagen.
- Hematologische aandoeningen met bloedingen in alle retinalagen en in het glasvocht.
- Retinopathie van de prematuur met intraretinale en preretinale bloedingen langs de neovasculaire rand.

VRAGEN

174 Wat is de meest waarschijnlijke oorzaak van de gezwollen, pijnlijk, koude hand en vingers bij dit kind **(174)**? Waaruit bestaat de behandeling?

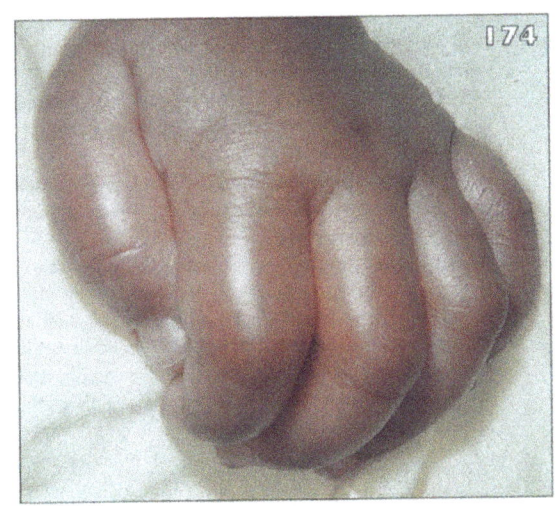

175 Een 8 jaar oude jongen is op de fiets aangereden door een auto. Hij vertoonde geen vitale functies op de plaats van het ongeval. Het kind werd per ambulance naar de SEH gebracht. Hij werd aanvankelijk gereanimeerd, maar stierf enkele uren laten op de intensive care.
i. Wat toont de röntgenfoto **(175)**?
ii. Wanneer kan een dergelijk trauma optreden?
iii. Als de foto geen afwijkingen had getoond, was ruggenmergbeschadiging dan uitgesloten?

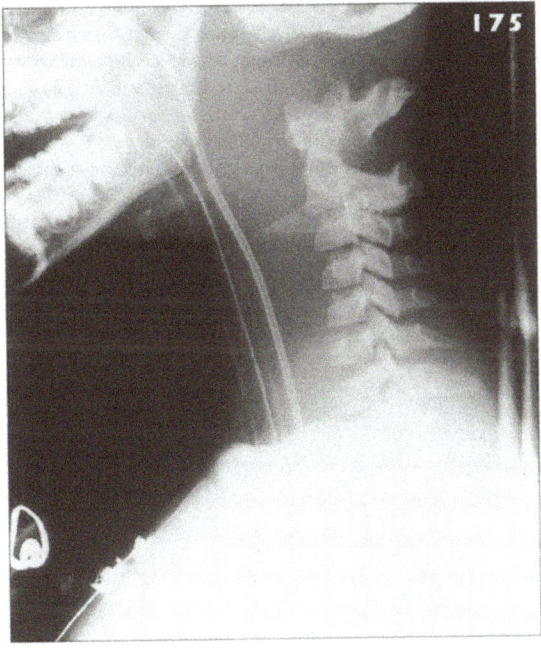

157

ANTWOORDEN

174 Deze hand heeft koudeletsel ondergaan – bevriezing. De beste behandeling is opwarming in een warmwaterbad van maximaal 40 °C.
Gezwollen rode of blauwe handen en voeten (meestal minder uitgesproken dan hier afgebeeld) kunnen ook voorkomen bij (emotionele) verwaarlozing.

175 **i.** Op deze halswervelkolomfoto is distractie van de atlanto-occipitale verbinding te zien. Bij kinderen is letsel aan de bovenste twee halswervels gebruikelijker, bij volwassenen komt vaker letsel aan lagere segmenten voor.
ii. Een hoogenergetisch trauma met snelle acceleratie en deceleratie kan een distractieletsel van de halswervelkolom veroorzaken. Het hier afgebeelde distractieletsel is kenmerkend voor een hoogenergetisch trauma. Bij een polytraumatisé moet altijd gedacht worden aan de mogelijkheid van beschadiging van de halswervelkolom, zelfs als het lichamelijk onderzoek geen directe aanwijzing geeft voor een nektrauma. Hoewel dergelijke traumata vaak fataal zijn, zijn er gevallen bekend van kinderen die een atlanto-occipitale distractie overleven.
Klinische kan ruggenmergtrauma zich uiten als neurogene shock met een combinatie van bradycardie en hypotensie, spinale shock met aanwijzingen voor een dwarslaesie met paralyse en verlies van reflexen, abnormale ademhaling door diafragmaparalyse bij laesies ter hoogte van C3–5 en paralyse van de intercostale spieren bij laag-cervicale en hoog-thoracale laesies, en verminderde of afwezige pijnsensatie en sensibiliteit, waardoor andere traumata kunnen worden gemaskeerd.
iii. Ruggenmergletsel komt minder vaak voor bij kinderen dan bij volwassenen. Bij tot twee derde van de kinderen met beschadiging van het ruggenmerg is de halswervelkolomfoto echter niet afwijkend. Door de grotere flexibiliteit van de wervelkolom, met lossere ligamenten, wigvormige wervellichamen en vlakke processus articulares valt deze na voorbijgaande subluxatie gemakkelijk terug in de normale positie. Alleen al het overwegen van de mogelijkheid van ruggenmergletsel moet, ongeacht het resultaat van de halswervelkolomfoto's, voldoende reden zijn om de patiënt te als zodanig te behandelen, met volledige immobilisatie van de halswervelkolom en adequate verwijzing.

VRAGEN

176 Een dag voor het bezoek aan de SEH had de moeder van dit meisje de scheefstaande mond opgemerkt **(176)**. Wat valt u op bij inspectie? Wat is de etiologie en wat is de langetermijnprognose?

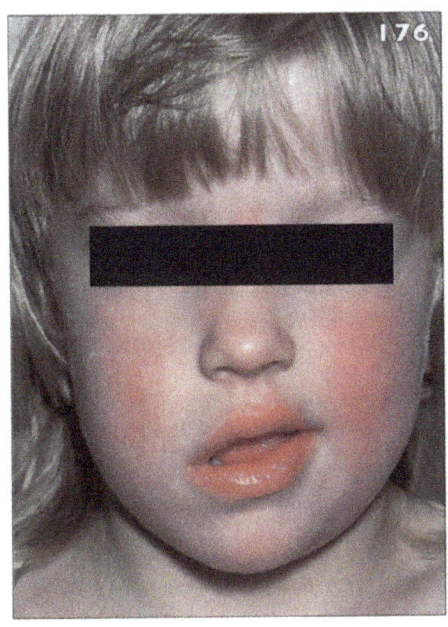

177 Een 2-jarig meisje is verwezen vanwege een opgezette buik. Ze was goed gezond tot een dag eerder, toen ze uit bed gevallen was.
i. Wat toont de röntgenfoto **(177)**?
ii. Wat is de diagnose?

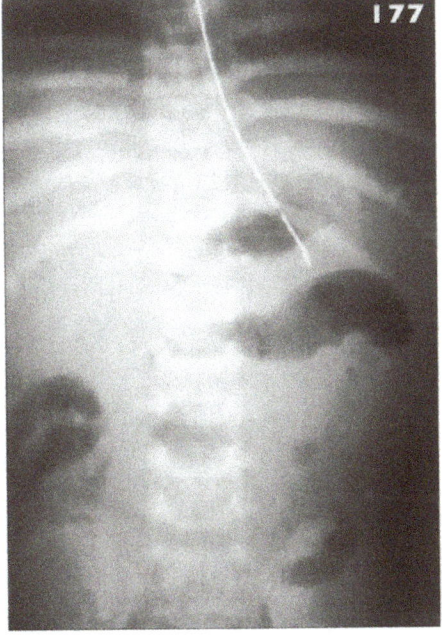

ANTWOORDEN

176 Dit meisje heeft een rechtszijdige paralyse van de aangezichtsmusculatuur. De gebruikelijke oorzaak hiervan is een para-infectieuze mononeuritis, die bij meerdere virusinfecties kan voorkomen, vooral bij de bof. Daarbij kunnen soms drukpijn en zwelling boven het foramen sternomastoideum worden gevonden. Lymeziekte is de meest voorkomende geassocieerde aandoening in de westerse wereld, maar er zijn meerdere, potentieel ernstigere oorzaken die moeten worden uitgesloten. Dat zijn onder meer hypertensie, otitis media acuta, leukemie en hersenstamtumoren. Beginnende multipele sclerose is een zeldzame oorzaak.

Twee derde van de gevallen geneest spontaan; de eerste verbetering is binnen 3 weken zichtbaar. Bij de rest resteert meestal een geringe gezichtsasymmetrie, alleen zichtbaar bij glimlachen; een enkele keer blijft ook in rust asymmetrie zichtbaar.

Voor corticosteroïden is in de praktijk geen plaats. Ze zijn ten hoogste effectief in de eerste fase van de ziekte en bij toediening in hoge doses; gezien de goede prognose is daarvoor in dat stadium geen indicatie.

Ook fysiotherapie is niet zinvol. Als de verlamming ertoe leidt dat het kind het oog niet geheel kan sluiten, kan men celluloseoogdruppels voorschrijven in combinatie met een ooglapje tijdens het slapen.

177 i. De buikoverzichtsfoto toont weinig lucht in de buik en oude ribfracturen, die te herkennen zijn aan de ronde schaduwen aan de basis van meerdere ribben.

ii. Men moet kindermishandeling vermoeden als op de röntgenfoto oude laesies zichtbaar zijn. In dit geval waren de ribfracturen en het intra-abdominale trauma veroorzaakt door de verzorger van het kind. Er bestond een ruptuur van het colon, vermoedelijk veroorzaakt door een acuut stomp buiktrauma.

Bij buiktrauma wordt minder snel aan kindermishandeling gedacht dan bij botfracturen, schedeltrauma en ribfracturen. Het kan ontstaan door slaan of schoppen in de buik, forse druk of plotselinge acceleratie en deceleratie. Uitwendige laesies ontbreken vaak, trauma wordt vaak ontkend en de presentatie is vaak vertraagd. De aanwezigheid van meerdere laesies, zeker als zij op verschillende momenten moeten zijn ontstaan, en een slechte algemene conditie zijn sterke aanwijzingen voor kindermishandeling.

Als het gevolg van kindermishandeling zijn de volgende intra-abdominale traumata beschreven: perforaties van het maag-darmkanaal, vooral van maag, duodenum, jejunum en ileum, bloedingen uit de grote vaten en contusies en hematomen van lever, milt, pancreas en nier.

VRAGEN

178 Dit kind heeft bilateraal erytheem van de wangen **(178)**. Ze heeft geen koorts.
i. Welk anamnestisch gegeven past bij een gunstige diagnose?
ii. Wat is de pathofysiologie van deze aandoening?

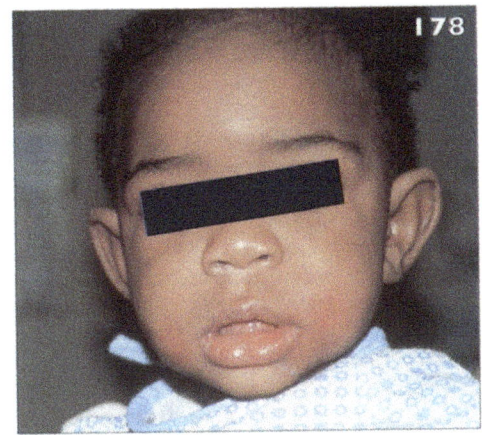

179 Dit kind is op haar mond gevallen, waarbij ze de bovenste centrale en laterale snijtanden heeft verloren **(179)**. Hoe ziet de behandeling eruit?

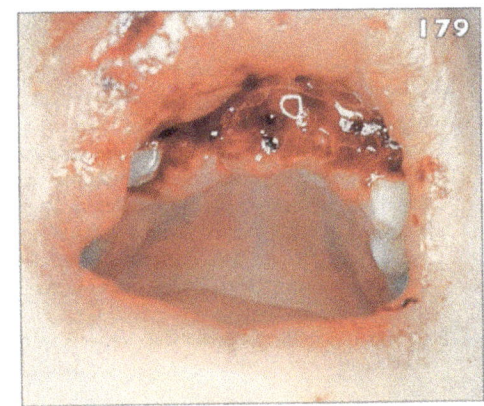

180 Een 4-jarig meisje was met haar 3 jaar oudere broer aan het spelen toen bij het beklimmen van een eetkamerstoel uitgleed. Haar ouders waren in een ander vertrek en zagen het niet gebeuren. Op het toilet ontdekte het kind bloed in haar onderbroek. Onderzoek van de genitalia toonde een acute laceratie van de labia minora, die gehecht moest worden **(180)**. Het hymen was niet beschadigd. Is dit letsel verdacht voor kindermishandeling?

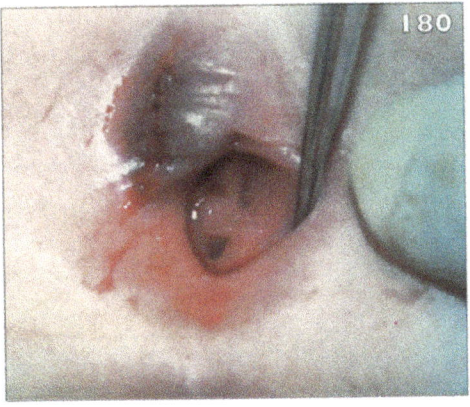

ANTWOORDEN

178 **i.** Dit kind heeft koudeadiponecrose. Bij een jong kind zonder koorts dat gezond oogt maar last heeft van lokaal erytheem op een of beide wangen, moet men denken aan de mogelijkheid van recent contact met een koud object, zoals een ijslolly, een koude autoruit of zelfs koude, sterke wind.
Vetnecrose van de pasgeborene (adiponecrosis subcutanea neonatorum) doet zich in de eerste maand voor en veroorzaakt meerdere hard aanvoelende, omschreven laesies op romp en proximale extremiteiten. Het kind is er niet ziek bij en de aandoening verdwijnt zonder littekens achter te laten, al blijft er soms een kleine delle over.
Een slechtere prognose heeft neonataal scleroedeem, waarbij gegeneraliseerde aandoeningen zoals multiorgaanfalen leiden tot slechte huiddoorbloeding en uitgebreide induratie. Histologisch onderzoek toont oedeem met verdikte subcutane septa, maar zonder vetcelnecrose.
ii. Koudeadiponecrose wordt veroorzaakt door kristalvorming met openbarsten van vetcellen, gevolgd door een granulomateuze ontsteking in de vorm van groepjes roodpaarse drukpijnlijke noduli die tussen 1 en meer dan 10 cm groot kunnen zijn. Bij jonge kinderen is de concentratie verzadigde vetten hoger, waardoor induratie ontstaat bij een hogere temperatuur dan bij volwassenen. De adiponecrose ontstaat 24-48 uur na het koudetrauma en verdwijnt na enkele weken. De enige noodzakelijke behandeling is geruststelling.

179 Als na lichamelijk onderzoek en röntgenonderzoek vaststaat dat er alleen sprake is van volledige avulsie van de snijtanden zonder bottrauma, hangt de behandeling af van de beschikbaarheid van de tanden.
Als de tanden verdwenen zijn, moet de wond worden gereinigd en slijmvliesbeschadigingen onder anesthesie worden gehecht. Daarna moet een partiële tandprothese worden aangemeten.
Als de tanden beschikbaar zijn, moeten ze zorgvuldig worden gereinigd in een isotone oplossing en in de wortelholten worden teruggeplaatst zonder de wortels te manipuleren. Ze moeten ongeveer 4 weken op hun plaats worden gehouden met een spalk. De levensvatbaarheid van de tandpulpa is dubieus; waarschijnlijk is later een wortelkanaalbehandeling nodig.

180 Dit is een typisch spreidletsel. Het komt veel voor bij kinderen. Als de uitwendige genitaliën van jonge kinderen beklemd raken tussen een hard object (bijv. fietsstang, klimrek, armleuning) en het bekken, raken ze gekneusd of scheuren ze in. Spreidletsel betreft vaak de ventrale zijde en geneest meestal zonder verdere actie. Het kind vertelde dat ze met haar bips op de stoel viel en dat dat pijn deed.

VRAGEN

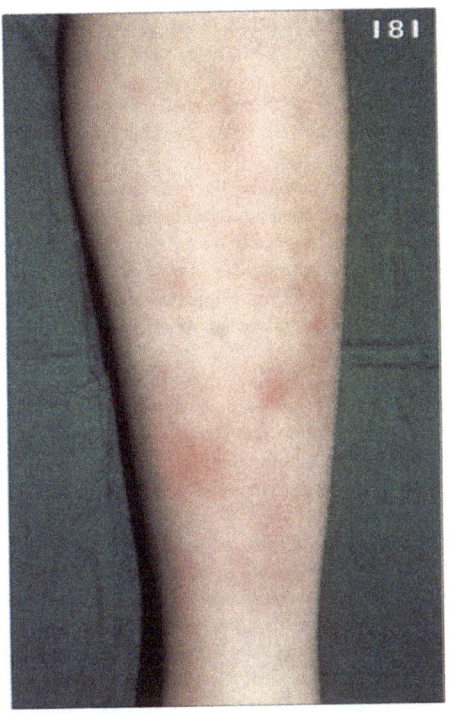

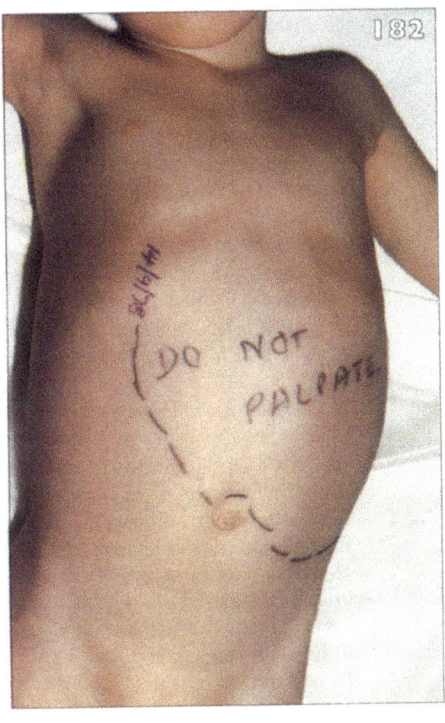

181 Deze jongen kwam met 'blauwe plekken' op de scheenbenen die 's nachts waren ontstaan **(181)**. Zijn moeder vreesde dat de arts haar ervan de schuld zou geven. Wat is de vermoedelijke diagnose? Bespreek de mogelijke oorzaken van de aandoening.

182 Dit meisje is 3 jaar en 2 maanden oud en was in de loop van de afgelopen 24 uur zonder aanwijsbare reden ziek geworden **(182)**. Op de avond van presentatie was ze voortdurend onrustig en bij het optillen had de moeder de indruk dat haar buik gevoelig was. Bij lichamelijk onderzoek viel vooral drukpijn op over de linkerflank. De nier was goed palpabel.
  i. Aan welke twee aandoeningen moet u denken, en in welke volgorde?
  ii. Wat veroorzaakt bij de meest waarschijnlijke diagnose de pijnlijkheid van de nier?
  iii. Op welke andere wijzen kan deze aandoening zich acuut presenteren?

ANTWOORDEN

 Dit is erythema nodosum, meestal voorkomend bij adolescenten en zeldzaam bij jonge kinderen. Deze aandoening gaat gepaard met drukpijnlijke noduli van 1-5 cm, meestal pretibiaal, soms ook op dijen of onderarmen en zelden op de romp en in het gezicht. De noduli blijven meestal 1-3 weken bestaan, maar kunnen recidiveren. Het probleem kan dan lang persisteren. Soms komen er ook subfebriele temperatuur en artralgie bij voor.

Histologisch onderzoek toont nodulaire panniculitis zonder vetnecrose, met aanvankelijk vooral neutrofielen en later infiltratie met lymfocyten, histiocyten en reuscellen. De vaten tonen zwelling van het endotheel, vasculitis en bloedingen.

In ongeveer 50% van de gevallen kan een oorzaak worden gevonden. Onder de bekende oorzaken vallen streptokokkeninfecties, primaire tuberculose, Mycoplasma-infecties, overgevoeligheid voor geneesmiddelen (vooral sulfonamiden) en voedingsmiddelen en sarcoïdose. In zeldzame gevallen kunnen ook chronische inflammatoire darmziekten, lupus erythematodes en lepra de oorzaak zijn.

De behandeling van de oorzaak moet voorop staan. Verder moet rust worden gehouden met elevatie van de benen en kunnen prostaglandinesynthetaseremmers worden voorgeschreven. Slechts zelden is behandeling met orale corticosteroïden nodig.

i. De meest voor de hand liggende diagnose is wilmstumor, de meest voorkomende niertumor bij kinderen, gevolgd door hydronefrose. Wilmstumoren bestaan uit embryonaal weefsel, zijn in 10% van de gevallen bilateraal en treden meestal op in de eerste 5 levensjaren.

ii. Wilmstumoren geven meestal vage klachten, maar ook acute pijn is een redelijk frequent symptoom, vaak veroorzaakt door een bloeding in de tumor.

iii. Zelfs door een relatief licht trauma kan een ruptuur optreden met het beeld van een acute buik als gevolg. Zeer sporadisch is macroscopische hematurie het eerste teken van een wilmstumor. Urineweginfecties zijn daarbij echter ongebruikelijk. Infecties duiden eerder op andere oorzaken van ruimte-innemende processen in de nier, zoals hydronefrose en xanthogranulomateuze pyelonefritis.

De behandeling van wilmstumoren kan dienen als model voor de behandeling van andere tumoren. De tumor wordt gestageerd aan de hand van factoren als de aan- of afwezigheid van invasie van het nierkapsel, aantasting van regionale klieren, metastasen en de aanwezigheid van bilaterale tumoren. Aan de hand van de stagering wordt de optimale behandelingsstrategie bepaald.

VRAGEN

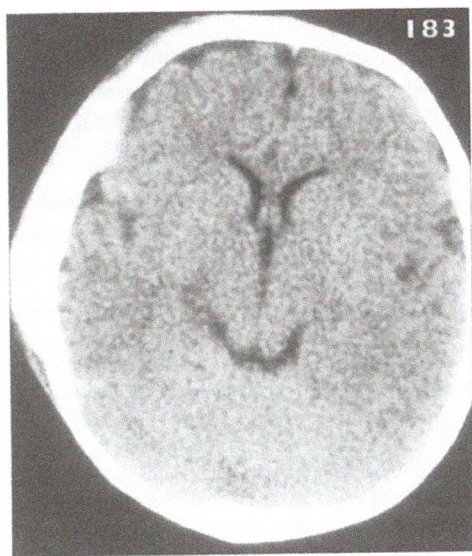

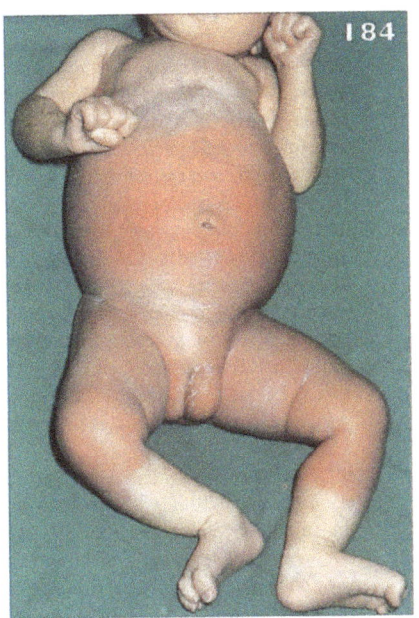

183 Een 3 maanden oude negroïde jongen zou uit zijn bed zijn gerold. Bij lichamelijk onderzoek werd een zeer bleek, wakker en alert kind gezien met een fors gezwollen linker gezichtshelft.
i. Wat ziet u op de CT-scan **(183)**?
ii. Wat is de behandeling?

184 Deze uitslag ontstond bij een kind dat al 24 uur koorts had en prikkelbaar was **(184)**.
i. Beschrijf de uitslag.
ii. Wat is de oorzaak?
iii. Stel een differentiaaldiagnose op en geef een behandeladvies.

185 Een tiener klaagt na een vechtpartij over een pijnlijke, gezwollen hand **(185)**. Als de huid stuk was geweest, wat zou dan de vermoedelijke oorzaak zijn en welke complicaties kunnen daarbij optreden?

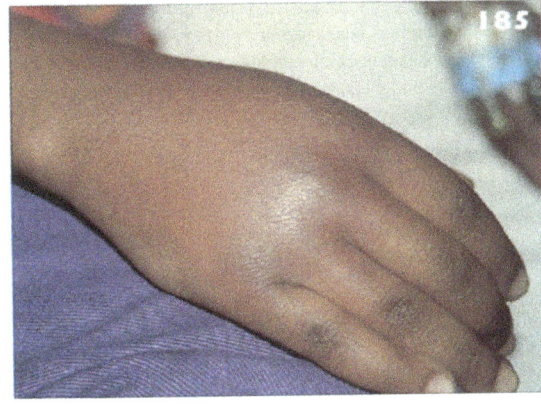

ANTWOORDEN

183 **i.** De CT-scan toont een extraduraal hematoom in combinatie met een subgaleale bloeding. Extradurale hematomen zijn bij kinderen onder de 2 jaar ongebruikelijk omdat de a. meningea media, waaruit de bloeding als regel ontstaat, zich nog niet ingegraven heeft in het overliggende bot en daardoor niet zo snel beschadigd raakt bij een fractuur van het os pariëtale. Er zijn geen aanwijzingen voor intracraniële pathologie; grijze en witte stof tonen geen afwijkingen en het ventrikelsysteem is symmetrisch.

ii. Zoals bij elk trauma staan goede observatie en aandacht voor de vitale functies (ABC) voorop. Omdat er bij dit jonge kind veel bloed verloren is gegaan in de subgaleale ruimte, moet speciale aandacht worden besteed aan de circulatie.

Vervolgens moet de intracraniële druk worden verlaagd met mannitol of furosemide en na instellen van adequate beademing moet de patiënt worden overgebracht naar een kinderintensive care. Met hyperventilatie kan de intracraniële druk verder worden verlaagd.

Ten slotte is craniotomie nodig voor evacuatie van het bloedstolsel. Wanneer een algemeen chirurg zich ziet gesteld tegenover een achteruitgaande patiënt, kan een voorlopige craniëctomie levensreddend zijn, maar daarna moet het schedeldefect wel weer worden hersteld.

184 **i.** Dit is een erythemateuze, geïndureerde uitslag met een scherpe verhoogde rand. Terwijl de uitslag zich verder uitbreidt, kan centraal al opheldering optreden. De huid is vaak gezwollen en zeer drukpijnlijk. Er kunnen op lymfangitis wijzende strepen zichtbaar zijn.

ii. De aandoening wordt veroorzaakt door infectie met hemolytische streptokokken van groep A. Een stafylokokkeninfectie kan worden uitgesloten door middel van een wondkweek.

iii. De behandeling bestaat uit een 10-daagse kuur met orale penicilline.

185 Dit verhaal past bij een accidentele beetwond, waarbij de patiënt een ander op de mond heeft geslagen en een wondje heeft opgelopen op de knokkel van de 3e, 4e of 5e vinger. Er moet een röntgenfoto worden gemaakt van de hand ter uitsluiting van botlaesies (vooral een subcapitale fractuur van de metacarpale 5, een boksersfractuur), corpora aliena zoals tandfragmenten en lucht in de gewrichten.

De mensenmond is zwaar gekoloniseerd met bacteriën; er zijn ruim 40 bacteriesoorten geïsoleerd. Mensenbeten geven dus een hoog infectierisico. De meeste beten bevatten minstens vijf typen aerobe en anaerobe organismen. Wondexcisie en irrigatie zijn bij alle wonden noodzakelijk, maar bij oppervlakkige beten is profylactische antibiotische therapie niet altijd nodig. Bij alle handwonden en diepere wonden is echter profylaxe tegen zowel aerobe als anaerobe organismen nodig. Amoxicilline-clavulaanzuur en azythromycine in combinatie met metronidazol vormen geschikte keuzen. Dieper geïnfecteerde wonden zoals de hier afgebeelde vereisen ziekenhuisopname, wondexcisie onder lokale of algemene anesthesie, irrigatie en intraveneuze antibiotische therapie.

VRAGEN

Een 23 maanden oude peuter wilde al 24 uur lang zijn been niet belasten. Hij was niet ziek, maar begon te huilen zodra zijn ouders hem wilden laten lopen. Zittend speelde hij tevreden op de vloer of in zijn kinderstoel. De voorgaande nacht had hij goed geslapen. De anamnese vermeldde geen koorts of val. De röntgenfoto leverde niet veel op. Deze foto werd 10 dagen later gemaakt (186).
i. Wat is uw diagnose?
ii. Hoe is dit letsel ontstaan?

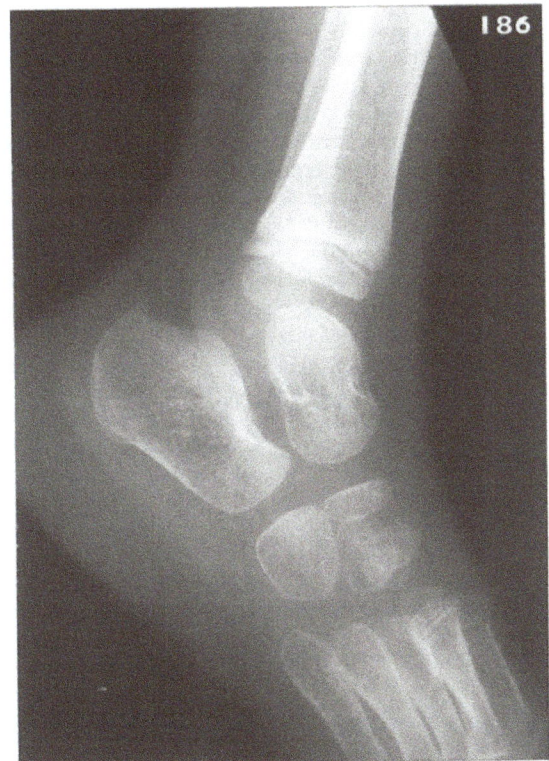

Een kind wordt met een hartstilstand op de SEH binnengebracht. Er wordt uitwendige hartmassage toegepast. Bij fundoscopie wordt het hier getoonde retinabeeld gezien (187). Wat is volgens u de oorzaak?

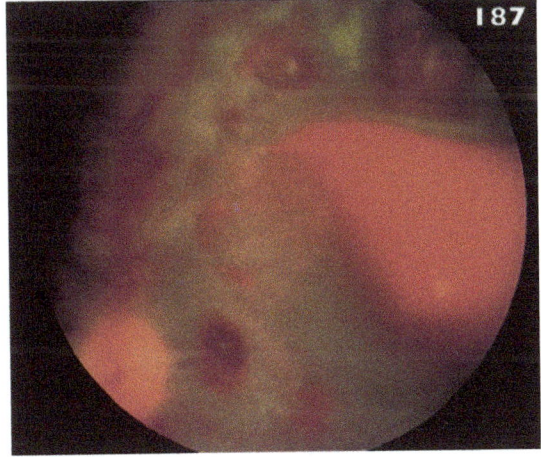

ANTWOORDEN

186 **i.** Dit is een typische peuterfractuur. Het is een spiraalfractuur zonder dislocatie, die vooral voorkomt in het distale derde deel van de tibia. De anamnese is typisch voor dit soort fracturen: een actieve peuter zonder bekend trauma. Het lichamelijk onderzoek kan ook misleidend zijn; de enige aanwijzingen zijn de weigering om het been te belasten en een licht verhoogde temperatuur over de distale tibia. Soms wordt het been teruggetrokken als er directe druk op de fractuurplaats wordt uitgeoefend. Er is meestal geen hematoom of zwelling.
Ook het röntgenonderzoek kan niets opleveren, omdat de fractuur in de eerste dag vaak nog niet zichtbaar is. Op een 10 dagen later gemaakte foto kan dan of de fractuur of de lokale periostreactie zichtbaar zijn **(186)**.

ii. Dit type fractuur is het gevolg van een rotatiekracht op het poreuze pediatrische bot. Dit kan onopzettelijk gebeuren tijdens een val. Het kan ook het gevolg zijn van kindermishandeling, als het been stevig wordt beetgepakt en gedraaid.

187 Deze acute retinabloeding is veroorzaakt door een trauma. Retinabloedingen zijn niet het gevolg van de reanimatie. Ze komen voor bij ongeveer 10% van alle pasgeborenen, maar verdwijnen dan snel binnen enkele dagen na de geboorte. Als er geen trauma in de anamnese is, moet kindermishandeling worden uitgesloten.
Bij kindermishandeling kunnen retinabloedingen worden veroorzaakt door een directe klap op het hoofd of door het door elkaar schudden van het kind, waarbij het stevig bij de thorax wordt vastgehouden (shaken baby syndrome). Daarmee kan zo veel kracht worden gezet, dat de intraveneuze druk in het hoofd voldoende stijgt om de veneuze terugvloed uit de retina te verhinderen. Daarbij kunnen de intraretinale capillairen scheuren. Vaak treden hierbij ook ribfracturen op. De bloedingen treden vooral op in het voorste deel van het oog. Ze zijn dus bij directe fundoscopie moeilijk te zien; oogheelkundig onderzoek is noodzakelijk.
Behalve in de neonatale periode moeten zuigelingen met retinabloedingen worden opgenomen en grondig onderzocht, inclusief CT-scan van de hersenen, stollingsonderzoek en een skeletstatus.

VRAGEN

188 Wat voor laesie heeft deze jongen aan de knie **(188)**? Hoe behandelt u deze en welk advies geeft u zijn ouders betreffende hygiëne?

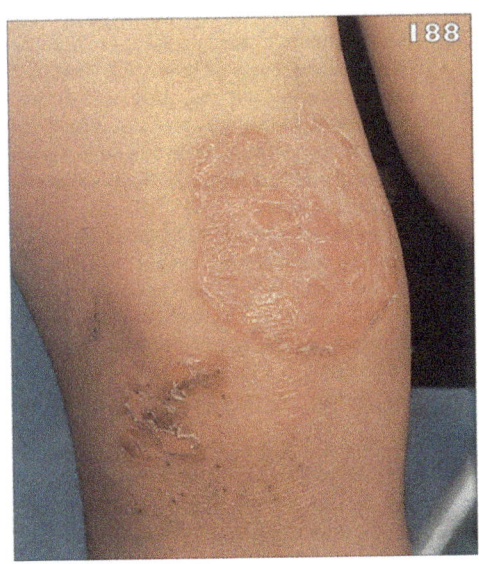

189 Dit is een röntgenfoto van thorax en abdomen van een zuigeling die gecollabeerd zou zijn **(189a)**. De buik was opgezet. Ze werd gereanimeerd. Wat valt u op?

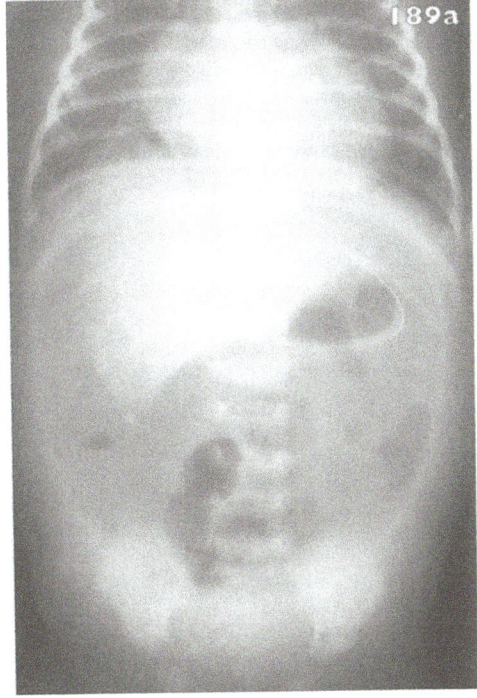

ANTWOORDEN

188 Deze jongen heeft impetigo. Dat is een oppervlakkige huidinfectie, veroorzaakt door infectie met Staphylococcus aureus en soms streptokokken. De vesikels, meestal in het gezicht of op de ledematen, zijn gevuld met pus; als ze openbarsten, ontstaan oppervlakkige ulcera die dragen en een korst vormen. De laesies kunnen zich verspreiden. Ook de regionale lymfeklieren kunnen ontstoken raken. De ziekte kan zich in diverse vormen presenteren. Als er slappe bullae aanwezig zijn, spreekt men van impetigo bullosa, die wordt veroorzaakt door een epidermolytische toxineproducerende stam van S. aureus.

Deze aandoening is hoogst besmettelijk en kan voorkomen als secundaire infectie bij scabies, herpes simplex, waterpokken, eczeem, insectenbeten en schaafwonden. Bij therapieresistente gevallen moet worden gezocht naar een onderliggende aandoening.

Het kind moet direct worden behandeld en zoveel mogelijk worden geïsoleerd. Washandjes en handdoeken moeten niet met anderen worden gedeeld. Lokale behandeling met cetrimide-chloorhexidinecrème in combinatie met een antistafylokokkenzalf is in lichte gevallen afdoende. In ernstiger gevallen is soms orale antibiotische behandeling nodig.

189 Er zijn aanwijzingen voor een pneumoperitoneum. De begrenzing van de vrije lucht wordt aangegeven met de kleine pijlpunten in **189b**. Het ligamentum falciforme, dat van de lever naar de navel loopt, is eveneens zichtbaar (grote pijl). Dit gebeurt alleen als er vrije lucht aanwezig is in de peritoneale holte. Het kind ligt op de rug en de vrije lucht verzamelt zich aan de buikzijde. Dit is het beeld van pneumoperitoneum bij een opname in rugligging.

Bij zuigelingen kan de aanwezigheid van vrije lucht worden bevestigd met een dwarse foto met horizontale stralen en het kind in linker zijligging. Bij oudere kinderen is een staande thoraxfoto handiger.

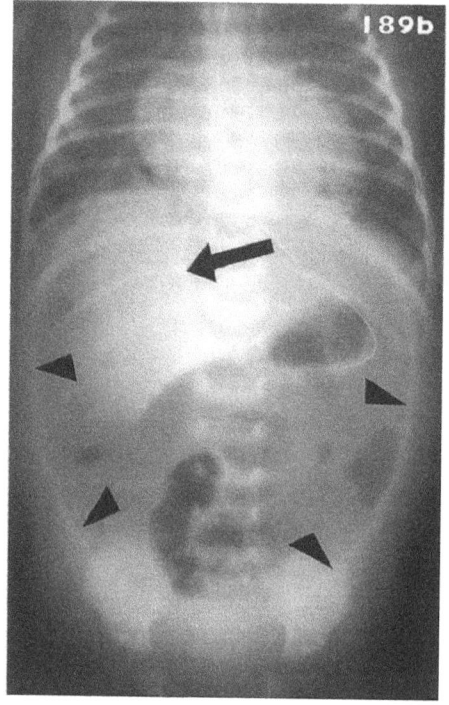

170

VRAGEN

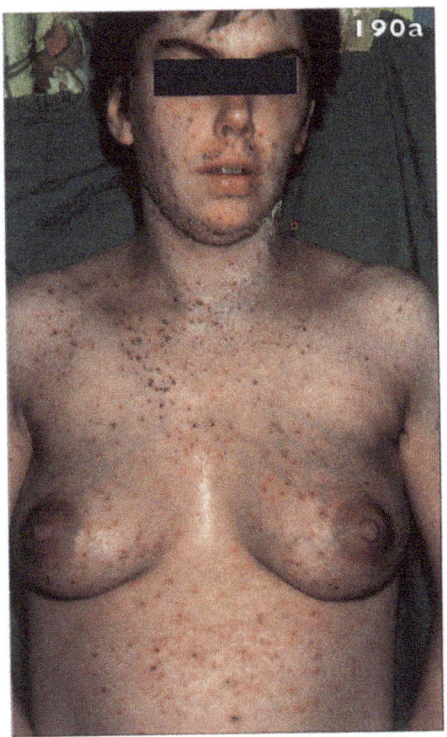
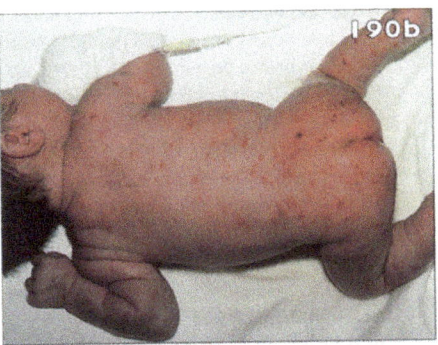
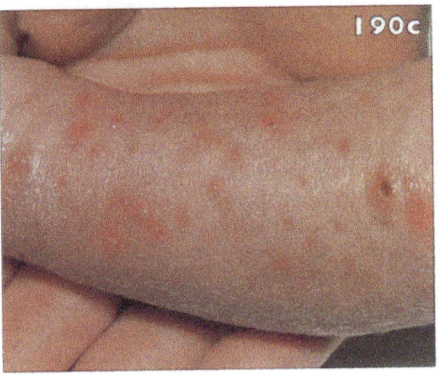

190 Deze moeder kreeg 2 dagen na de bevalling ernstige waterpokken (**190a**). Drie dagen later bracht ze haar kind naar de SEH met koorts en huiduitslag (**190b, c**).
i. Wat is karakteristiek aan de uitslag?
ii. Is er kans dat de ziekte bij de zuigeling ernstig verloopt?
iii. Welke behandeling is geïndiceerd?

191 Een 4 jaar oud kind werd gezien vanwege sinds 24 uur bestaande pijn in de heup. Aan de aangedane kant bleek er een bewegingsbeperking van 50% te bestaan, kennelijk als gevolg van de pijn.
i. Wat is de waarschijnlijkheidsdiagnose?
ii. Wat is de belangrijkste differentiaaldiagnose?
iii. Hoe maakt u het onderscheid tussen beide?

ANTWOORDEN

190 i. De uitslag begint als regel op de romp en verspreidt zich naar gezicht, behaarde hoofd en proximale delen van de extremiteiten. Aanvankelijk vormen zich maculae, die veranderen in papels en binnen enkele uren in vesikels. Deze houden 3-4 dagen aan, worden pustuleus en tot slot crusteus. De uitslag ontstaat in groepen, zodat laesies in alle stadia gelijktijdig aanwezig zijn.
ii. Als de uitslag bij de moeder tussen 7 dagen voor en 2 dagen na de bevalling is begonnen, kan het kind een forse virale last hebben opgelopen zonder maternale antilichamen. Het kind loopt dus een groot risico van ernstige gegeneraliseerde ziekte, die in tot 5% van de gevallen fataal kan zijn. Als de uitslag echter 3 of meer dagen na de bevalling is ontstaan, is het risico laag.
iii. Er moet aciclovir worden gegeven. De zuigeling moet bovendien varicellazosterimmunoglobuline krijgen.

191 i. Klinisch past dit bij een 'prikkelbare heup', meestal coxitis fugax genoemd.
ii. Een met spoed vervaardigde echografie toonde hydrops van het rechterheupgewricht (**191**, grote pijl). Het beeld toont in feite een sagittale doorsnede, waarbij de heup van lateraal wordt bekeken. Alleen de voorkant van het gewricht is zichtbaar, omdat de geluidsgolven niet door het bot heen dringen. De stippellijn geeft aan waar zich tussen het gewrichtskapsel en de femurhals vocht bevindt. Een gewrichtsspleet van 2-3 mm is normaal, maar hier bedraagt die 7-8 mm.
iii. De belangrijkste aandoening in de differentiaaldiagnose is septische artritis; de echo maakt geen onderscheid naar de aard van het vocht. Septische artritis is bij dit verder gezonde kind overigens onwaarschijnlijk. Met spoed aangevraagd volledig bloedbeeld en BSE leveren de bevestiging. Verder werd nog een keelkweek gedaan, omdat een (subklinische) streptokokkeninfectie soms gepaard gaat met een 'prikkelbare heup'.
In sommige centra aspireert de radioloog vocht tijdens de echografie ten behoeve van bacteriologisch onderzoek. Aspiratie geeft bovendien verlichting.

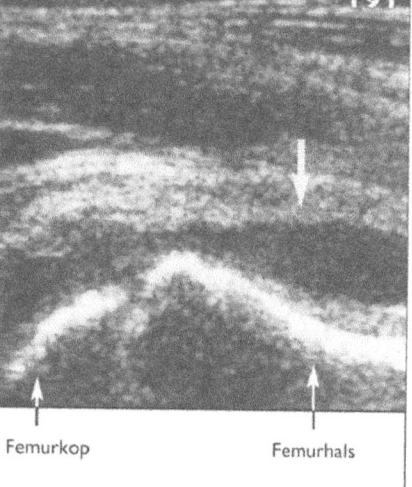

VRAGEN

192 Welke behandeling geeft u de patiënt in 191?

193 Een kind werd aangereden door een auto die ruim 50 km/uur reed. Er is beiderzijds verminderd ademgeruis hoorbaar. De harttonen worden op de normale plaats gehoord. Het kind vertoont geen uitzetting van de vv. jugulares, maar de capillaire vullingstijd is met 5 seconden verlengd.
i. Wat ziet u op de thoraxfoto **(193)**?
ii. Kan dit een spanningspneumothorax zijn?
iii. Welke andere ernstige complicaties kunnen aanwezig zijn?

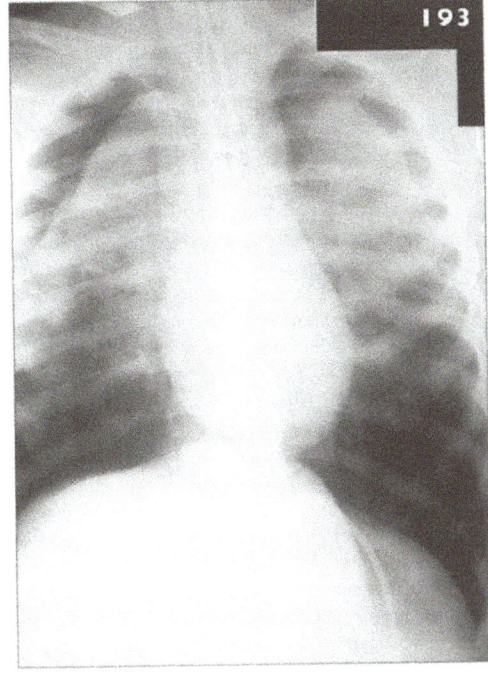

194 Hier ziet u het beeld van traumatische commotio retinae **(194)**. Bespreek de relevantie van het witte retinagebied.

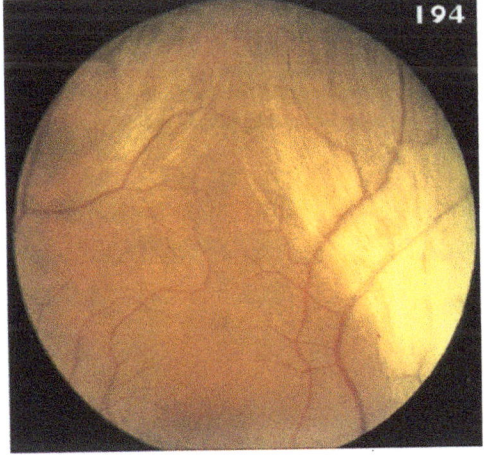

173

ANTWOORDEN

192 Als de arts voldoende zeker is van de diagnose coxitis fugax, kan het kind thuis bedrust krijgen. Na 2 dagen moet revisie plaatsvinden; als er inderdaad verbetering is opgetreden, kan het kind thuis nog een dag of 10 bedrust houden. Na die periode wordt de echografie herhaald om te controleren of de hydrops is verdwenen. Als er geen klinische of echografische verbetering is, wordt een foto in laterale 'kikkerprojectie' gemaakt ter uitsluiting van andere pathologie, bijv. de ziekte van Perthes. Soms blijkt er inderdaad sprake te zijn van de ziekte van Perthes in een vroeg stadium, maar de dan opgetreden geringe vertraging bij het stellen van de diagnose is niet van belang. Reumatologische aandoeningen beginnen zelden met een geïsoleerde coxitis.

Als de symptomen suggestief zijn voor een infectie, moet het kind worden opgenomen ter observatie, zelfs als bloedbeeld en BSE normaal zijn. Dit kan namelijk voorkomen in het allereerste stadium van osteomyelitis.

Soms presenteren kinderen zich met een aandoening die zich in alles, inclusief het beloop, gedraagt als coxitis fugax, terwijl er echografisch geen afwijkingen aantoonbaar zijn.

Ondanks de frequentie van dit ziektebeeld is er weinig bekend over de oorzaak van de aandoening. Meestal wordt de ouders medegedeeld dat er vermoedelijk een subklinische virusinfectie aan ten grondslag heeft gelegen (vaak melden zij dat het kind onlangs een verkoudheid of zo heeft doorgemaakt) of dat het kind het gewricht tijdens het spelen mogelijk heeft 'verstuikt'.

193 i. Op de thoraxfoto is een bilaterale pneumothorax zichtbaar met gecollabeerde longen en mogelijk longcontusie.

ii. Dit is een bilaterale spanningspneumothorax. Gewoonlijk veroorzaakt een spanningspneumothorax verschuiving van het mediastinum, verminderd ademgeruis, asymmetrische thoraxexcursies, slechte perfusie en overvulling van de vv. jugulares. Meerdere symptomen ontbreken omdat het probleem zich bilateraal voordoet. De vv. jugulares zijn niet uitgezet omdat er sprake is van hypovolemie. Het kind knapte snel op nadat beiderzijds thoraxdrains waren ingebracht.

iii. Andere bevinden kunnen zijn pneumomediastinum, pneumopericard, mogelijk met invloed op de hartfunctie met hypotensie, doffe harttonen en cyanose als gevolg, subcutaan emfyseem, pneumoperitoneum en andere thoracale en abdominale laesies.

194 Het wittige gebied is diffuus oedemateus. Oedeem presenteert zich als een grijsachtig glanzend gebied; er is geen retinaloslating. Commotio retinae kan lokaal of gegeneraliseerd voorkomen. Als de macula is aangetast, is de centrale visus in variabele mate beperkt. Na 10-14 dagen wordt de indirecte fundoscopie herhaald om traumatische retinascheuren of -gaten uit te sluiten.

Als het zicht wordt vertroebeld door een glasvochtbloeding, moet het kind worden geobserveerd om een onderliggende retinaloslating of -scheur uit te sluiten.

VRAGEN

195 Bij deze zuigeling ontstond in een periode van 48 uur koorts, prikkelbaarheid en huiduitslag **(195)**. Beschrijf de uitslag en stel een differentiaaldiagnose op. Wat is de oorzaak, wat de behandeling?

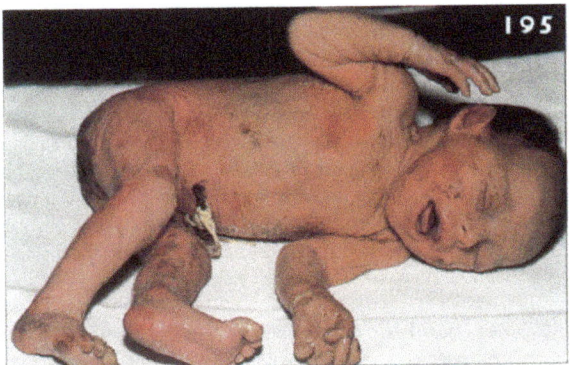

196 Dit 7 jaar oud kind heeft een subcondylaire mandibulafractuur en met beschadiging van de tegenoverliggende hoektand **(196)**. De centrale snijtand linksboven en beide laterale snijtanden onder zijn intact, maar nog slechts gedeeltelijk doorgebroken. De fractuur is instabiel. Welke problemen kunnen zich voordoen bij de ontwikkeling van gebitselementen en mandibula?

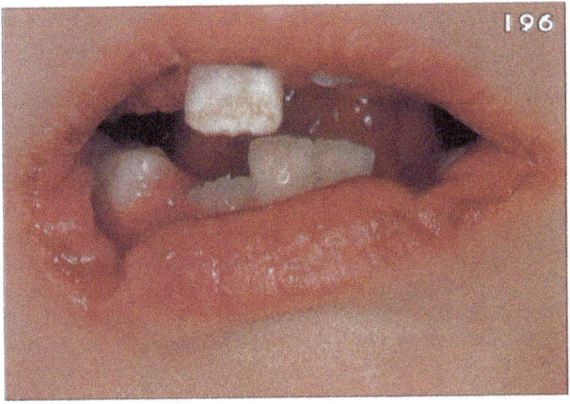

197 Een moeder bracht haar 4-jarige dochter naar de SEH omdat zij klaagde over jeuk en pijn rond de vagina **(197)**. Ze maakte zich zorgen over seksueel misbruik.
  i. Wat is de diagnose?
  ii. Welke behandeling adviseert u?

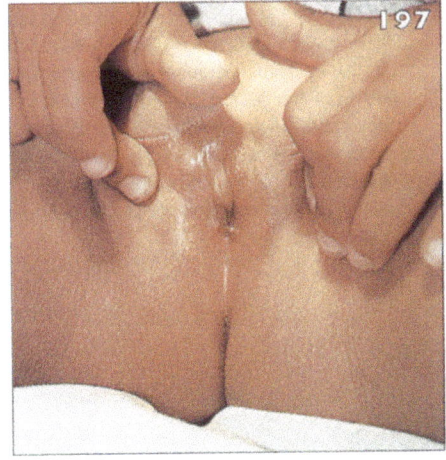

ANTWOORDEN

195 Dit kind heeft gegeneraliseerd erytheem en uitgebreide ontvellingen met bullae. Dit is kenmerkend voor het staphylococcal scalded skin syndrome (SSSS), veroorzaakt door epidermolytisch gif van Staphylococcus aureus. In de differentiaaldiagnose staan impetigo bullosa, zonnebrand, epidermolysis bullosa, geneesmiddelengeïnduceerde epidermale necrolyse en erythema multiforme. SSSS begint met irritabiliteit, koorts, erytheem en drukpijn van de huid. De uitslag wordt veroorzaakt door klieving van de epidermale granulaire cellaag, begint in de huidplooien en breidt zich daarna uit naar de romp en extremiteiten. De oppervlakkige huidlagen laten los bij zacht wrijven over de huid. In milde gevallen kan de behandeling bestaan uit oraal toegediend flucloxacilline. Bij systemische toxiciteit moet het kind worden opgenomen voor intraveneuze antibiotische therapie en suppletie van vocht en elektrolyten.

196 Met 7 jaar heeft dit kind een gemengd gebit; zowel maxilla als mandibula bevatten volwassen gebitselementen. De processus condylares hebben het volwassen groeipotentieel nog niet bereikt. Het probleem voor de dentitie bij ter plaatse van de fractuur is dat de doorbraak vertraagd wordt of dat de zich ontwikkelende tand zo beschadigd is dat deze moet worden verwijderd, hetzij nu, hetzij in een later stadium. Er kunnen zich occlusieproblemen voordoen bij de zich ontwikkelende dentitie die orthodontische correctie vereisen.
In het condylaire deel van de mandibula vindt groei plaats. Als het groeicentrum wordt verstoord, kan de aangedane zijde achterblijven in groei, met gewrichtsasymmetrie als gevolg. Het kind heeft regelmatige controle nodig tot het is uitgegroeid om een goede afloop te waarborgen. Als het trauma leidt tot aangezichtsafwijkingen, is corrigerende orthognatische chirurgie nodig.

197 **i.** Dit meisje heeft labia-adhesies, een aandoening waarbij het epitheel langs de rand van de labia minora beschadigd raakt door chronische irritatie en daarna verkleeft, met een doorschijnende rand langs de adhesielijn. Meestal (maar niet hier) begint dit proces in het achterste deel van de labia; deze verkleven het eerste en komen als laatste weer los. De vulva ziet er glad uit omdat clitoris, urethra en hymen verborgen liggen. Dergelijke verworven adhesies worden vooral gezien bij meisjes tussen 3 maanden en 6 jaar oud. Er wordt wel verondersteld dat chronische irritatie door seksueel misbruik hierbij een rol kan spelen. Hoewel dus aan misbruik moet worden gedacht, zijn er lang niet altijd aanwijzingen voor en zoals steeds kan het beste worden afgegaan op het verhaal van het kind zelf. Labiaverkleving kan ook leiden tot afscheiding, urineverlies en ongerustheid van de ouders over een aangeboren afwijking.
ii. Als de opening groot genoeg is om vaginale afscheiding en urine door te laten, is geen behandeling nodig; de situatie normaliseert vanzelf onder invloed van de oestrogeenproductie tijdens de puberteit. Als de afvoer wel een probleem vormt, wordt tweemaal daags en voor het slapen een oestrogeencrème aangebracht. Na de separatie moet goede hygiëne worden betracht en wordt gedurende 6-12 maanden elke avond een beschermende zalf aangebracht. De mictieproblemen kunnen een urineweginfectie veroorzaken. Het is nuttig om deze kinderen op urineweginfecties te controleren.

VRAGEN

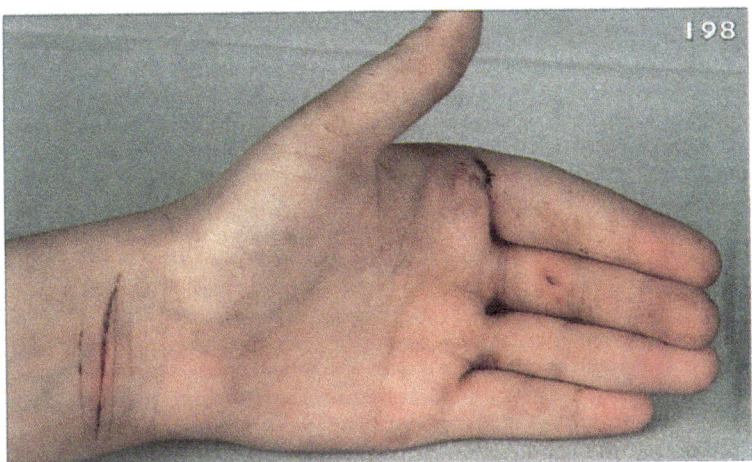

198 Een adolescent werd op school bewusteloos aangetroffen nadat ze had gedreigd 'zichzelf van kant te maken'. De foto toont haar hand **(198)**.
  i. Welke geneesmiddelen worden in verband gebracht met zelfmoordpogingen bij adolescenten?
  ii. Geef aan welke maatregelen u neemt na de acute behandeling.

199 Welke afwijking ziet u op deze thoraxfoto **(199a)**? Waaruit bestaat de behandeling?

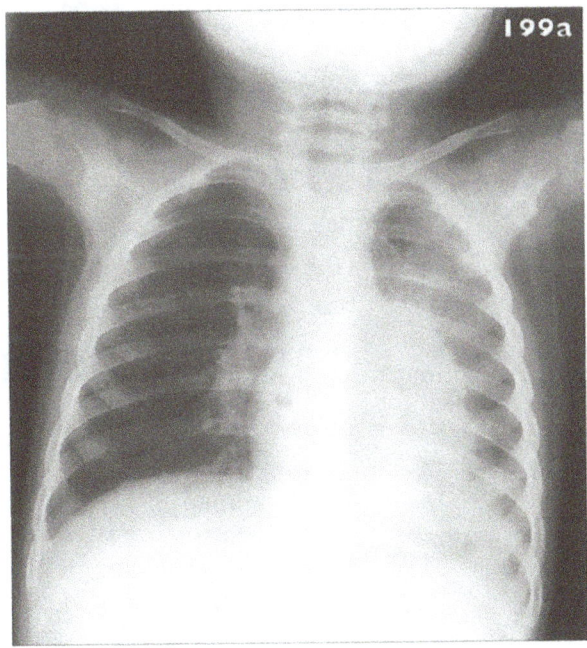

ANTWOORDEN

198 i. Ongeveer 1 op de 200 jongeren op de SEH wordt gezien vanwege een zelfmoordpoging, meestal door het nemen van een overdosis. Een groter deel heeft geen acute zorg nodig.
Middelen die vaak als overdosis worden genomen, zijn paracetamol, benzodiazepinen, tricyclische antidepressiva en andere kalmerende middelen. Bij acute overdosering moet altijd een paracetamolspiegel worden bepaald, gezien het risico van acute hepatische necrose als paracetamoltoxiciteit over het hoofd wordt gezien. Dit meisje heeft bovendien zelf toegebrachte snijwonden op haar vinger en pols.

ii. Er moet altijd worden nagegaan of de persoon in kwestie suïcidaal is. Dit vergt aandacht voor het daadwerkelijke letsel, in hoeverre de daad gepland was, de bedoeling om zelfmoord te plegen, ('Wilde je jezelf doden?'), de potentiële effectiviteit van de poging ('Dacht je dat je dood zou gaan?') en de actie die de jongere na het incident zelf ondernam.
Verder moet worden vastgesteld of er geassocieerde psychiatrische stoornissen (bijv. depressie, eetstoornis) en sociale en persoonlijke problemen in het spel kunnen zijn. Misbruik als kind kan tot gevoelens van minderwaardigheid leiden. Hierover moet op tactische wijze informatie worden gezocht. Patiënten die zichzelf letsel willen toebrengen, moeten worden verwezen voor psychiatrische hulp.

199 De thoraxfoto toont sterke hyperinflatie van de rechterlong met emfyseem en verschuiving van het mediastinum naar links. Dit beeld wordt veroorzaakt door gedeeltelijke obstructie van de rechter hoofdbronchus; en de meestvoorkomende oorzaak bij kleine kinderen is aspiratie van een vreemd lichaam.

In zo'n geval moet directe verwijzing plaatsvinden voor bronchoscopie en verwijdering van het object. Meestal betreft het een pinda. De chemische reactie op pinda-aspiratie is bijzonder ernstig en als het materiaal niet wordt verwijderd, kan de long forse schade oplopen. Bij dit kind werd bij bronchoscopie een pinda uit de bronchus verwijderd **(199b)**.

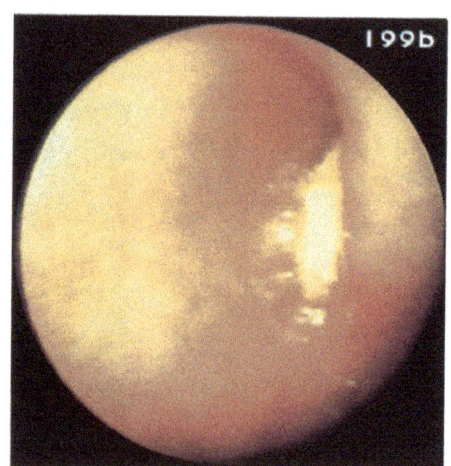

VRAGEN

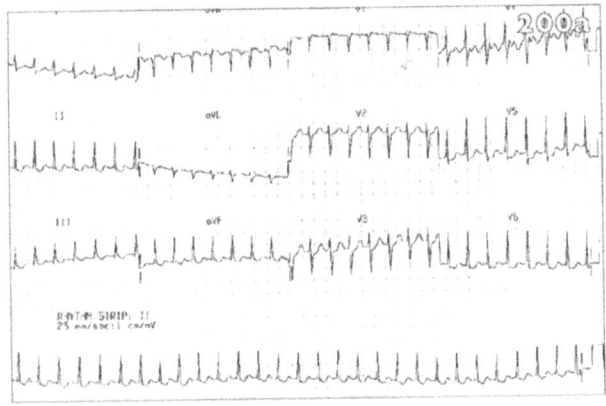

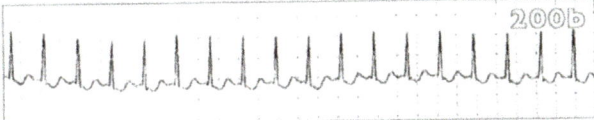

200 Deze ECG-registratie van een supraventriculaire tachycardie is afkomstig van een 4-jarig kind dat op de SEH werd gezien vanwege sinds 12 uur bestaande bleekheid, zweten en misselijkheid **(200a, b)**.
i. Tot wat voor klachten leidt deze aandoening meestal bij kinderen?
ii. Welke behandeling kan worden toegepast?

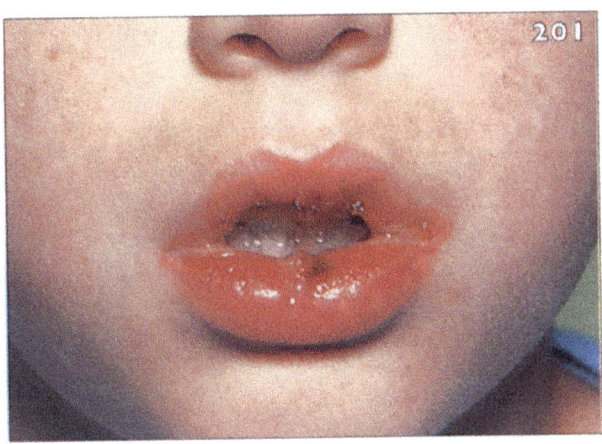

201 Deze jongen had last van een pijnlijke mond en pijnlijke ogen, 7 dagen na een door de huisarts voorgeschreven antibioticakuur **(201)**. Geef diagnose en behandeling.

ANTWOORDEN

 i. Oudere kinderen met supraventriculaire tachycardie, die in staat zijn om hun symptomen te beschrijven, komen soms vanwege persisterende hartkloppingen. Bij jongere kinderen zijn de klachten echter minder duidelijk. Er kunnen zich plotselinge episoden voordoen van bleekheid, rusteloosheid of braken. Soms viel de ouders een snelle hartslag op. Een veelvoorkomende presentatie bij zuigelingen is hartfalen, met rusteloosheid of uitputting, tachycardie, bleekheid, slechte perifere circulatie en hepatomegalie.

ii. Bij tachycardie zonder hartfalen kan als eerste vagusstimulatie worden toegepast. Gedurende maximaal 1 minuut wordt een ijszak op het gezicht gelegd. Eenzijdige carotismassage is moeilijk bij peuters, maar kan bij oudere kinderen effectief zijn. Met de valsalvamanoeuvre kan bij oudere kinderen vaak conversie worden bereikt. Er mag bij kinderen geen oogbaldruk worden uitgeoefend, omdat het risico van oogbeschadiging te groot is.

De farmacologische behandeling bestaat uit acute conversie onder ECG-controle met adenosine 50 Ìg/kg direct i.v. Vanwege de zeer korte halfwaardetijd (10-20 seconden) moet het snel worden toegediend. De toediening kan elke 2 minuten worden herhaald met doseringen die telkens 50 Ìg/kg hoger liggen (100 Ìg/kg, 150 Ìg/kg etc.) tot maximaal 300 Ìg/kg.

Als de patiënt stabiel is, kan deze worden ingesteld op een bètablokker. De werking daarvan vangt na enkele uren aan. Is de patiënt in shock, dan is gesynchroniseerde cardioversie (1 joule/kg) aangewezen. Dat is in deze leeftijdsgroep zelden nodig.

 Deze jongen heeft ontstoken, ulcererende lippen en mond en ontstoken ogen. Hij heeft het stevens-johnsonsyndroom (erythema multiforme major).

Deze aandoening met bullae op de mucocutane contactplaatsen gaat ook gepaard met vochtverlies via de ontvelde huid, verminderde vochtinname en pijn.

De oculaire symptomen betreffen purulente conjunctivitis en uveïtis en kunnen in zeldzame gevallen blindheid veroorzaken.

De meeste kinderen moeten in het ziekenhuis worden opgenomen voor symptomatische behandeling met mondspoelingen, lokale anesthetica, extra (intraveneus) vocht en antibiotica bij secundaire infecties.

VRAGEN

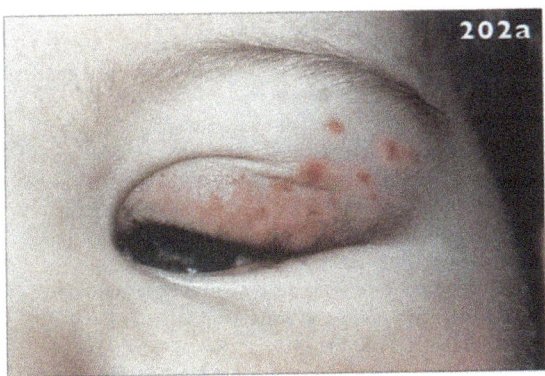

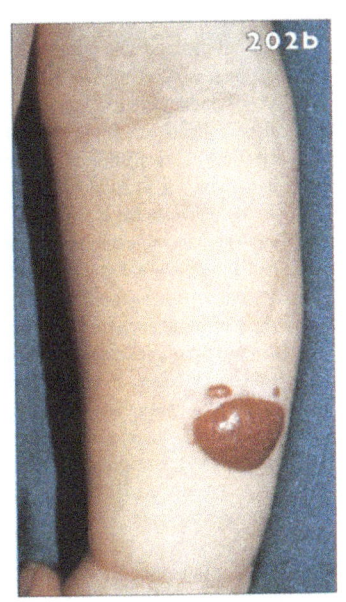

202 Wat is de betekenis van het hemangioom rond het oog dat werd gevonden bij een meisje dat de SEH bezocht **(202a)**? Zij had ook een hemangioom op de arm **(202b)**. Welk algemeen advies moet worden gegeven aan de ouders van een kind met hemangiomen?

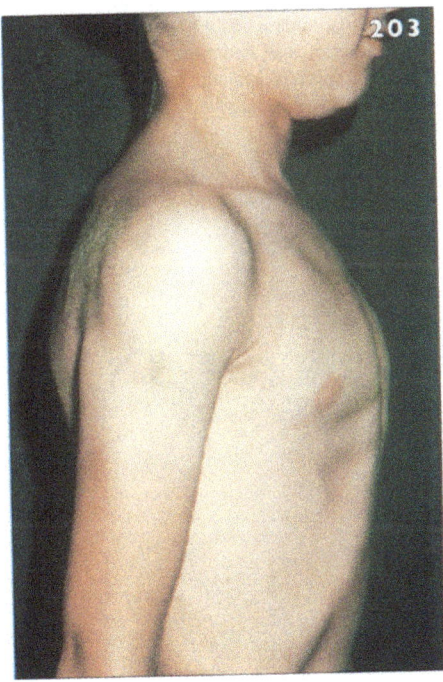

203 Dit kind kwam op de SEH vanwege drie dagen bestaande piepende ademhaling. De moeder vertelde dat hij een lichte vorm van astma heeft, waarvoor hij intermitterend wordt behandeld met een bètasympathicomimeticum. Hij heeft vaak last van de longen en wordt regelmatig behandeld met antibiotica.
  i. Welke afwijking is zichtbaar **(203)**?
  ii. Wat is waarschijnlijk de oorzaak?
  iii. Welk verder onderzoek doet u?
  iv. Welke behandeling geeft u zodra zijn acute probleem is verholpen?

ANTWOORDEN

 Als het hemangioom groot is, kan het de visus belemmeren, met amblyopie als gevolg. Die kan bij peuters soms al binnen enkele weken ontstaan; er moet dus snel verwijzing naar een oogarts plaatsvinden. Orale behandeling met corticosteroïden is dan geïndiceerd.
Hemangiomen die in de eerste twee levensweken verschijnen (dit geldt niet voor wijnvlekken en arterioveneuze malformaties), ondergaan eerst een periode van proliferatie, maar ze verdwijnen op den duur meestal spontaan. In de meeste gevallen kan met een eventuele operatie worden gewacht tot de resolutie tot staan gekomen is, meestal rond de leeftijd van 8-10 jaar. Naar schatting 50% van alle hemangiomen is rond de leeftijd van 5 jaar verdwenen. Daarna kan eventueel een corrigerende ingreep worden uitgevoerd, waarbij overmatig subcutaan weefsel wordt verwijderd.
Systemische behandeling met corticosteroïden moet gereserveerd blijven voor grote laesies die de visus of de ademhaling belemmeren, misvorming veroorzaken van belangrijke structuren als het aangezicht of die leiden tot recidiverende ulceratie of bloeding.
Trombocytensequestratie kan bij zeer grote laesies leiden tot trombocytopenie (kasabach-merritt-syndroom), met petechiën of gegeneraliseerde purpura als gevolg.
Een kind dat hoge doses corticosteroïden ontvangt ter behandeling van hemangiomen, mag niet worden gevaccineerd met levendvirusvaccins.
Uit recent onderzoek blijkt dat prolifererende hemangiomen in een zeer vroege fase gevoelig zijn voor lasertherapie.

 i. Hier is een harrisonse groeve zichtbaar, een concave misvorming van de onderste ribben als gevolg van de diafragma-aanspanning bij afgenomen longcompliantie.
ii. De meest voorkomende oorzaak is onvoldoende behandelde astma, waarbij de longcompliantie gedaald is doordat de longen slechts bovenin de druk-volumecurve functioneren.
iii. De longfunctietest ten tijde van presentatie toont een obstructief beeld (verlaagde eensecondewaarde met geringere reductie van de functionele vitale capaciteit); premedicatie met salbutamol laat waarschijnlijk ten minste 15% reversibiliteit zien.
iv. Hij heeft onderhoudsbehandeling nodig in de vorm van inhalatiecorticosteroïden.

VRAGEN

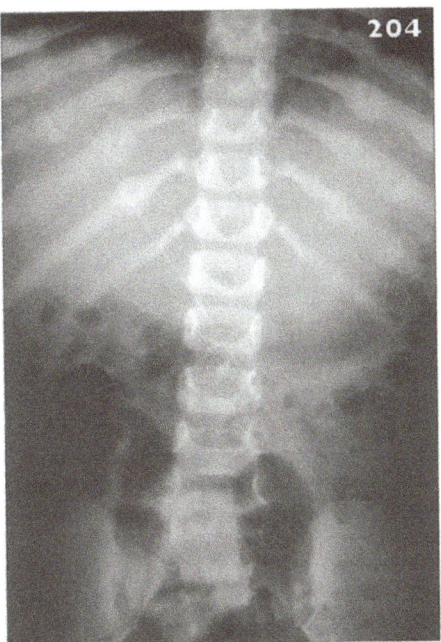

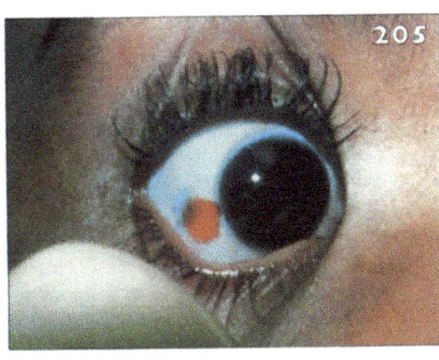

205 Een mishandeld kind verscheen op de SEH voor een medisch onderzoek voorafgaand aan plaatsing in een pleeggezin. Er werd een subconjunctivale bloeding ontdekt **(205)**. Waardoor is deze waarschijnlijk veroorzaakt?

204 Er werd een peuter op de SEH gepresenteerd wegens huilen en een opgezette buik. Dit is de buikoverzichtsfoto **(204)**. Bij welke diagnose past die?

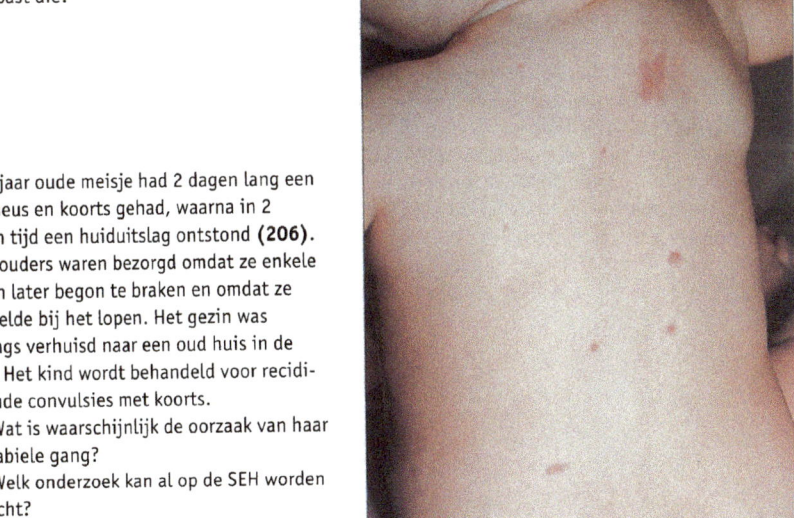

206 Dit 3 jaar oude meisje had 2 dagen lang een loopneus en koorts gehad, waarna in 2 dagen tijd een huiduitslag ontstond **(206)**. Haar ouders waren bezorgd omdat ze enkele dagen later begon te braken en omdat ze wankelde bij het lopen. Het gezin was onlangs verhuisd naar een oud huis in de stad. Het kind wordt behandeld voor recidiverende convulsies met koorts.
i. Wat is waarschijnlijk de oorzaak van haar onstabiele gang?
ii. Welk onderzoek kan al op de SEH worden verricht?

ANTWOORDEN

204 Er zijn meerdere genezende ribfracturen zichtbaar en bovendien diverse acute verwondingen die het huilen kunnen verklaren. Bij het huilen slikt de zuigeling lucht, die de opgezette buik weer kan verklaren. Ribfracturen zijn meestal toevallige bevindingen op een foto die wordt gemaakt om een andere reden of vanwege skeletonderzoek. Als ernstige traumata, zoals een auto-ongeval, en botziekten, zoals rachitis en osteogenesis imperfecta, zijn uitgesloten, zijn ze typisch voor kindermishandeling.

De meeste ribfracturen zitten dicht bij de wervelkolom, maar ze kunnen ook ventraal en op de costochondrale overgang aanwezig zijn. Ze kunnen ontstaan ofwel door een klap op de thorax, ofwel door impressie van de thorax, als de ribbenkast wordt ingedrukt doordat het kind met de duimen voor en de vingers achter wordt beetgegrepen. Dit komt vaak voor in combinatie met een intracranieel trauma, als het kind gewelddadig door elkaar is geschud (shaken baby syndrome).

Bij dit kind is een volledig lichamelijk onderzoek nodig, inclusief een skeletstatus ter opsporing van andere botlaesies. Het kind moet in veiligheid worden gebracht, bijvoorbeeld door opname op een kinderafdeling, terwijl contact wordt gezocht met het AMK.

205 Subconjunctivale bloedingen kunnen ofwel het gevolg zijn van direct oculair trauma, ofwel ontstaan tijdens thoraxcompressie als gevolg van de daarbij optredende hemodynamische krachten. Ze treden op in aansluiting aan een vaginale geboorte en als gevolg van hevige hoestbuien. Subconjunctivale bloedingen komen een enkele keer ook voor als gevolg van kindermishandeling; in dat geval zijn er ook retinabloedingen. Ze komen ook samen voor met andere oog- of aangezichtstraumata. Peuters met subconjunctivale bloedingen moeten worden onderzocht door een oogarts.

206 **i.** Dit kind had prodromale koorts, rinorroe en een huiduitslag met maculae, papels en vesikels, passend bij waterpokken. Cerebellaire ataxie kan voorafgaan aan of volgen op de huidafwijkingen; de afwezigheid van andere cerebrale symptomen maakt encefalitis of meningitis onwaarschijnlijk. Andere infecties die gepaard kunnen gaan met cerebellaire pathologie zijn mazelen, bof, rodehond, echovirusinfecties, influenza, de ziekte van Pfeiffer, streptokokkeninfecties en salmonellose.

Cerebellaire ataxie kan een heel spectrum aan symptomen veroorzaken, van lichte evenwichtsstoornissen tot ataxie van romp en extremiteiten, en verder onzekere gang, onvermogen om zonder steun te zitten of om voorwerpen aan te pakken, horizontale nystagmus en onduidelijke spraak. Er zijn geen aanwijzingen voor verhoogde intracraniële druk en reflexen en sensibiliteit zijn normaal.

ii. Bij dit kind moeten andere oorzaken van ataxie worden uitgesloten. Op de SEH kan al onderzoek worden ingesteld naar de serumspiegels van anti-epileptica, volledig bloedbeeld en differentiatie en proteïnurie. Loodintoxicatie is tegenwoordig zeldzaam.

VRAGEN

 Het in 207 afgebeelde kind werd gezien vanwege sinds enkele dagen bestaande prikkelbaarheid.
i. Wat zijn de diagnose en de differentiaaldiagnose?
ii. Op welke leeftijd zijn hernia's vaak niet-reponeerbaar: 0-6 maanden, 1-6 jaar, 6-8 jaar?
iii. Hoe handelt u bij een niet-reponeerbare hernia?

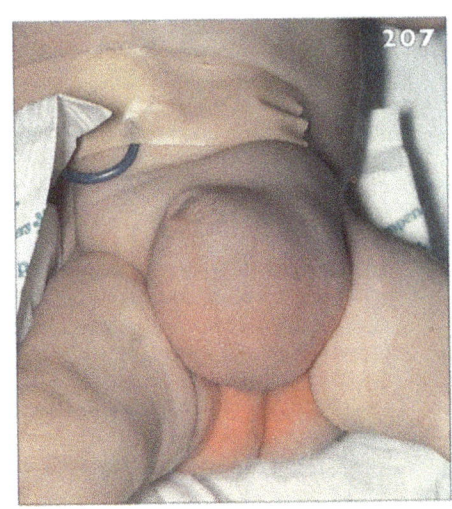

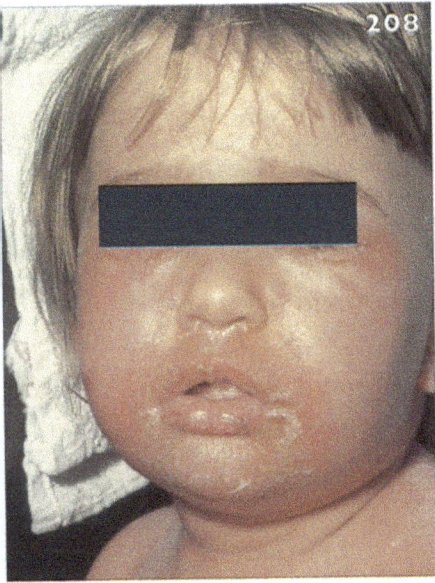

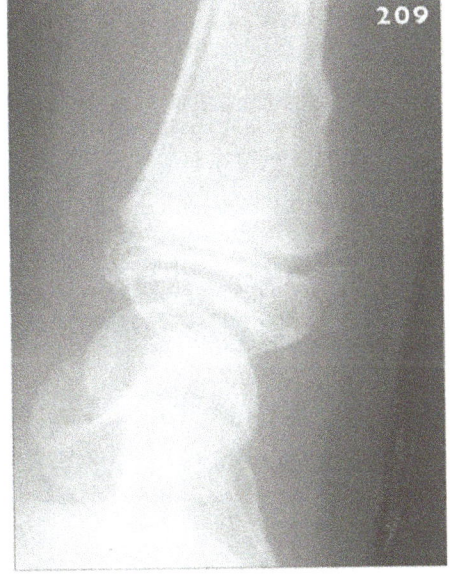

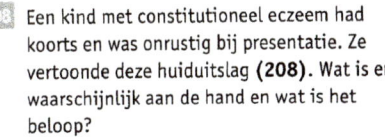 Een kind met constitutioneel eczeem had koorts en was onrustig bij presentatie. Ze vertoonde deze huiduitslag **(208)**. Wat is er waarschijnlijk aan de hand en wat is het beloop?

i. Hoe noemt men dit trauma van de distale radius **(209)**?
ii. Wat is het mechanisme en hoe presenteert het zich?
iii. Wat zijn de behandeling en de prognose?

185

ANTWOORDEN

207 i. De zwelling in de linkerlies is een liesbreuk, mogelijk geïncarcereerd. Bij jongens in deze leeftijdsgroep staan in de differentiaaldiagnose niet-reponeerbare hernia inguinalis en torsio testis.
ii. Niet-reponeerbare hernia's komen meestal voor tussen 0 en 6 maanden.
iii. De patiënt moet worden verwezen naar een kinderchirurg voor een poging tot reductie, zo nodig onder sedatie. Als dat niet lukt, moet het kind direct worden geopereerd. De prognose voor de testis is het beste bij manuele reductie. Bij een geïncarcereerde hernia is de testis zelf kwetsbaarder dan de darm.

208 Dit is de exfoliatie van het staphylococcal scalded skin syndrome. Het wordt veroorzaakt door een epidermolytisch toxine, geproduceerd door stafylokokken. De infectie vindt meestal plaats via neus, keel, conjunctivae of diepe wonden en bij pasgeborenen via de navel.
Stafylokokkentoxine veroorzaakt een vlekkige uitslag in het gezicht en de huidplooien die zich geleidelijk uitbreidt en drukpijnlijk wordt. Na 2 dagen verschijnen er slappe bullae door oppervlakkige splijting van de huid, die verrimpelt en loslaat. Deze exfoliatie doet zich vooral voor in liezen en nekplooien en rond de mond. Hoewel alleen de oppervlakkige epidermislagen verloren gaan, moet het kind worden opgenomen en moeten vocht- en elektrolytenverlies worden gecompenseerd, zeker als het aangedane huidoppervlak groot is. De laesies drogen uit, vormen korsten en vertonen desquamatie zonder littekenvorming.
Deze aandoening moet worden behandeld als spoedgeval en het kind moet direct antibiotisch worden behandeld.

209 i. Dit is een torusfractuur.
ii. Een dergelijke fractuur is het gevolg van een laagenergetisch compressietrauma, dat leidt tot een knik in het relatief flexibele bot van gezonde kinderen, meestal in de metafyse.
Dit veroorzaakt bij jonge kinderen soms slechts relatief weinig pijn, waarbij als enige symptoom de extremiteit lijkt te worden ontzien. Het kan bij jonge kinderen moeilijk zijn om de plaats van de laesie te lokaliseren, omdat er vaak weinig of geen pijn wordt aangegeven bij palpatie en flexie en extensie van de pols zonder meer mogelijk zijn, hoewel pronatie en supinatie wel pijnlijk lijken. Bij oudere kinderen is lokalisatie van de pijn gemakkelijker.
iii. Het is een stabiele fractuur, waarbij simpele pijnstilling, een spalk en een mitella voldoende zijn. In de meeste gevallen is de spalk na 2 weken niet meer nodig. Er zijn geen langetermijnproblemen te verwachten.

Register

De cijfers verwijzen naar de vragen en antwoorden

aangezichtsverlamming 176
afteuze ulcera 171
alkaliverbranding 37
amblyopie 202
anafylactische shock 82
anale wratten 167
anemie, ijzerdeficiëntie- 88
aplastische crisis 172
appendicitis, acuut 151
aritmie 53, 200
arterioveneuze malformatie 39
artritis 30, 76, 97, 119, 157
artritis, juveniele chronische 119
astma
-, allergische rinitis 164
-, onderbehandeling 203
-, pneumothorax bij 169
atelectase 19
auto-immuunziekte 150
avasculaire necrose van de femurkop 114

Bacteroides spp. 104
Bartonella henselae 55
Battle, teken van 43
beet
-, insecten- 188
-, katten- 104
-, mensen- 6, 8, 137, 185
bètahemolytische streptokokken 164, 184
bevriezing 174
bijensteken 82
bijna-verdrinking 50, 121
blokkade van de n. femoralis 70
blow-out fracture 153
bof 20, 206
boksersfractuur 8, 136, 137
Bordetella spp. 68
braken, gallig 87
brand in huis 64
brandwond
-, gezicht 7
-, hand 48, 64, 106, 122
-, knoopbatterij 54
-, sigaret 134
brilhematoom 43
bronchiolitis 15
bronchogene cyste 161
bronchus, vreemd lichaam in 89, 199

buddytaping 136
buikletsel 96, 177

Caffey-Silverman, ziekte van 35
candidiasis 9, 171
caverneuze sinustrombose 5, 17
cellulitis 5, 14, 17, 104
cerebellaire ataxie 157, 206
cerebrale verlamming 26
cervicale lymfadenitis 98
chemisch letsel
-, luiergebied 9
-, oog 37
Chlamydia trachomatis 16
cholangitis 30
claviculafractuur 92
coliforme bacteriën 139
commotio retinae 194
compartimentsyndroom 21, 93
condyloma acuminata 167
conjunctivitis 16
conversie 166
convulsies 39, 78, 128, 156
cornea
-, beschadiging 32
-, dendritisch ulcus 3, 129
-, perforatie 44
-, vreemd lichaam 32
corticosteroïden 13, 32, 30, 51, 52, 82, 97, 107, 129, 150, 164, 176, 181, 202, 203
coxitis fugax 191, 192
coxsackievirus 171
Crohn, ziekte van 30
cultuurgebonden behandelwijzen 18
cyste
-, van de ductus thyroglossus 4
-, van het preauriculair aanhangsel 4
-, van Meibom 71
cysteus hygroom 4, 161

darmobstructie 87
dehydratie 12
dendritisch ulcus 3, 129
dermatitis, contact- 127
diabetes mellitus 12, 20, 80
diabetische ketoacidose 12, 20
diffuse intravasale stolling 160
difterie 78, 162

187

Register

difterie, toxoïde 74
dislocatie
-, falanx 109
-, femurepifyse 100, 101
downsyndroom 26
druk, verhoogd 19, 36, 138, 140, 183
dystone reactie 132

echovirus 206
eczeem
-, dyshidrotisch 127
-, herpetisch 135
-, nummulair 127
-, seborroïsch 9, 127
-, staphylococcal scalded skin syndrome, bij 195, 208
emotionele mishandeling 174
empyeem thorax 27
encefalitis 39, 78, 135, 156, 157, 206
endocarditis 150
endotracheale tube 50
enophthalmus 153
epidermolysis bullosa 195
epiduraal hematoom 140
epifysefractuur 46, 61, 147, 158
epiglottitis 113, 149, 163, 168
epilepsie 128
erythema
-, multiforme 65, 162, 195
-, multiforme major 28, 201
-, nodosum 30, 181
Escherichia coli 16
extraduraal hematoom 183

falanx
-, dislocatie 109
-, fractuur 25, 46, 136
faryngitis 168
faryngitis, exsudatief 78
farynxwand, laceratie 117
fat pad sign 31
femur
-, fractuur 70
-, kopnecrose 114
-, osteosarcoom 90
femurepifyse, dislocatie 100, 101
fenothiazinen 132
flexorpees, laceratie 75
floppy infant syndrome 26
frenulum labii superioris, letsel 59

gebit
-, abces 5
-, avulsie 179

-, fractuur 29
-, schade 196
genitaliën, letsel 124, 180
gingivostomatitis 135
glasvochtbloeding 86, 110
glomerulaire poststreptokokkennefritis 24
glomerulonefritis 157
Gradenigo, syndroom van 126
Guillain-Barré, syndroom van 78

Haemophilus influenzae 16, 17, 36, 47, 67, 104, 113, 139, 149, 164
halswervelkolom, letsel 79, 141, 175
hand
-, bevriezing 174
-, brandwond 48, 106, 122
-, fractuur 8, 136, 137
-, letsel 8
hand-voet-mondziekte 171
Hans-Schuller-Christian, ziekte van 9
harrisonse groeve 203
hemangioom
-, complicaties 95
-, hals 95
-, oog 202
-, subglottisch 23
hematoom
-, epiduraal 140
-, extraduraal 183
-, subduraal 84
-, subgaleaal 11, 56, 183
hematurie 24, 73
hemiplegie 38
hemoglobinopathie 39
Henoch-Schönlein, purpura van 58, 73, 97, 107
hepatitis 20, 30, 72, 157
hernia
-, diaphragmatica 66
-, hiatus oesophagei 161
-, inguinalis 133, 207
herpangina 171
herpes
-, cornea-ulcus 3, 129
-, gezichtserupties 3, 45, 78, 148
-, neurologische aantasting 148
-, panaritium 116
-, perirectaal 102
-, simplex 28, 65, 135, 162, 188
-, zosterinfectie 51, 60
herpesvirus hominis 45, 135
hersen- en schedeltrauma
-, extradurale bloeding 183
-, schedelbasisfractuur 43
-, subdurale bloeding 84, 140

Register

-, subgaleale bloeding 11, 56, 183
hersenzenuw, verlamming van zesde 126
heup
-, congenitale dislocatie 100
-, voorbijgaande toxische synoviïtis 100, 191, 192
-, ziekte van Perthes 114, 192
histoplasmose 6
hiv 72
hoofdpijn 13, 39, 55, 74, 138, 140, 164
hordeolum 71
huidpigmentatie 115
humaan papillomavirus 108
humerus
-, proximale fractuur 158
-, supracondylaire fractuur 21
hydrokèle 133
hygroom, cysteus 4, 161
hymen septus 155
hyperhemolytische crisis 172
hyperostose, infantiele corticale 35
hypertensie, intracraniële 138
hyperventilatie 80
hyphaema 10, 52
hypocalciëmie 80
hypofarynx, vreemd lichaam in 154
hypoglykemie 13
hypothyreoïdie 26
hypotonie 26

idiopathische trombocytopenische purpura 58, 73
ijzerdeficiëntieanemie 88
ijzeringestie 146
impetigo 99, 134, 188, 195
infantiele corticale hyperostose 35
infectiosa *zie* ziekte van Pfeiffer
influenza 206
inhalatieletsel 7
injectieplaats insuline 12
interfalangeaal gewricht, dislocatie 109
intubatie, peuter 50
invaginatie 87
iridocyclitis 119
irisprolaps 44

juridische stappen, vastlegging t.b.v. 112

Kaposi, ziekte van 135
kasabach-merrittsyndroom 95, 202
kattenbeet 104
kattenkrabziekte 55, 104
Kawasaki, ziekte van 33, 63
keratitis, stromaal 3
keratoconjunctivitis 135

ketoacidose, diabetisch 12, 80
kindermishandeling
-, anamnese 107, 147
-, brandwonden 106, 134
-, buik 177, 204
-, fracturen 147, 177, 204
-, frenulum 59
-, hoofd 84, 173, 187, 205
-, kneuzing 2, 73, 96, 145
-, lichamelijk onderzoek 145
-, richtlijnen bij vermoeden 147
kinkhoest 68
klappen 8, 136, 137, 185
Klebsiella pneumoniae 111
klierkoorts zie ziekte van Pfeiffer
kneuzing 2, 96, 107, 124, 145, 181
knie, osteochondrose 144
koudeletsel 174, 178
kroep, virale 163

labia minora
-, adhesies 197
-, letsel 180
laryngeale papillomatose 108
laryngoscoop 50
laryngotracheïtis 163
lefort-II-fractuur 152
lepra 181
lethargie 58
leukemie, acute 58, 83, 107, 162, 173, 176
liesbreuk 133, 207
lipomatose 12
longcontusie 81, 193
longhypoplasie 66
longoedeem 53
luchtbukswond 112
luchtwegobstructie 108, 113, 149, 154, 163, 168
luieruitslag 9
lupus erythematodes disseminatus 38, 150, 181
luxatie acromioclaviculair gewricht 40, 49
lymeziekte 65, 176
lymfadenitis 98, 143
lymfoom 161

maagdilatatie 57
maligniteit
-, bot 67
-, nier 182
malrotatie 66
-, met volvulus 87
mandibulumfractuur 196
Marfan, syndroom van 169
mastitis 20
mastoïditis, acute 111

189

Register

maxillafractuur 22, 152
mazelen 33, 156
mediastinum, ruimte-innemend proces 161, 165
Meibom, cyste van 71
meningitis 17, 20, 36, 76, 78, 120, 135, 157, 160, 168
meningokokkensepsis 36
mensenbeet 6, 8, 137, 185
metacarpale fractuur 8, 136, 137
metafysaire fractuur 147
migraine 39
miliaire tuberculose 76
miltruptuur 78
mishandeling, emotioneel 174
molluscum contagiosum 69
mondlaesie zie ook gebit
mondlaesie 38, 59, 128
mongolenvlek 115
mononeuritis, para-infectieus 176
monteggiafractuur 40
Moraxella catarrhalis 164
multipele sclerose 176
Münchhausen 'by proxy', syndroom van 130
muntgenezing 18
musculus sternomastoideus, hematoom 4
mycobacteriën, atypische infecties 67, 98, 143
Mycobacterium marinum 98
Mycobacterium tuberculosis 67, 98
mycoplasma-infecties 28, 65, 162, 181
mydriatica 44, 52
myocarditis 20, 78, 150
myoglobinurie 2, 96
myxoedeem 20

naaldprikletsel 72
nefrotisch syndroom 13, 47
Neisseria gonorrhoea 16, 139
Neisseria meningitidis 160
netelroos 51, 60
neus, vreemd lichaam in 159
nier
-, falen 2, 64
-, minimal change nefrotisch syndroom 47
-, trauma 24
-, tumor 182
-, wilmstumor 182

onderarm, verbrijzelingsletsel 93
oog
-, hemangioom bij 202
-, vreemd lichaam in 32, 110
oogbewegingen 153
oogdruppels
-, corticosteroïden 52

-, mydriatica 44, 52
ooginfectie 3, 16, 71, 129
oogletsel
-, chemisch 37
-, perforerend 44, 110
-, stomp trauma 10, 52, 86, 194, 205
oor
-, infectie door oorknop 14
-, mastoïditis 111
-, trommelvliesperforatie 105
opgezette buik 57, 177, 189, 204
orbitafractuur 153
orchitis 20, 78
Osgood-Schlatter, ziekte van 144
osteochondrose 114, 144, 192
osteogenesis imperfecta 26, 204
osteomyelitis 76, 111, 168, 192
osteosarcoom 90
otitis media 105, 111, 126, 156
overdosis 80, 146, 198

panaritium 116
pancreatitis 20, 78
panniculitis 178, 181
papillomatose, laryngeale 108
papiloedeem, acuut 138
para-infectieuze mononeuritis 176
parese, linkszijdige aangezichts- 39
paronychia 116
parotitis 143
parotitis, bof 20
parotits, acute neonatale 123
pasgeborene
-, acute parotitis 123
-, conjunctivitis 16
-, maternale waterpokken 190
-, retinabloeding 173, 187
-, scleroderma 178
-, vetnecrose 178
Pasturella multocida 104
pauciarticulaire artritis 119
penisletsel 34
pericardiale cyste 161
pericarditis 150
perichondritis 14
periorbitale zwelling 17, 56, 153
peritonitis 47
Perthes, ziekte van 100, 114, 192
Pfeiffer, ziekte van 33, 78, 98, 162, 206
pinda's 89, 199
pneumatokèle 120
Pneumococcus spp. 47, 149
pneumonie
-, aspiratie- 81

Register

-, interstitiële 78, 156
-, stafylokokken- 15, 120
-, streptokokken- 125
pneumonitis 150
pneumoperitoneum 189, 193
pneumothorax 15, 68
pneumothorax, spannings- 92, 121, 169, 193
polsfractuur 118
Prader-Willi, syndroom van 26
presternaal myxoedeem 20
prikkelbare heup 191, 192
Pseudomonas aeruginosa 111
psychologische problemen 80, 130, 166, 174, 198
purpura 36, 73, 130
purpura fulminans 160
purpura van Henoch-Schönlein 58, 73, 97, 107

Q-koorts 104

rabdomyolyse 2, 96
rachitis 204
radiotherapie 162
radius
-, epifysefractuur 61
-, halsfractuur 31
-, kopdislocatie 40
-, torusfractuur 209
ranula 4
rectumprolaps 170
respiratoir falen 64
retina
-, bloeding 84, 110, 173, 187
-, diffuus oedeem 194
retrofaryngeaal abces 168
ribben, harrisonse groeve 203
ribfractuur 92, 187, 177, 204
rickettsiose 157
ringletsel 131
rinitis, allergische 164
rookinhalatie 64
rubella 206
ruggenmergletsel 79, 141, 175

sacro-iliïtis 30, 119
salmonellose 67, 206
salter-harrisfractuur 46, 61, 147, 158
sarcoïdose 181
scabies 85, 188
scafoïdfractuur 118
schedel, luchtbukswond 112
schedelbasisfractuur 43
schoolfobie 130
scleritis 30
scleroderma 178

seborroïsch eczeem 9, 127
seksueel misbruik 124, 139, 167, 197
sekwestratiecrisis 172
sepsis 58
septische artritis, heup 191
shaken baby syndrome 84
shock
-, anafylactische 82
-, hypovolemische 1, 64
sigaretbrandwonden 134
sikkelcelanemie 172
sinusitis 17, 164
skeletspier
-, dystonie 132
-, traumatisch letsel 2, 96
slaan 2, 8, 185
spanningspneumotorax 92, 121, 169, 193
spondylitis ankylopoetica 30
spreidletsel 180
spruw zie candidiasis
stafylokokken 5, 15, 17, 27, 33, 67, 71, 99, 104, 111, 120, 123, 127, 139, 149, 157, 164, 184, 188, 195, 208
staphylococcal scalded skin syndrome 195, 208
Stevens-Johnson, syndroom van 28, 65, 162, 201
Still, ziekte van 33, 119
stralingsbrandwond 7
streptokokken 5, 16, 24, 27, 78, 97, 99, 104, 111, 125, 139, 194, 160, 164, 168, 181, 184, 188, 191, 206
subacute scleroserende panencefalitis 156
subarachnoïdale bloeding 173
subconjunctivale bloeding 68, 205
subcutane emfyseem 193
subduraal hematoom 84
subgaleale bloeding 11, 56, 183
subglottisch hemangioom 23, 95
subglottische stenose 113
subluxatie 79, 141, 175
-, lens 52
subunguaal hematoom 62
supracondylaire humerusfractuur 21
syfilis 67
syndroom
-, van Down 26
-, van Gradenigo 126
-, van Guillain-Barré 78
-, van Marfan 169
-, van Münchhausen *'by proxy'* 130
-, van Prader-Willi 26
-, van Stevens-Johnson 28, 65, 162, 201

tachycardie, supraventriculair 53, 200

Register

teratoom 161
testis
-, pijn 73
-, torsie 94
tetanustoxoïd, reacties 74
thorax, stomp trauma 15, 81, 92, 177, 193, 204
thymus 161, 165
thyreoïditis 20
tibia
- metafysaire avulsiefractuur 147
-, peuterfractuur 186
Todd, parese van 39
tongbeet 128
torusfractuur 209
toxoplasmose 104
tracheïtis, bacteriële 163
trombocytopenie 95, 202
trombocytopenische purpura, idiopathisch zie purpura van Henoch-Schönlein
trommelvliesperforatie 105
tuberculose 83, 181
-, atypische 67, 98, 143
-, huidlaesies 67
-, lymfohematogene verspreiding 83
-, miliaire 76
-, postprimaire 142
-, primaire pulmonale 103
tuberkels in de chorioidea 76
tyfus 162

ulna, dislocatiefractuur 40
urethra
-, obstructie 42
-, -klep 42
-, prolaps 91
urineweginfectie 24, 42
uveïtis 3, 30, 52

vaccinatie
-, mazelen 156
-, reactie 74, 164
vagina
-, afscheiding 91, 139
-, bloeding 91
varicelliforme eruptie 135
vasculitis 33, 63, 73
ventriculoperitoneale shunt 19
verbrijzelingsletsel
-, aangezicht 152
-, onderarm 93
-, radius 61
-, vingertop 41
verdrinking 121
vergiftiging 146

verlamming
-, aangezicht 176
-, zesde hersenzenuw 126
vetnecrose bij pasgeborene 178
vingerletsel
-, bevriezing 174
-, dislocatie 109
-, flexorpezen 75
-, fractuur 25, 46, 136
vingernagel
-, hematoom 62
-, infectie 116
vingertop
-, verbrijzelingsletsel 41
-, wekedelenletsel 77
vingertourniquet 131
volkmanncontractuur 21
volvulus 87
vreemd lichaam
-, in bronchus 89, 169, 199
-, in huid 112
-, in hypofarynx 154
-, in maag-darmkanaal 54
-, in neus 159, 163
-, in oog 32, 110
-, in vagina 91
vulvaletsel 124, 180
vulvovaginitis 135, 139

waterpokken 27, 60, 127, 134
waterpokken
-, cerebellaire ataxie 206
-, hemorragische 157
-, maternale 190
wilmstumor 182
wolff-parkinson-whitesyndroom 53
wond, penetrerend 1, 38

zelf aangebracht letsel 130, 198
ziekte
-, van Caffey-Silverman 35
-, van Crohn 30
-, van Hans-Schuller-Christian 9
-, van Kaposi 135
-, van Kawasaki 33, 63
-, van Lyme 65, 176
-, van Osgood-Schlatter 144
-, van Perthes 100, 114, 192
-, van Pfeiffer 33, 78, 98, 162, 206
-, van Still 33, 119
zonnebrand 195
zuurverbranding 37
zygomafractuur 152

GPSR Compliance
The European Union's (EU) General Product Safety Regulation (GPSR) is a set of rules that requires consumer products to be safe and our obligations to ensure this.

If you have any concerns about our products, you can contact us on

ProductSafety@springernature.com

In case Publisher is established outside the EU, the EU authorized representative is:

Springer Nature Customer Service Center GmbH
Europaplatz 3
69115 Heidelberg, Germany

www.ingramcontent.com/pod-product-compliance
Ingram Content Group UK Ltd.
Pitfield, Milton Keynes, MK11 3LW, UK
UKHW022119230426
12048UKWH00010BA/601